小児科外来の鑑別診断術

迷ったときの道しるべ

編集　宮田章子 | さいわいこどもクリニック
　　　冨本和彦 | とみもと小児科クリニック

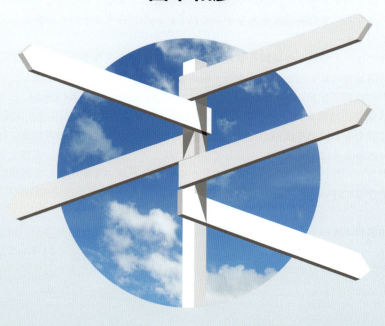

中山書店

序

小児科外来診療をより楽しく俯瞰

　医学部を卒業し臨床家を目指す場合，通常は勤務医として最低，数年間は入院患者さんの診断と治療を主体に学びます．まずは医学という科学としてのエビデンスに基づいた，スタンダードな思考過程・診断・治療学を，加えて技術の習得のための手技です．しかし一人で経験する症例は限られていますし，知りたいことにエビデンスが存在しないことも多く，実際の診療室では利用できないこともしばしば経験します．特に一般の小児科外来診療の場面では common disease や乳幼児健診，ワクチン接種などが多くの仕事となり，入院診療とのギャップに戸惑いや迷い，外来診療はこんなものと流して診療をしているかもしれません．また疑問をもちながらこれでいいのだろうか？　と診療をしていることも多いはずです．

　本書では，その迷いや疑問を整理し小児科外来診療をより楽しく俯瞰できるものになるよう共同編者の冨本先生と共に企画・編集しました．エビデンスを意識した診療の工夫，病気のバリエーションをどうとらえ診断に切り込めるか，保護者の訴えにどう答えるかなどを執筆者には臨床経験が豊富で現場で活躍されている臨床家の先生方にお願いしました．経験をもとにして根拠のしっかりした力作が光っています．外来診療に行きづまったとき，どのように考える？　どうしてなのだろう？　と悩んだとき，本書を手に取ってみてください．きっと違う視点や考え方に出会うことと思います．そして外来診療がもっと楽しくなるに違いありません．

2016年4月

さいわいこどもクリニック
宮田　章子

序

小児科プライマリーケアの「診断」のために

　プライマリーケアで最も重要なのは「診断」を行い，それに基づいて適切な観察・治療方針を示すことである．「咳があれば咳止めを，熱があれば抗菌薬を」といった単純な「治療」ではない．この診断にあたってまず，「診察」（患者さんを診て，洞察する）するわけであるが，これには4つの診かたが含まれる．

①俯瞰して診る

　診断はできる限り正確でなければならない．このためには症状と理学所見を俯瞰して全体像をとらえ，そこから最も説明しやすい病態を考える．

②広範に診る

　小児科医にも循環器，神経，血液といった専門領域がある．基幹病院では入院患者はそれぞれの専門に振り分けられるため，専門領域以外にはタッチしないことが多い．結果として不得意分野がつくられることになる．基幹病院の外来では，専門を異にする同僚小児科医や他科の医師の助けもあって曲がりなりにもやってこられるが，開業してプライマリーケアを一人で担当する立場に立つと「これでいいのだろうか」と戸惑い，大きな不安を覚えることになる．（少なくとも自分はそうであった．）しかもプライマリーケアの守備範囲はさらに広い．病院医療では耳鼻咽喉科，皮膚科，眼科などに診察依頼をすれば済んでいたものが，プライマリーケアではこれらの領域にも対応しなければならない．

③診極める

　広く浅く，多くの軽症患者を扱うプライマリーケアと，中等症〜重症患者を深く丁寧に診る病院医療は異質のものといえる．プライマリーケアの役割は，さまざまな訴えで来院する患者さんを短時間で診断し，疾患の経過と治療の要点を説明し，今後の方針について道筋をつけることにある．数多くの一般疾患患者のなかから重症疾患の徴候が見極められたら，適切な時期に適切な医療機関に紹介する．

④診究める

　現在の外来診療は完成された姿ではない．診療中に頭に浮かんだ疑問は文献を検討し，わかっていないことがわかれば，臨床研究に結びつけられる．幸いにしてプライマリーケアでは患者数が多く，研究倫理と統計解析のハードルはあるものの，きちんとした検証ができれば答えは患者さんが教えてくれる．

　本書はこの4つの診かたを念頭において，プライマリーケアを訪れる患者さんに対して，オールラウンドプレイヤーとして正確な道筋を示すことができるように企画した．各論では考えうる鑑別診断を羅列するのではなく，「これだけは見逃してはいけない」として急いで鑑別すべき疾患をまず紹介し，1st line, 2nd line に分けて比較的遭遇頻度の高い疾患を述べた．外来の現場で手の届くところにおいて使っていただければ幸いである．

2016年4月

とみもと小児科クリニック
冨本　利彦

Contents

自分流の診療スタイルをつくる

1分で聞きだすプロの問診	藤田 位	2
システマティックな身体診察に向けて 　—臨床の場で限りなく100％の確定診断へ近づくために	森田 潤	10
選りすぐりの機材をそろえる	冨本和彦	16
目的のある検査	牟田広実	27
診断を絞り込んで経過を予測する 　—低コスト，短時間で最大の治療効果を上げるプライマリケア診療	冨本和彦	37

Column ▶ 症状の決定打と落とし穴

涙囊部皮膚発赤には要注意 —occult bacteremia のサイン	小野靖彦	43
医師が苦手な "小児プライマリ・ケアの common disease"	森田 潤	44
「何か様子がおかしい」が重要	崎山 弘	46
不定愁訴，登校しぶり —診療の視点とコツ	蜂谷明子	48

病気のバリエーションをとらえる

▌症状から診断を絞り込む

感染症アラカルト	森内浩幸	52
季節ごとのかぜ症候群	幸道直樹	60
おなかのかぜ	中村 豊	70
届出が必要な感染症 —外来で遭遇する五類感染症	伊東宏明	78
咳	西村龍夫	84
鼻漏	星野志織，飯野ゆき子	91
耳漏	星野志織，飯野ゆき子	94
発熱	成相昭吉	99
発熱を繰り返す	奥山伸彦	109
不機嫌 —夜間救急，いつもと違う	市川光太郎	112
乳児早期の体重増加不良	門井伸暁	118
けいれん，失神，意識障害	村山恵子	121
腹痛，腹部膨満	小野靖彦	128
頭痛	藤田光江	133
咽頭痛	河村一郎	138
嘔気・嘔吐	小野靖彦	144
下痢，血便	小野靖彦	149
排便障害	冨本和彦	154
発疹	原田 晋	160
血尿，タンパク尿	平岡政弘	167

白血球尿 ………………………………………………………… 平岡政弘　172
　　不整脈 …………………………………………………………… 中村好秀　176
　　朝起きられない ………………………………………………… 田中英高　184
　　喘鳴，呼吸困難 ………………………………………………… 鈴木知子　190
　　低身長 …………………………………………………………… 伊藤純子　194
　　肥満 ……………………………………………………………… 青木真智子　198
　　夜尿症 …………………………………………………………… 松山　健　203
　　食物アレルギー ………………………………………………… 今井孝成　208
　　乳児湿疹 ………………………………………………………… 田中秀朋　218
　　発達障害 ………………………………………………………… 宮田章子　224

▎たまに遭遇する疾患
　　熱傷度分類に従った管理と予後 ……………………………… 岡田清春　231
　　小児科医でも対応できる創傷
　　　―ステープラーを用いた小縫合とステリストリップ固定 …… 井上信明　235
　　肘内障 …………………………………………………………… 井上信明　237

▎保護者の身近な訴えに応える
　　夜泣き，たそがれ泣き ………………………………………… 星野恭子　240
　　乳児の鼻閉 ……………………………………………………… 新谷朋子　244
　　臍ヘルニア ……………………………………………………… 長田伸夫　247
　　あざ，母斑 ……………………………………………………… 馬場直子　250
　　小児の眼疾患，斜視，遠視 …………………………………… 根岸貴志　255
　　歯の心配 ―歯並びとかみ合わせ …………………………… 犬塚勝昭　257
　　鼠径ヘルニア，停留精巣，精索・精巣水瘤 ………………… 黒岩　実　261
　　栄養・哺乳障害 ………………………………………………… 瀬尾智子　266

臨床の守備範囲を広げる

▎子どもにやさしい外来診療技術
　　ワクチン接種時の痛みを軽減する
　　　―ワクチン疼痛に関わる因子と疼痛防御メカニズムを知る …… 冨本和彦　272
　　処置前のプレパレーション …………………………………… 涌水理恵　275
　　耳処置―耳垢とりのコツ，耳漏の耳洗浄 ………… 新鍋晶浩，飯野ゆき子　278

▎疾患に遭遇する頻度
　　外来で出会うかもしれない疾患の頻度 ……………………… 橋本裕美　282

▎一般検査で診断がつかないとき必ず疑う
　　救急外来で先天代謝異常症を見逃さないための診療手順 … 大浦敏博　284

索引 ……………………………………………………………………………… 289

本書の使い方

　多忙な小児科の外来では時間が限られています．診断に至る道筋は最短でなければならず，病名を羅列してゆっくりと鑑別診断をする余裕はありません．本書では実際の外来で診断するプロセスに沿って，外来現場で使いやすいように構成しました．「病気のバリエーションをとらえる―症状から診断を絞り込む」は，以下のスタイルで展開されています．

❗これだけは見落としてはいけない

緊急性のある疾患，誤診しやすい症状，留意すべきポイント（鑑別診断のキモ）を記載し，まっ先に除外すべき診断を解説しています．

▌1st line で考える疾患

まず，罹患頻度から一般的に考えられる疾患とその留意点について解説しました．

▌2nd line で考える疾患

臨床では 1st line で考えた診断に従って経過観察，治療をしますが，経過と治療反応性によって診断名を修正する必要が出てきます．その際に 2nd line で考えるべき疾患を考慮します．

治療に比べて診断が難しい疾患，診断に比べて治療が難しい疾患については 診断のポイント 治療のポイント でまとめました．

執筆者一覧 (執筆順)

藤田 位
藤田小児科医院

森田 潤
こどもクリニックもりた

冨本和彦
とみもと小児科クリニック

牟田広実
飯塚市立病院小児科

小野靖彦
おの小児科医院

崎山 弘
崎山小児科

蜂谷明子
蜂谷医院小児科

森内浩幸
長崎大学大学院医歯薬学総合研究科小児科学

幸道直樹
こうどう小児科

中村 豊
ゆたかこどもクリニック

伊東宏明
亀田総合病院小児科

西村龍夫
にしむら小児科

星野志織
東京北医療センター耳鼻咽喉科

飯野ゆき子
東京北医療センター耳鼻咽喉科

成相昭吉
島根県立中央病院小児科

奥山伸彦
JR東京総合病院

市川光太郎
北九州市立八幡病院

門井伸暁
愛育こどもクリニック

村山恵子
げんきこどもクリニック

藤田光江
筑波学園病院小児科／
東京クリニック小児・思春期頭痛外来

河村一郎
かわむら小児科

原田 晋
はらだ皮膚科クリニック

平岡政弘
愛育小児科

中村好秀
近畿大学医学部小児科

田中英高
OD低血圧クリニック田中

鈴木知子
東京都立小児総合医療センター総合診療科

伊藤純子
虎の門病院小児科

青木真智子
青木内科循環器科小児科クリニック

松山 健
公立福生病院

今井孝成
昭和大学医学部小児科学講座

田中秀朋
あかちゃんとこどものクリニック

宮田章子
さいわいこどもクリニック

岡田清春
おかだ小児科医院

井上信明
東京都立小児総合医療センター救命救急科

星野恭子
小児神経学クリニック

新谷朋子
とも耳鼻科クリニック

長田伸夫
ひらおか公園小児科

馬場直子
神奈川県立こども医療センター皮膚科

根岸貴志
順天堂大学医学部眼科学教室

犬塚勝昭
いぬづか子供歯科クリニック

黒岩 実
東邦大学医療センター大森病院小児外科

瀬尾智子
緑の森こどもクリニック

涌水理恵
筑波大学医学医療系保健医療学域

新鍋晶浩
自治医科大学附属さいたま医療センター耳鼻咽喉科

橋本裕美
橋本こどもクリニック

大浦敏博
仙台市立病院小児科

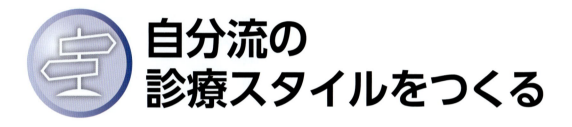

自分流の診療スタイルをつくる

自分流の診療スタイルをつくる

1分で聞きだすプロの問診

問診による病歴把握の重要性

　忙しい小児科外来診察をスムーズに行うには，保護者から主訴を聞いた瞬間に閃く直感が必要である．そして多くの場合問診は，その直感を確信へと導く手段になる．

　小児科医は1分で保護者やうまく訴えを表現できない子どもから症状を聞き出す「問診力」を身につけなければならない．「問診力」がないと鑑別診断ができず重大疾患を見逃してしまうことがあるし，「問診力」を養えば直感力を高めることにもなるからである．そして何より，正確な診断を下すためには，たくみな問診により詳細に病歴を把握することが最も重要だからである．

問診力を身につける前に必要なこと

　問診力を身につける前に必要になるのが，小児の疾患について熟知することである．その基礎知識がなければ診断もできないのである．

▶ 小児の疾患

　一般外来で遭遇する小児の疾患には，①「よくみられる疾患（コモンディジーズ）」，②すぐに治療が必要な「見逃してはいけない疾患」，③「見るからに重症の疾患」の3種類がある．

　①のコモンディジーズについては簡単な問診だけでほとんど診断がつく．たとえ誤っていても大きな問題はない．

　②の見逃してはいけない疾患は，よくみられる症状の疾患のなかにもあるが，まれな疾患のなかにもある．見つけることが優先される疾患群である．

　③の見るからに重症な疾患はまれであるとともに救急処置を必要とし，最初から問診に頼る

❶ 重要疾患とよくみられる症状

重要疾患	よくみられる症状
細菌性髄膜炎	発熱，嘔吐，頭痛
脳腫瘍，脳炎，脳症など	嘔吐，頭痛
急性喉頭蓋炎，気道異物	発熱，咳嗽，呼吸障害
心筋炎，心筋症	発熱，呼吸障害，腹痛
イレウス	腹痛，嘔吐
精巣捻転	腹痛，嘔吐
細菌性腸炎	発熱，腹痛，嘔吐，下痢
急性虫垂炎	発熱，腹痛，嘔吐，下痢
川崎病	発熱，発疹
虐待	多彩な症状

ことは少ない．

　初診時にコモンディジーズを間違えなく診断し，そのなかから②の見逃してはいけない疾患を探りだすことが外来小児科医に課せられた使命であり，そのために問診力とともに直感力を要するのである．

▶ 見逃してはいけない疾患

　見逃してはいけない疾患を見つけるためには，目の前の患者の疾病がそうではないかと，常に頭におきながら対応することが大切である．見逃してはいけない疾患とは，治療上緊急性があるだけでなく，早期の診断が児の予後を決める疾患でもある．筆者の考える重要疾患とその主な症状を❶にあげる．

問診力を身につける

　疾患について理解できたら，今度は聞く技術をもつことが大切である．1分間で聞きだす問診力を身につけるためのテクニックを紹介する．

　しかし，しばしば保護者は必ずしも病気を治したくて来院しているわけでもない（疾患を口実にして来院した相談事など）ので，要領のよ

❷ 保護者と信頼関係を築くためのポイント

・礼儀正しくあいさつから始める
・診察時間は子どもと保護者のものであると心得る
・相手の気持ちを考える
・子どもにも聞く
・「母子健康手帳」を利用する
・十分話を聞いた後で整理する

❸ 会話に効果的な非言語会話（SOFTEN）

smile	微笑む
open posture	体を患者に向ける
forward lean	身を乗り出して相手の話を聞く
touch	適度なスキンシップをとる
eye contact	短時間に頻回に相手の目と目の間に焦点を合わせる．一般的に日本人同士の会話では，会話の30％以上の時間見つめればよい
nodding	相手の言葉に何度もうなずいて聞く

soften は，ほぐす，和らげるの意味．

い1分間の問診が保護者の思いにそぐわないこともあることを心しておく必要がある．筆者は，軽い症状で保護者が来院した場合ほどその可能性が高いと考えている．これを嗅ぎとるのも問診力である．

▶ 問診力1：環境を整える

入室前から問診が始まっている．

● 問診票の活用：あらかじめ待合室で，看護師にその日の来院理由を聞きだしてもらうと，よりスムーズに問診を開始することができる．そのために問診票を作成しておくとよい．

● 診察室の工夫：診察室には，人形，玩具，絵，写真などを配置し，落ち着いた親しみのある診察室を用意しておく．こうした配慮で医療以外のことも話せる雰囲気をつくると，自然にふだんの生活の場における子どものプロフィールが描き出され，発達支援，医療判断などに生かすことができる．

● 医者の身だしなみ：母親からの信頼を得るためには，まず身だしなみが大切である．清潔でない服装は女性に嫌われるということは，一般論として大切である．また筆者はここ数年，診察室で子どもが怖がる白衣の着衣をやめている．また，タバコ臭，コーヒー臭などの口臭にも注意が必要である．

▶ 問診力2：観察をする

まず入室してきた子どもが元気なのか，ぐったりしているのかを観察する．次に問診をとりながら，子と保護者の関係をよく観察する．子どもと保護者がどのように接しているか，保護者は不安がっているか，子どもは保護者から離れたがっているか，子どもは多動かなどに注意する．

問診中カルテばかり見ていると，重要な情報を観察できないばかりか，保護者にはその医師は意思疎通するつもりがないと誤解されかねない．とくに電子カルテを使用しているときは注意を要する．

▶ 問診力3：保護者と信頼関係を築く

何を診察に期待して来院しているのかを，保護者から上手に聞きだすためには，信頼関係を築く必要がある．通常の医療面接だけでは保護者は本音を語ってくれないこともあるからである．❷に，保護者と信頼関係を築くために役に立つポイントをあげる．

▶ 問診力4：非言語会話を利用する

保護者の気持ちを引きつけるために非言語会話を利用するとよい．日常会話では，言語を利用する場合が1割，非言語会話が9割といわれている．非言語会話は，相手の意思を読み取ったり，逆にこちらの意思を伝えるのに必要な手法である．筆者は❸にあげたテクニックを活用している．

また逆に，親子の❹のような非言語会話を観察すると，相手の葛藤やストレスを知るための重要なヒントが得られる．

▶ 問診力5：子どもと信頼関係をつくる

子どもにもアイコンタクト，あいさつ，笑顔をかわし，一人前の大人として礼儀正しくふるまうことが大切である．

3歳以上になると大人と普通の会話がおおよそ可能になる．とくに痛みの有無，部位，程度

❹ 親子の葛藤やストレスを知るヒントとなる非言語的会話

- そわそわ，何かをいじる，目をそらすなどの表情やしぐさ
- 赤ちゃんを手放したときに見せるほっとした顔つき
- 声色，イントネーション，話すスピードなどの音声の変化

❺ NURS

感情の明確化（Naming）
まるで自分の感情のように患者の感情を理解し，それを明確な言葉にして伝えること 会話の例「それがあなたを苦しめているのですね」
理解（Understanding）
患者の感情を受け止めたことを確認するコメント 会話の例「どんなに大変かわかりました」
尊敬（Respect）
患者を誉めるコメント 会話の例「よく来院されましたね」
支援（Supporting）
対等な医師-患者関係を強調し，援助を提供する 会話の例「できる限りのお手伝いをしましょう」

などは本人に確かめてみる．子どもに母親と同じ質問をすると，時に違った答えが返ってきて，母親をあわてさせることがある．どちらが正しいかではなく，子どもに質問することに意味がある．自分に聞かれたことで，医師から一人前とみられていることに子どもは喜び，その後の診察もスムーズに行われるようになる．また，子どもと会話できる小児科医は母親に信頼してもらえるのである．

子どもを怖がらせない工夫をすることも大切である．子どもが快適であれば母親は安心して医師の質問に答えられる．子どもが泣き出すと母親はもはや医師に集中できない．スタッフが保育士のように子どもをあやす術を学ぶことも大切である．

▶問診力6：質問スキルを使う

● **開かれた質問**：面接ではまず焦点を絞らずに相手に自由に話してもらう必要がある．「どうされましたか」がそのよい例で，何を期待され来院しているのかを話のなかで読み取り，検討すべき問題を明らかにする．これを開かれた質問（open-ended question）という．

● **閉じた質問**：「はい」「いいえ」で答える質問や，「いつから」「なにが」という質問で，問題の核心に迫るスキルである．

実際には開かれた質問と閉じた質問を組み合わせて問診を進めていく．ことばの繰り返しや言い換えで要約することも大切である．

▶問診力7：会話は共感的に行う

会話は礼節で始まり共感的態度で進め，保護者の言うことに耳を傾けることが大切である．保護者は何を求めているのか，何を心配しているのかを考えながら問診を続けてほしい．

具体的には，「こんにちは，今日はどうしましたか」「何かご心配なことがありますか」などから始め，相手が話しやすい状況をつくる．そして保護者の不安・困惑に配慮しねぎらうことも大切である．相手を思いやる気持ちで接することが信頼関係を築く礎となる．また，わかりやすい言葉で会話をすることが大切である．医学用語はもちろんであるが，高圧的だと相手に思われる言葉は使用しないほうがよい．

最後に母親がいちばん不安に思うことを再確認する．

▶問診力8：NURSを用いる

NURSとは感情に取り組む技法のことである．医師は患者（保護者）の感情を非言語的会話などから微妙に読み取るが，大切なのは読み取れたことを相手に伝えることである．そのためのコメントのテクニックを用いる（❺）．

▶問診力9：ノートを利用する

問診は問診票の内容確認からスタートすると，もれなく問診が進められる．もれなく問診をとるための工夫として，筆者は初めての受診者全員にノートを無料でお渡ししている．

B5判の普通の大学ノートであり，母親に家庭での状況を記載してもらい，医師は診察後に所見や家庭で気をつけることなどを記載し，交

換日記のように使用している．病気のわが子を見ての思い，簡潔にして漏れのない病歴などが記載されており，診察補助・育児指導・子育て支援などに役立っている．口でうまく表現できない保護者に有用である．

忘れずに聞いておくこと

▶既往歴

薬害を避けるために，けいれん，アレルギー，薬剤アレルギーの有無を確認しておく．また急性中耳炎，溶連菌感染症，尿路感染症などの繰り返しやすい疾患や，❶にあげた重要疾患罹患の有無を確かめておく．予防接種歴も確認しておく．海外渡航の有無（ついでに渡航先も）についても聞いておく．

▶現病歴

子どもが健康であったときからの時間的経過を，できるだけ正確に把握しておくことが大切である．前医があれば，そのときの情報を得ておく．「お薬手帳」などの前医からの薬の情報や検査結果などは診断に大いに役立つ．

主訴から問診を考える

小児科外来を受診する患者の多くはコモンディジーズで，経過も短く軽症であり，問診に手間どることは少ない．それでも問診が重要と考える理由は，このよくみられる疾患のなかに見逃してはいけない重大疾患が紛れ込んでいるからである．

小児科医は主訴に基づいて，「命を脅かすおそれのある疾患」と「よくみられる疾患」とを鑑別できるように問診をとらなくてはならない．小児科外来でよく経験される主訴である発熱，咳嗽・呼吸障害，腹痛，嘔吐，異常な精神状態における問診のポイントを次にあげる．

▶「発熱」で来院した場合

最も多い来院理由が発熱である．発熱のいちばん多い理由がウイルス性の疾患である．し

❻ 発熱をきたす主な疾患

生命を脅かす疾患	
・化膿性髄膜炎，脳炎	・熱中症
・急性心筋炎	・急性喉頭蓋炎
・急性胃腸炎（脱水症）	・重症クループ
・急性虫垂炎	・感染性心内膜炎

見逃してはいけない疾患	
・脳膿瘍	・細菌性腸炎
・咽後膿瘍	・敗血症
・結核	・川崎病
・膿胸	・甲状腺機能亢進症
・化膿性心外膜炎	・心因性発熱
・急性中耳炎	・化膿性関節炎
・尿路感染症	・若年性関節リウマチ

よくみられる疾患	
・ウイルス性疾患	・扁桃炎
・溶連菌感染症	・肺炎，気管支炎

しリスクが高いのは，年齢依存性の細菌感染症である（❻）．

生後3か月以内の乳児ではGBS（B群連鎖球菌），大腸菌，リステリア菌などによる敗血症が，生後3か月を過ぎると肺炎球菌，Hibによる菌血症，敗血症や髄膜炎に変わる．敗血症の乳幼児には，発熱に加え，嗜眠，食欲不振，呻吟などを伴うことがある．

聞くこと

- ・発熱の性状
  初めての発熱か
  いつからか
  何℃くらいまで上がるか
  いちばん高くなるのはいつか
- ・発熱以外の症状
  咳，鼻水，嘔吐，下痢，腹痛，頭痛，耳痛などを伴っているか
- ・地域の感染症状況
  感染性胃腸炎（多くはウイルス性）や水痘やおたふくかぜや夏かぜなどのウイルス性疾患，マイコプラズマなどが託児所や保育所，学校などではやっているか
- ・家族内に同じ症状の人はいるか

❼ 咳・呼吸困難をきたす主な疾患

緊急性の高い疾患	
・急性細気管支炎	・心不全
・百日咳（乳児）	・急性喉頭蓋炎
・気管支喘息重積発作	・気胸
・気道異物	・重症クループ

見逃してはいけない疾患	
・肺炎・気管支炎	・気管支喘息
・百日咳	・クループ症候群

よくみられる疾患	
・上気道炎	・副鼻腔炎

▶「咳，呼吸障害」で来院した場合

　保護者はさまざまな症状を呼吸窮迫と考えて心配になり来院する．発熱に伴う頻呼吸は呼吸困難と間違われることも多い．頸部の運動制限や流涎から咽後膿瘍や喉頭蓋炎を思い浮かべなければならない．喘鳴を伴えば喘息だけでなく，血管輪などの先天性喘鳴や気道異物や心疾患を考える（❼）（吸気性喘鳴と呼気性喘鳴を正確に聴き分ける保護者は少ない）．

聞くこと，考えられる疾患

- いつから出現しているのか
  生後より（先天性）
  突発性に始まった（気道異物，喉頭蓋炎）
  10日前以内（急性咳嗽）
  4週間以上前（慢性咳嗽）
- 咳の性状
  喘鳴を伴うか（先天性喘鳴，気道異物，気管支喘息重積発作，心疾患など）
  乾いた咳か（重症クループ，百日咳）
  嗄声があるか（急性喉頭蓋炎，重症クループ）
- 重症度の判定のために
  夜は寝られるか
  発熱や鼻水や胸痛など他の症状があるか
  頸部の運動障害，流涎はあるか

▶「腹痛」で来院した場合

　腹痛は便秘や胃腸炎や機能性腹痛などの軽症の疾患で起こることが多い．最近，乳児期において血便で発症するミルクアレルギーが注目されている．年長児では，腸重積や急性虫垂炎を

❽ 腹痛を伴う主な疾患

緊急性の高い疾患	
・腸重積症	・腸回転異常
・急性虫垂炎	・潰瘍の穿孔
・鼠径ヘルニア嵌頓	・結石
・精巣捻転	・外傷による腹腔内出血
・卵巣嚢腫茎捻転	・重症急性膵炎
・イレウス	

見逃してはいけない疾患	
・食物アレルギー	・起立性調節障害
・ケトン血性低血糖症	・腹性てんかん
・胆道拡張症	・アレルギー性紫斑病
・過敏性腸症候群	・尿路感染症
・炎症性腸疾患	

よくみられる疾患	
・便秘	・心因性
・気管支喘息（呼吸苦に伴う）	・急性胃腸炎
	・機能性腹痛
・発熱疾患に伴うもの	

考慮する（❽）．

聞くこと

- いつから始まったか
  急に始まったか（緊急性の高い疾患すべて）
  過去にも繰り返したか（機能性腹痛，心因性，尿路感染症，便秘など）
- 痛みの部位はどこか
  （一般に，臍から遠い部位ほど本当に疾患である率が高くなるといわれている）
- 排便や食事との関係はあるか
- おなかを打撲しているか
- 発熱，排便パターン，泌尿器症状，嘔吐，紫斑など他に症状があるか
- 重症度を知るために性状を聞く
  だんだん強くなってきたか
  間欠期があるか
  泣くほどの痛みか
  睡眠中の痛みで目を覚ますほどか

▶「嘔吐」で来院した場合

　嘔吐は消化器系以外の疾患でもよくみられる症状である．腹部膨満，体重の変化，下痢，便秘血便，外傷の既往，頭痛を聞いておかなければならない．主な原因はウイルス性腸炎である

❾ 嘔吐を伴う主な疾患

緊急性の高い疾患		
・化膿性髄膜炎	・イレウス	・急性虫垂炎
・脳炎,脳症	・頭蓋内出血	・虐待
・重症脱水症	・脳膿瘍	
・腸重積	・糖尿病	

見逃してはいけない疾患	
・ヒルシュスプルング病	・結石
・胃食道逆流症	・肥厚性幽門狭窄症
・気管支喘息	・食物アレルギー
・百日咳	・ケトン血性低血糖症
・無菌性髄膜炎	・中耳炎,副鼻腔炎

よくみられる疾患	
・感染性胃腸炎	・周期性嘔吐症
・便秘	・鼻出血

❿ 異常な精神状態をきたす疾患*

緊急性の高い疾患
・脳炎・髄膜炎
・頭部外傷
・脳血管病変
・代謝異常(低血糖,糖尿病性アシドーシス,先天代謝異常)
・けいれん重積
・薬物中毒

*すべてが緊急性が高く,見逃してはいけない疾患である.

が,乳幼児で胆汁性の嘔吐をみればイレウスを想定しておく.

頭痛を伴えば頭蓋内圧亢進を考え,髄膜刺激症状や発熱について問診する.また虐待も考慮しなければならない(❾).

聞くこと

- ・性状を聞く
  いつから始まったのか
  何回くらい吐いたか
  以前にも同じような既往があるか
- ・他の症状を聞く
  咳き込んで吐いたか
  下痢を伴っているか
  発熱があるか
  頭や首を痛がっているか
- ・家族に同じ症状の人はいるか

▶「異常な精神状態」で来院した場合

小児科救急外来では意識障害(もうろう,昏睡など)やけいれんでの来院が多い.単に発熱だけのことも多いが,乳幼児では敗血症や髄膜炎による意識障害に気をつけ,忘れてはならないのが身体的虐待である.年長児では髄膜炎や外傷または誤飲で異常な精神状態になることがある(❿).

聞くこと

- ・いつからか
- ・食事の変化があるか
- ・飲んでいる薬があるか
- ・外傷の既往があるか
- ・発熱,嘔吐,頭痛などがあるか
- ・薬物の過量内服の可能性があるか
- ・先行疾患や重症感染との接触があるか
- ・けいれんの既往があるか

➡ 参考文献

- 五十嵐正紘監.絹巻宏編.外来小児科—初診の心得21か条.東京:医学書院;2003.
- 加藤英治.症状でみる子どものプライマリ・ケア.東京:医学書院;2010.
- Miall L, et al. 五十嵐隆監訳.一目でわかる小児科学.東京:メディカル・サイエンス・インターナショナル;2004.
- Kliegman RM, et al. 衛藤義勝監.ネルソン小児科学.原著第19版(日本語訳).エルゼビア・ジャパン;2015.
- 日本小児科医会,日本外来小児科学会編.小児プライマリ・ケア研修プログラム.2006.

☑ コミュニケーションについて考える

日本小児科医会と日本外来小児科学会は初期研修医のために,「小児プライマリ・ケア研修プログラム」を作成した．そのなかでコミュニケーションは小児診察において重要な位置におかれている．これらの行動目標について筆者は次のように考えている（⓫）．

行動目標1：病歴聴取ができる

小児科診療の特徴は，子どもだけでなく保護者も治療の対象となることである．

ウイリアム・オスラーは，学生の学習法として，「患者とともに始め，患者とともに続き，患者とともに終わる」という言葉を残したが，小児科を研修する者は，患者とは子どもと保護者（とくに母親）をさすのだということを認識しておく必要がある．

また内藤壽七郎は「赤ちゃんにも人格があり，その人格を尊重しないと心を開いてくれない」とその著書『育児の原理』で述べている．子どもは一個の人格をもつものとして対応し，保護者には常に受容的対応を忘れないことが大切である．

行動目標2：年齢・発達段階に合った接し方ができる

子どもは，医師と母親の会話を聞いている．医師に対する母親の態度で自分を診察させてもよい医者かどうかを判断しているのである．

年長児には誉めることも大切で，大人扱いされることを誇りに思っている．

思春期の患者に対しては，常識的な価値基準で判断せず，その問題を引き起こした背景，本人の痛みに共感することが大切である．援助者のすべての言動がチェックされ「この人ならわかってもらえる」と感じさせることができれば合格である．このためには，始終丁寧な言葉使いに配慮し，大人として扱う必要がある．話もすぐには核心に迫らず，本人の関心事にまずふれ，時間をかけて聞きだすことが必要である．親にも相談できないような悩みを抱えていることも多いことを知っておく．

行動目標3：家族の心配・不安に共感することができる

「何か心配なことはないですか」「お母さんはよく寝られますか」「お父さんはよく手伝ってくれますか」など，母親が疑問を抱いていること，不安

⓫ 研修プログラム行動目標

行動目標1：病歴聴取ができる
具体的内容：子どもと家族双方から話を聞くことができ，必要な場合，生育歴，予防接種，周囲の流行状況なども聴取できる
行動目標2：年齢・発達段階に合った接し方ができる
具体的内容：子どもに不安を与えない接し方がわかり，言語的・非言語的コミュニケーションがもてる．思春期の場合，子ども扱いせずに羞恥心に配慮できる
行動目標3：家族の心配・不安に共感することができる
具体的内容：子どもの病気に対し，家族は不安を感じることを認識し，受容・共感の態度で傾聴することができる
行動目標4：子ども・家族の心理・社会的側面に配慮できる
具体的内容：保育所や学校，保護者の仕事の状況などに配慮することができる．病時保育について考えてみる
行動目標5：子ども・家族にわかりやすい説明に配慮できる
具体的内容：どんな表現が相手にとってわかりやすいかを考えながら，説明ができる
行動目標6：スタッフと良好なコミュニケーションがとれる
具体的内容：スタッフがどんな仕事をしているか知っていて，スタッフからの情報に耳を傾けることができる

になっていること，不満に思っていることなどを優しく聞くことが大切である．あらかじめ所定の用紙などに書いてもらうことで，問題点を自分で整理し，育児不安解決の糸口となる．また母親との他愛のない世間話も不安を聞きだすのに有効で，心がうちとけていく間に本音を聞きだせることも多い．

対話の基本は保護者（母親）や子どもとラポールを形成することにある．もし保護者に感情表現がみられればNURSスキル（❺）を利用し，相手の感情を読み取ったことを伝える．

行動目標4：子ども・家族の心理・社会的側面に配慮できる

家庭で何をすればよいか，薬は？ 食事は？ 入浴は？ 登校は？ など保護者の不安にきりがない．相手の立場に立ったコミュニケーションでは，単にがんばろうではなく，具体的な指導が必要である．その子がどういった家庭環境で育ち，

その子の保護者がどういった社会環境にいるのか，どのような知的レベルにあるのかまで理解しようとすることが，いちばん良いコミュニケーションにつながる．

行動目標5：子ども・家族にわかりやすい説明に配慮できる

適確な診断を下し，適正に処方をすれば適切な治療となると考えるのは早計である．医師やスタッフによる医療上の指示を患者が守ることをコンプライアンスというが，保護者のコンプライアンスの度合いにより治療成績が変わるのである．医師が熱心に説明すれば患者のコンプライアンスが高くなることもよく経験されることから，保護者の年齢，教育レベル，経済状況などに応じてうまくコミュニケーションをとる必要があることが理解できるであろう．

行動目標6：スタッフと良好なコミュニケーションがとれる

限られた時間のなかで，丁寧な診察をすることは至難の業である．医師一人の力では無理だが，メディカルスタッフの力を借りれば容易となる．

メディカルスタッフとりわけナースの働きは著しく，待合での患者の状態を把握し，早い診察が必要なときは診察室へ誘導するトリアージの役目を担い，診察室ではやさしく子どもを守る保育士にもなり，診察後は医師の説明に肉づけを行い，最後に聞き忘れがないか確認しているのである．ナースと良好なコミュニケーションをとっておくことは，診察の成否を左右する重要なポイントとなる．

良い医療をするためには，良い医師-患者関係をつくることが必要である．良い関係をつくるためには良いコミュニケーションが必要である．コミュニケーションの基本は患者・家族に心を開き耳を傾けることに尽きる．

子どもとのコミュニケーションのコツは，①子どもの心に至ること，②子どもと対等のつき合いをすること，③子どもの意思に反する診察をしないこと，④子どもが発達途上にあることを忘れないことである．

医師として培ってきた経験・感性が問診力につながる

実際に小児科外来で出会う多くの疾患では，問診もそこそこにして診察を始めることが多く，それでもほとんどは失敗しない．

しかし何かおかしいと感じたら，腰を落ち着けて保護者の訴えに聞きいってほしい．繰り返し同じ症状を訴えたら要注意である．逆に，保護者は大したことがないと思っていることでも重要な情報が紛れ込んでいることもある．結局，その判断の根拠になるのは医師として今まで培ってきた経験であり感性である．

（藤田　位）

自分流の診療スタイルをつくる
システマティックな身体診察に向けて
―臨床の場で限りなく100％の確定診断へ近づくために

適切な診断と治療のために

適切な診断と治療の8割は問診で決まるといわれている[1]．はたしてそうであろうか．医療面接（問診，説明，患者教育を含む），身体診察，検査が臨床診断能力の3要素と考えると，これらの診察技法により得られる情報はすべてイコールで順位づけできないものであり，分けて学ぶことも困難である．問診8割というのは，検査に偏り，重要な医療面接に重きがおかれていなかったことの反省も含めての数字だと思われる．問診以外の情報を上乗せして，より確定診断に近づくことが肝要である．

実際の診察の順序としては，

①問診（情報収集）
↓
②身体診察前の診断検討（解釈）
↓
③身体診察
↓
④診察後の検討（鑑別診断リスト作成）
↓
⑤検査の事前確率の検討（ここで医療面接・身体診察にもどり繰り返すこともある）
↓
⑥必要であれば検査施行（絞り込み）
↓
⑦診断説明（臨床決断）
↓
⑧治療

の順に進んでいく．一連の流れ全体において鑑別診断を考えながら，正確でわかりやすいカルテ記載を同時進行する．

しかし患者にとっては，時にはつらく侵襲性のある（害を及ぼす可能性のある）検査を受ける前にやさしく診断をつけてほしいであろう．特異的な所見から一発診断（snapshot diagnosis）ができるのも，身体診察の醍醐味である．またそれ以前に，地域の感染症サーベイランス情報に始まり，受付での保険情報，通園・通学状況，看護師による待合室での様子観察，初期印象，入室の様子，患児の外観・非言語メッセージ，保護者からの聞き取り，母子健康手帳など，すべてを診察の一部として考え，患児の生活背景にまでより近づくようにすることが求められる．

子どもと家族に快適な診察室をつくる

小児患者は，子どものために用意された場所で診療を受けるべきである．白衣は子どもに恐怖感を与えるので，筆者は白衣を着ていない．診察室内は明るい色づかいとし，子どもが興味をもつキャラクターグッズやおもちゃで飾る．保護者が抱っこして座れる椅子を用意し，思春期の患児のためにはプライバシーが保たれることも必要となる．

患者との位置関係は，できるだけ90°に対面するようにする．机の位置は右利きの医師なら右になるようにし，患者の椅子は移動できるものがよく（机でバリアをつくる，対面位置を変えるため），医師の椅子は患者の視線に合わせられるように高さを変えられるものがよい．

窓の位置は，医師の背中にすると，患児・保護者から医師の表情が見えなくなるので好ましくない．窓は視線を時々そらすためにも部屋の左右どちらかにあるとよいが，なければ観葉植物や絵画で代用するとよい．

子どもの手の届くところに危険な処置・診察器具を置かないようにする．コンセントやゴミ箱の位置にも注意が必要である．一度患者の気持ちになって診察室に入り，椅子に座ってみる

❶ 初期印象診断のチェックポイント

①顔つき：表情，顔色，皮疹，意識障害
②姿勢：抱かれて，支えられて，臥位のまま
③動作：落ち着きがない，不安そう，恐怖感
④歩行：起立できない，跛行，歩幅が狭い，酩酊様
⑤泣き方：激しく（腹痛様），弱々しく（頭痛様）
⑥咳：百日咳，クループ，喘息発作
⑦大便：便秘，下痢，血性，下血，白色
⑧吐物：飲食物，胆汁性，血性，気道分泌液
⑨咳：百日咳，クループ，喘息発作

(武谷茂，2010[2])

とよいであろう．

スタッフによる待合室での観察

重症疾患には，できるだけ早期に介入するとよい結果につながる．そのためにも，受付スタッフや待合室に定期的に訪れる看護師が「初期印象診断」を学んでいれば，症状が悪化している子どもをここでチェックできる[2]．たとえば，嘔吐，創傷からの出血，横たわる患児，苦しそうな呼吸，外傷のあざ，3か月未満児の発熱，顔面蒼白やチアノーゼ，けいれん，強い痛み，水痘・おたふくかぜなどの隔離が必要な疾患，不穏状態や興奮の悪化などがあげられる（❶）．

医師も待合室の声に注意を怠ってはならない．クループ症候群のオットセイ様の咳や百日

✓ 初期印象診断

患者と最初に出会った時点で，詳しい診察や検査を行う前に，第一印象で疾患を診断したり問題となるサイン（症候）をつかむことをいう．とくに"子どもの顔"には，疾患や病状の特徴がみられ，心理的内面がそのまま表れることも多く，それらの情報をプロの目でとらえ（顔つき診断），うまく対処しなければならない．なかでも伝染性疾患や危急症状は，初期診断直後の処置が後の経過を左右するので，判断にあたっては機敏さと的確さが求められる[2]．

❷ target height（cm）

男子＝（両親の身長の合計＋13）/2
女子＝（両親の身長の合計－13）/2

target range：予想と実際の差．男子±9 cm，女子±8 cm．

咳のスタッカートと whoop，喘息重積発作の呼気延長を伴う喘鳴などの特有な咳は，見えなくても音だけで診断をつけることができる．

自院の地域の感染症流行状況を知っておく ―home game の戦いにもちこむ

発熱と発疹の診断の際には，ホームグラウンド（診療地区）の感染症流行状況を知っていれば，迅速検査などの検査前確率を上げることができる．これに加えて，ワクチン接種歴（母子健康手帳で確認する）と家族の病歴がわかればより診断に近づくことが可能である．また，学校医や園医として地域保健医療に参画しておけば，最新の情報が得られる．

小児の正常な成長・発達を患児に当てはめてみる

日ごろ乳幼児健診を行っている小児科医は，乳幼児の心身の発達には精通している．小児の特徴は，発育と発達の両面で「成長する」ことである．発育に関しては，受診のたびに身長と体重を測定し，経時的に標準成長曲線表に記録しておくと理解しやすくなる．母子健康手帳を利用するのもよいであろう．両親の身長も聞いてカルテ記載しておくと，将来の最終身長（target height）を知ることができる（❷）．

発達に障害が疑われる場合（境界域）は身体測定（身長，体重，頭囲）に加え，日本版デンバー式発達スクリーニング検査や遠城寺式発達検査表を参考にすると，短時間でパターン認識によるより正確な評価が可能である（看護師が実施できる）．遠城寺式では，年齢に応じた①運動：粗大運動・微細運動，②社会性：基本的習

❸ トリアージシステムにおけるレベル判定

first look	第一印象（見た目の印象）
present problem	来院の理由（簡潔な病歴）と感染管理
vitals	バイタルサイン（迅速な心肺機能評価）
triage	トリアージ（緊急度の決定）

慣・対人関係，③言語：発語・言語理解，という大きな枠組みで評価することができる．

トリアージシステムを意識して診察を進めてみよう

忙しい外来診療の場でも，バイタルチェックや検査など，次の行動目標の判断材料として救急外来でのトリアージシステムとその判定過程を意識して使うと有用である．実際のレベル判定は❸に示す4つの内容に基づく．

▶ 小児患者評価の3要素（PAT）

見た目の印象は重要で，とくに初期評価としての3つの要素を組み合わせた小児患者評価の3要素（pediatric assessment triangle：PAT）は，外来の臨床現場でも有用な方法である（❹）．

PATは診断に直接つながる診察法ではないが，瞬時に児の全身状態の評価情報を集約できる良い方法である．3つのうち1つでも異常があれば，経皮的酸素飽和度（SpO_2）などのバイタルサインの再チェックや，"念のため"血液検査などの精査を行おうという行動目標の決定因子となる．30秒以内に判断する．大事なことは，視覚・聴覚，時には嗅覚（便の臭いや口臭など）までも使うことである．ただし，診察室に入ってきていきなり患児に泣かれると，以降の診察は難しいものとなる．

そこで，まずは患児に触らず距離を保って（パーソナルスペースに入らない；恋人間の距離は一般に45cm以内といわれる）情報収集することを優先する．挨拶し，保護者からの話を傾聴し，主訴をピックアップし，同時にPATでの評価を行いながらカルテ記載を同時進行する．最初の数分は，患者・保護者の話を聞くた

❹ 小児患者評価の3要素（pediatric assessment triangle：PAT）

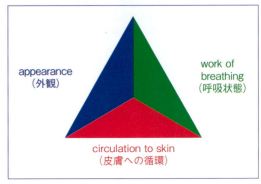

（Gausche-Hill M, et al. 2006[3]）

❺ TICLS（外観による評価）

Tone （筋緊張）	ぐったりしているか？ 自分で座位が保てるか？ 横に抱かれているか？ 歩行は可能か？
Interactiveness （周囲への反応）	周りに注意を払っているか？ 人や音に興味を示すか？ おもちゃに手を伸ばして遊ぶか？ 話しかけに無関心でないか？
Consolability （精神的安定）	異常な泣き方をするか？ あやすと落ち着くか？ 優しく話しかけると興奮が落ち着くか？
Look/Gaze （視線/注視）	視線が合うか？ ぼんやりとしているか？
Speech/Cry （会話/泣き声）	会話や泣き声に力強さがあるか？ 弱々しい声か？

めの時間とする．

● **外観**：外来診療の現場では重要なスクリーニング部分となる．距離をおいた状態からTICLS（tickles；くすぐる，と覚える）を評価する（❺）．患児の診察室への入室の仕方から評価を始める．患児に手を触れないで評価することが大事である．3歳以下の児は保護者の膝の上で，おもちゃがあればよいが聴診器やペンライトで遊ばせておくのも一つの方法である．3歳以上の児では，患児と目の高さを合わせて，直接児にやさしく声かけしながら観察を行う．

● **呼吸状態**：聴診器を使う前に，耳をすまして

❻ 年齢による正常呼吸数

年齢	呼吸数（回/分）
乳児	30〜60
幼児	16〜30
学童	14〜20
青年	12〜16

> **POINT**
> **Clinical Pearl**
> あなたが重症と思えば，それは正しい（オーバートリアージは容認できるが，アンダートリアージは問題である）．

異常気道音（嗄声，いびき音，呻吟，呼気延長，吸気性喘鳴）の有無，咳の性状（クループ様など）を聴く．近づいて音が聴こえるということは，異常音があるということである．これらの音から，解剖学的・生理学的情報が得られる．たとえば，嗄声と吸気性喘鳴は上気道の狭窄を示唆する．最も多い原因はウイルス性喉頭気管支炎（クループ）である．呼気性の喘鳴は，進行した喘息発作や細気管支炎において気管支の収縮と浮腫による狭窄が原因となることが多い．気道異物は，吸気・呼気とも喘鳴の原因となりうるため，常に念頭におく．

視覚的には，入室直後から姿勢の異常，多呼吸，陥没・鼻翼呼吸などがあるかに注視する．腕を前に出して支える姿勢（三脚姿勢）は喘息発作時にみられる．陥没呼吸は肋間，鎖骨上窩，胸骨下などで，着衣のままでは見逃すこともあるので，保護者に服を脱がせてもらうと観察しやすい．この際に呼吸数もチェックしておく．30秒間数えて2倍にする．呼吸数の評価は難しく，高熱・不安・痛み・興奮を反映することもある．極端に多い（6か月以上の児で60回/分，3歳以上の児で30回/分）や，少ない（6歳未満児で20回/分，6〜15歳児で12回/分）場合には，常に注意が必要なサインである（❻）．

- **皮膚への循環**：皮膚の蒼白，斑状皮疹，口唇チアノーゼなどは，成人と違い心拍数，血圧よりも循環機能の指標となりうる．待合室と診察室が半袖で大丈夫なくらい暖かい室温であることも，正確な評価を行うための環境条件である．患児への first touch となる CRT（capillary refill time；毛細血管再充満時間）は，四肢末梢の皮膚を母指で圧迫して調べる．正常は2秒以内であり（新生児は3秒以内），延長は爪床への血液灌流の低下を示し，重症感染症や脱水の指標となる．

以上の3要素（PAT）と簡単なバイタルサインチェックを組み合わせることで，大まかに次の3つのポイントを押さえることができる．①どのような生理学的異常があるのか，②重症度はどうか，③処置の救急性はあるのか．

これらが解釈できれば，繰り返しの問診から得られる主訴・現病歴に加えて，既往症・家族歴・地域の有病率からリアルタイムに診断のカギとなる情報をピックアップできる．再診の場合は，ここに時間軸を加えることができることも外来診療の重要なメリットである．危険なワンパターン認識に落ち入ることなく，次の"目的をもった"臓器別の身体所見へと進むことができるであろう．

▶ **バイタルサイン**

- **呼吸数**：「呼吸状態」の項参照．
- **心拍数と血圧**：成人では循環状態の評価によく用いられるが，小児では心拍数と血圧による評価には限界がある．心拍数と血圧は年齢により大きな変化があり，また発熱や不安，痛み，興奮のようなちょっとしたことによっても大きく変動するからである．たとえば，乳児では体温が1℃上がるごとに心拍数は9.6/分ずつ上昇する．そのため，PATを含めた初期評価を総合して評価する必要がある．極端な心拍数の増加・減少に注意が必要である．低酸素やショック状態では徐脈となる．心拍数が小児で60回/分以下，新生児で100回/分以下は危険な状態で

ある．また，心拍数が180回/分以上では，正確な評価のために心電図モニターが必要となる．

● **酸素飽和度**：パルスオキシメータは，呼吸の評価に使用される優れた手法である．94％以上であれば，酸素化は適切に行われている証拠となる．ただし，呼吸運動と呼吸数と併せて評価されなければならない．末梢循環不全や体動があると低値となり，多呼吸では高値となり，チアノーゼ型心疾患では異常低値，メトヘモグロビン血症と一酸化炭素ヘモグロビンでは異常高値となり評価できない．

目的をもって身体所見をとる

身体所見へ移るときは，目的をもって行わなければならない．肺炎や喘息発作を確定するためには肺の聴診を行い，髄膜炎を考えた場合は項部硬直をチェックし，虫垂炎を疑ったときは何度も腹部を触るべきである．聴こうと思って聴かなければ，見ようと思って見なければ，たとえそこに所見があろうとも見逃す可能性が高くなる．そのため，身体診察の前には鑑別診断があがっていなければならず，その鑑別疾患を除外したり，診断確定を補完する目的で身体診察を行う．

たとえば，機嫌の悪い乳児に鼠径ヘルニアを疑わなければ，おむつを取ることはないであろう．ところが，主訴で鑑別がまったくあがらない場合や特定できない場合，本人（保護者）から症状の訴えが乏しい場合は，身体所見でなんらかのヒントを見つけるべく，全身をくまなく診察していく必要がある．経験が未熟な時代は

✓ **発熱児の「いつもより元気がない」を点数化—AIOS（Acute Illness Observation Scales）による評価**[4]

発熱は外来診療で遭遇する主訴のなかで最も多い．Hibワクチンと肺炎球菌ワクチンの定期化で細菌性髄膜炎や重症感染症は減ってはいるものの，常に念頭におくべき疾患である．発熱した児が「toxic-appearing infants」かどうかは，MaCarthyらによると，❼で11点以上は90％の感度で重症感染症と診断できる．しかし，それでも10％ほど見逃しがあることが，時間をおいての再評価が必要な理由である．

❼ The Yale Observation Scales（Acute Illness Observation Scales：AIOS）

	正常（1点）	軽度の異常（3点）	重度の異常（5点）
泣き方	・強くしっかり泣く ・満足げで泣かない	・ぐずり泣き ・泣きじゃくり	・弱々しくうめく ・甲高い声で泣く
抱っこでの反応	・すぐに泣き止む ・満足げで泣かない	・泣いたり，泣き止んだり	・泣き続ける ・ほとんど反応がない
起きているかどうか	・起きている ・刺激ですぐ起きる	・起きるがすぐ閉眼する ・長い刺激で起きる	・眠ってしまう ・目覚めない
皮膚色	・ピンク色	・四肢蒼白 ・末梢チアノーゼ	・全身のチアノーゼ ・まだら状皮膚
脱水の有無	・皮膚・眼・口唇正常	・皮膚・眼・口唇の軽度乾燥	・皮膚の緊張がない ・眼は落ちくぼみ，口唇は乾いている
あやしたときの反応	・笑顔 ・すぐ反応	・少し笑う ・少し反応	・笑わない，表情が乏しい ・反応しない

11点以上は90％の感度で重症感染症と診断できる．

❽ 医療訴訟に発展しやすい疾患

- 虫垂炎
- 骨折
- 心筋炎
- 児童虐待
- 細菌性髄膜炎
- 精巣捻転
- 脱水
- 化膿性関節炎
- 創傷

一通りの身体診断学を学び，指導医と一緒にトレーニングしながら修得する必要があるであろう．

医療訴訟に発展しやすい疾患を逃さないことも大事である（❽）．たとえ何年か後に医療過誤として訴訟されても対応できるように，自らの思考過程も含めてポジティブデータだけでなくネガティブデータも記載する必要がある．

「本人や保護者の訴えは，完全に否定できるまでは常に正しい」

身体診察だけがうまい名医はいないと思う．診断に到達するためには，医療面接で鑑別診断が絞り込まれているかどうかがポイントである．この2つのつながりがスムーズに自信をもってできるようになれば，臨床医として一人前であろう．

筆者からの最後のClinical Pearlは，「本人や保護者の訴えは，完全に否定できるまでは常に正しい」である．診断に迷ったときには，患児や保護者の症状への自己解釈を聞いてみて身体所見を取り直してみると，新たな知見が得られることが多いのも事実である．

文献

1) Hampton JR, et al. Relative contributions of history-taking, physical examination, and laboratory investigation to diagnosis and management of medical outpatients. Br Med J 1975；2：486-9.
2) 武谷 茂．顔つきによる初期印象診断．森田 潤編．かゆいところに手が届く小児プライマリ・ケアガイド．東京：羊土社；2010．p.22-31.
3) Gaushe-Hill M, et al．吉田一郎ほか監訳．APLS小児救急学習用テキスト．原著第4版．東京：診断と治療社；2006.
4) MaCarthy PL, et al. Observation scales to identify serious illness in febrile children. Pediatrics 1982；70：802-9.

参考文献

- 下村国寿ほか編．開業医の外来小児科学．改訂第6版．東京：南山堂；2013.
- 笠井正志，児玉和彦編．HAPPY! こどものみかた．東京：日本医事新報社；2014.
- 国立感染症研究所感染症情報センター http://idsc.nih.go.jp/surveillance.html
  あるいは，各県の感染症発生動向調査（サーベイランス）ホームページ

（森田 潤）

自分流の診療スタイルをつくる　選りすぐりの機材をそろえる

総合診療医としての小児科医に求められる役割

▶正確な診断とそのトータルケア

プライマリケアを担う小児科医は子どもの総合診療医といえる．総合診療医に求められる役割は，第1に子どもが罹患するすべての疾患の正確な診断とそのトータルケアである．

筆者は循環器研修医の時代，聴診とX線写真，心電図だけで心エコー施行以前に複雑心奇形の診断をつけるカリスマドクターにあこがれた．しかし，総合診療医の守備範囲は広く，耳鼻咽喉科，皮膚科，眼科，外科領域にまで及ぶ．広く，浅く，しかも正確な診断が要求される現場では「使えるものはなんでも使え」の意識が必要になる．

また，地域の基幹総合病院では，小児科外来を訪れた児が耳痛を訴える，あるいは発熱が遷延し中耳炎の評価が必要になったときには，耳鼻咽喉科医の協力を求めることが一般的であった．保護者のなかにも，耳と鼻は耳鼻咽喉科，咳と熱は小児科へといった受診行動をとる人もあり，症状ごとの奇妙な縦割り意識がある．

しかし，一人の子どもがかかる疾患は基本的には一つである．RSウイルスやパラインフルエンザウイルス感染症などでは経過中に中耳炎を合併してくることも多い．さらに「長引く咳」で小児科を受診したとしても，原因の一角を副鼻腔炎が占めていることもある．副鼻腔炎の知識がなければ「長引く咳」は診られない．一方，中耳炎は生後6か月までに47.8％，1歳までに78.9％，2歳までに91.1％の児が罹患するよくみられる疾患であり，滲出性中耳炎であっても小学校入学前までに90％の児が一度は罹患する．

したがって，子どもの総合診療医は耳鼻咽喉科的診療にも精通していなくてはならない．概して小児科医は耳垢の除去や鼓膜の観察に慣れていないため苦手意識があり避けて通りたいところであったが，最近の機材の進歩により必要十分な鼓膜所見がとれるようになった．

▶専門診療医との適切な連携

第2に重要な役割は，それぞれの専門診療医と適切な連携医療を行うことである．プライマリケア診療では，他科の専門診療とオーバーラップする疾患もある．プライマリケアとしての守備範囲や専門診療医への適切な紹介基準やタイミングを知る必要がある．

中耳炎を例にとれば，耳鼻咽喉科関連学会主導の小児の急性中耳炎や滲出性中耳炎の診療ガイドラインは鼓膜の詳細な観察を基盤にしており，病診・診診連携として適切なタイミングで耳鼻咽喉科に紹介するためには共通の言語（画像所見）が必要となる．

▶保護者への説明

3番目には，すべての疾患の入り口を診る総合診療医は，保護者に対して疾患の説明と経過の見通しを多忙な外来診療中に短い時間でしなければならない．言葉のみで伝えるよりも，画像を併せて提示したほうが納得しやすく，保護者の安心感にもつながる．

医療機材と医療コストの問題

以上のことから，選りすぐりの医療機材をそろえる必要があるが，一方では医療コストの問題がある．すでにウイルス迅速診断で経験しているように，point of care testing（POCT）のランニングコストは無視できない．技術的進歩によって医療機器本体については低コストでの調達が可能となったが，消耗品のコストが高額なものもある．多くの検査は保険診療で認められてはいるものの，小児科外来診療料といった

定額診療のシステムを採用している場合には，検査コストによる赤字を覚悟しなければならない．また，出来高払いであっても，検査の乱用が国民の医療保険財政を圧迫することも理解しておくべきである．

医療機材の選定・採用にあたっては，それぞれの診療スタイルと医療経済の両面から「検査で何がわかるのか．診療スタイルがどう変わるのか」「児に対する侵襲はどうか」「機器本体やランニングコスト上は赤字にならないか」の点を検討しなくてはならない．また使いこなすためには，検査に関する知識と実践が必要となる．「腹部超音波断層撮影装置を聴診器のように使いこなす」ことも提唱されており，それだけコストをかけた機材をふだん使いにすることで診療能力の向上にもつながる．

本項では，一般診療ですでに常備されていると思われる末梢血CRP検査，X線写真撮影装置にはふれない．また，数々の成書があり専門診療領域といえる循環器や腹部の超音波検査の記述は簡便にした．ここに紹介する機材・検査は一般小児科外来に不可欠のものではなく，定額診療を行っている筆者の施設においてもすべて装備されているわけではない．あくまでも，それぞれの診療スタイルとコスト面から導入を検討すべきであり，その際の参考にしていただきたい．

耳・鼻診療に用いる装置

プライマリの耳・鼻診療で要求されるのは，鼓膜・中耳と副鼻腔の評価，難聴のスクリーニングである．

まず，よく遭遇する急性中耳炎については，その鼓膜所見を評価しなくてはならない．ここでは Otitis Media Normalization/Improvement cycle（OMNI cycle）に従って中耳炎の病期を判断する．

急性中耳炎[1]は，❶のように前下象限や鼓膜周辺に白色液が貯留することに始まり，以後徐々に貯留液が増加し，stage 4 において鼓膜後上象限の膨隆によってツチ骨短突起が覆い隠される状態となる．この後，stage 5 に達すると水疱を形成したり鼓膜に穿孔して耳漏が出現することになる．炎症消退期になると，感染性の白色膿汁は滲出液に置換され黄変する．耳管からの貯留液排泄に伴って液量は減少し，時間をかけて正常鼓膜に復する．

この変化について保護者に直接画像を供覧したほうが理解を得やすいが，通常の拡大耳鏡では第三者に見せることは容易ではない．モニター画像が見られるような硬性鼓膜内視鏡やモニター付き拡大耳鏡が望ましい．

▶ 額帯鏡

LEDヘッドライトは正しい位置，角度で使用すれば視軸と光軸をかなり一致させることができ，鼻鏡，舌圧子と併用すれば深部の観察が可能になる．両手が自由になるため，耳垢除去や，一般的処置，検査の際にも有用である．拡大鏡のついた額帯鏡（ウエルチ・アレン社製ルミビュー〈❷②〉）もあるが，強力なLED光源であればとくに拡大鏡の必要はない．

Cost & Performance：ウエルチ・アレン社製LEDヘッドライトの実勢価格は13万円程度，ルミビューの実勢価格は11万円程度である．

▶ 硬性鼓膜内視鏡

硬性鼓膜内視鏡は拡大耳鏡に比して，新生児〜乳幼児の鼓膜観察も容易で，比較的耳垢にじゃまされずに精細な鼓膜所見が得られる．

筆者が用いているオリンパス社製1.9 mm硬性鼓膜内視鏡（❷③）は，外耳道入口部の耳垢をある程度除去しておけば，内視鏡先端部を鼓膜面直上まで到達させることができ，大半の症例で鼓膜全面の詳細な観察が可能である（❸）．画像は外部モニターに表示され，また画像をファイリングして経時的な評価もできる．

内視鏡の難点は二次元画像となること，鼓膜の可動性評価ができないこと，また処置ができないことである．鼓膜可動性の情報については

❶ 急性中耳炎の病期分類

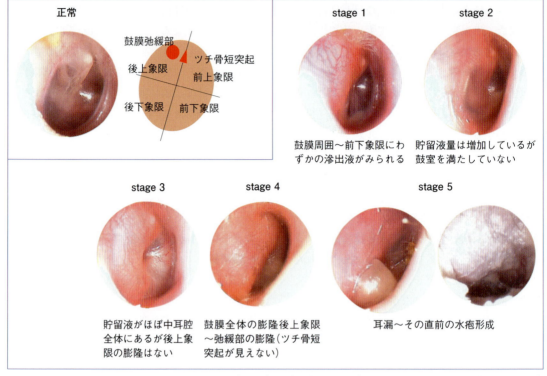

（上出〈2008〉の提唱による急性期病期分類に従って，筆者の所見を分類）

❷ 耳・鼻診療に用いる機材

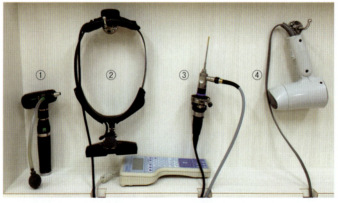

①気密式拡大耳鏡，②額帯鏡ルミビュー，③硬性鼓膜内視鏡と画像ファイリングシステム操作部，④ドライヤー（一般品：内視鏡のくもりをとる目的で用いる）．

ティンパノメトリや気密式拡大耳鏡による観察が必要となる．耳鼻科の専門領域では耳処置が必要になることも多く，むしろ顕微鏡を用いるようであるが，小児科領域では診断のための鼓膜観察が中心であり，コストから硬性内視鏡，あるいは鼻腔内の観察も可能なファイバースコープの選択になろう．

Cost & Performance：硬性鼓膜内視鏡のシステムは，硬性鼓膜内視鏡，光源装置，CCDカメラ，画像ファイリングシステム，画像モニターから成るが，画像モニターは汎用品で代用できる．前4者は必須であるが，このシステム（オリンパス社製あるいはカールストルツ社製）での実勢価格は160～330万円程度である．

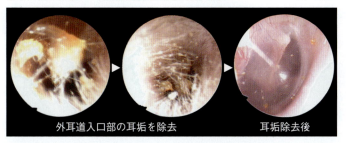

❸ 外耳道入口部の耳垢除去前後の鼓膜所見の違い

外耳道入口部の耳垢を除去　　耳垢除去後

耳垢をある程度除去すれば，硬性鼓膜内視鏡は鼓膜直上に到達できる．

▶気密式拡大耳鏡

　滲出性中耳炎では，中耳貯留液と鼓膜の可動性の評価が必要になる．気密式拡大耳鏡（pneumatic otoscope）（❷①）は，耳鏡で外耳道を密閉したのちに，通気バルブから空気をごく少量送気して鼓膜の動きを観察する．きわめて簡便で使いやすいが，ティンパノメトリのような定量的評価や記録を残すことはできない．

　小児科レジデントによる滲出性中耳炎の診断率は，気密耳鏡群91％，耳内視鏡群78％と気密耳鏡群が有意に高かった．鼓膜全体の詳細な観察といった点では硬性鼓膜内視鏡に一歩譲るが，コストと鼓膜可動性も確認できる汎用性の点からは，小児科の外来では気密式拡大耳鏡が一つあれば大半の中耳病変に対応できる．

● 症例 1
　4歳女児，左の耳痛で受診した．1年前に滲出性中耳炎で治療した既往がある．発熱や右耳に関する訴えはなかった．
　鼓膜所見（❹a）では左鼓膜にstage 3の変化を認め急性中耳炎と判断したが，右鼓膜の陥凹とツチ骨の突出所見も認めた．アンピシリン（ABPC）による5日間の加療後，両側鼓膜所見は軽快傾向にあったが，day 14の外来経過観察にて右鼓膜の水疱形成が認められ，滲出性中耳炎の急性増悪が確認できた（❹b）．再度クラブラン酸/アモキシシリン（CVA/AMPC）の加療にて急性炎症所見は軽快したが，右鼓膜の陥凹が残存していたため（❹c），滲出性中耳炎として近隣の耳鼻咽喉科に紹介した．

Cost & Performance：多く用いられるウエルチ・アレン社製気密式拡大耳鏡マクロビューヘッドが実勢価格3〜3.5万円程度，外部モニターに表示できるデジタルマクロビューヘッドで実勢価格15〜16万円程度（以上はヘッド部のみの価格で，ハンドルは別途5万円程度）である．

▶ティンパノメトリ

　ティンパノメトリは鼓膜から中耳腔，耳小骨に至る中耳の可動性をみるもので，検査に協力が得られる幼児以上では施行可能である．

- **原理**：外耳道を密閉して外耳道圧を変化させながら，プローブからの刺激音（一般に226 Hz）を与え，その反射音を測定することで中耳腔圧を推定する．

　滲出性中耳炎のように中耳腔が陰圧となって鼓膜が中耳側に陥凹しているときには，刺激音に対する鼓膜の動きは悪い．一方，中耳腔内と外耳道内が等圧になっているときに鼓膜は最も動きやすく，コンプライアンス値はここでピークをとる．正常では❺（Jerger型分類A型）のように中耳腔圧（＝外耳道圧）が0のときに最大値となる．

　はじめに外耳道圧を＋200 mmH$_2$O とし，ここから自動的に－400 mmH$_2$O まで減圧していく．中耳腔内が陰圧となっていれば，ティンパノグラムのピークは陰圧側に振れる（Jerger型分類C型）ことになる．また，縦軸は鼓膜の動きやすさ（コンプライアンス）を示しており，低値は鼓膜の動きが硬いことを意味する．滲出

❹ 滲出性中耳炎の児の経過（症例1）

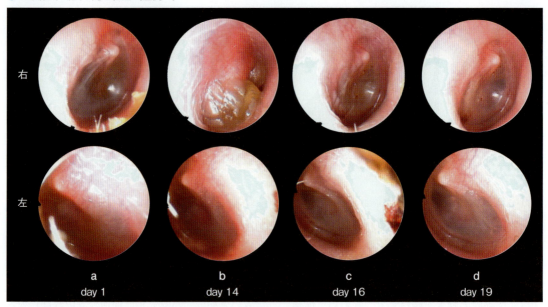

右　左

a　day 1　　b　day 14　　c　day 16　　d　day 19

a：左鼓膜の膨隆，右鼓膜の陥凹，ツチ骨の突出所見．b：左鼓膜の膨隆軽減，右鼓膜の水疱形成，微量の耳漏．c：左鼓膜の改善，右鼓膜の水疱の消失．d：左鼓膜の正常化，右鼓膜の滲出液残存，陥凹．

❺ ティンパノグラム

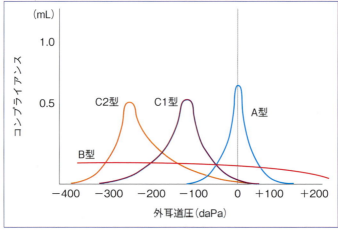

A型：正常型．
B型：外耳道圧を変化させても鼓膜の可動性は著しく不良．
C型：鼓室内の貯留液および陰圧を反映したピークの左方移動．

性中耳炎で中耳内に貯留液が充満し含気がほとんどないときには，圧を変化させても鼓膜は動かず，曲線はほぼフラットとなる（Jerger 型分類 B 型）．

● **方法**：原理上，外耳道の密閉が必須条件のため，まず鼓膜の状態を観察して鼓膜に穿孔のないことを確認し，耳垢を除去しておく．検査中は口を動かしたり嚥下をしないように指示しておく．

正常（A 型）ではピークが ±100 mmH$_2$O の間にあり，鼓膜の静的コンプライアンスは小児（3〜5 歳）で 0.5 mL（0.2〜0.9 mL），成人で 0.8

mL（0.3〜1.4 mL）とされる．

● 診断：

B型：鼓膜の動きが著しく制限されているもので，外耳道圧を変化させても鼓膜の動きがみられない．高度の滲出性中耳炎のように鼓室容積の半分以上の貯留液があれば，ティンパノグラムはB型を示す．また，鼓膜の高度の肥厚や癒着，鼓膜穿孔や耳垢栓塞の場合にもB型となる．

C型：鼓室内が陰圧になっていることを示す．その程度により，ピークが－100〜－200 mmH$_2$O にあるものを C1 型，－200 mmH$_2$O 以下にあるものを C2 型とする．C1 型では中耳陰圧のみで貯留液を伴うことは少ないが，C2 型では多くの場合貯留液も伴う．

滲出性中耳炎では含気の回復に従ってB型から徐々に鼓膜のコンプライアンスが改善し，C2型，C1 型から正常の A 型に移行する．耳管機能不全の際にもC型となる．

滲出性中耳炎自体の発症は3歳以下の乳幼児であるが，症状を訴えないために見過ごされ，実際に耳鼻咽喉科を受診する年齢は5歳前後といわれている．3歳〜就学前には集団検診が行われておらず，この時期の伝音性難聴や滲出性中耳炎の見逃しを防ぐためにティンパノメトリを行っている施設もある．また，DPOAE の難聴の「要再検」精査は，外耳から中耳領域の異常がないこと，つまりティンパノメトリ検査が正常であることを前提にしており，DPOAE の弱点を補完する意味でも必要な検査といえる．

Cost & Performance：ティンパノメトリ検査の可能なインピーダンスオージオメータの実勢価格は70万円程度であるが，診療保険点数は1件340点が認められている．

以上，鼓膜を中心とした耳科的診療機材は一般には汎用型の気密式拡大耳鏡，コストが許せば鼓膜内視鏡＋ティンパノメトリといったようにクラス分けできよう．

▶ **聴力検査装置**

聴力検査装置は耳鼻咽喉科では一般的に純音聴力検査が行われており，応答可能な4〜5歳以降を対象年齢として聴覚機能全体が判断できる．しかし，この検査には防音室を要するため，一般の小児科では非現実的であり，簡便な聴力検査として耳音響反射（otoacoustic emission：OAE）を利用した検査と聴性脳幹反応（auditory brainstem response：ABR）検査が用いられる．

▶ **歪成分耳音響放射（DPOAE）**

● **耳音響放射の原理**：外耳道に入った音は鼓膜を振動させ，耳小骨を介して内耳へ伝わる．その振動は蝸牛に伝わり，基底板の外有毛細胞を収縮・伸展させて基底板振動を増幅する．これで内有毛細胞の興奮が引き起こされ，聴神経に電気的興奮として伝えられるわけであるが，一方でこの基底板振動は入力音と逆の経路をたどって鼓膜側にも 10 msec 程度遅れて反射音をもたらす．これを，音刺激によって誘発される耳音響放射（OAE）といい，この音響反射を利用して内耳機能が評価できる．

この検査ではクリック音のような短音で誘発

> **POINT**
>
> DPOAE，ABR いずれの検査も「Refer：要再検」の場合は，精密検査の必要がある．しかし，とくに DPOAE では耳垢や外耳道狭窄，中耳貯留液の影響を受けやすく，その際にはティンパノメトリ検査あるいは耳鏡による直接観察が必要になる．高次医療機関へは外耳・中耳に問題がないことを確認したうえで，再検査でも繰り返し「Refer」の場合にできるだけ日をおかずに紹介する．
>
> 保護者にはスクリーニングとして行った検査であり，要再検率が比較的高いこと，必ずしも確定診断ではないことを理解してもらっておく．また，検査で「Pass：正常」であっても音の入力に問題がないことを示しているにすぎず，あくまでも「音楽を聞くと静かになる」「音源のほうを向く」といった児の音への反応に異常がないことを確認する必要がある．

❻ DPOAE

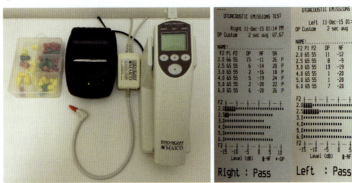

左：検査機材，右：結果（Pass：正常）．

されるTEOAE（transient evoked OAE）と，周波数が異なる2種類の刺激音の歪成分を記録する歪成分耳音響放射（distortion product OAE：DPOAE〈❻〉）があるが，一般には新生児から成人まで検査可能なDPOAEが広く用いられている．

● **方法，注意点**：片耳ずつ外耳道にプローブを挿入し，刺激音を与えてOAEを検出する．検査時間は両耳で10分以内と短く，検査年齢を問わないためスクリーニングにも適している．通常40 dB以上の難聴を検出可能であるが，残念ながら要再検率が3%程度と高い．また，内耳以降の中枢病変つまり後迷路性難聴（auditory neuropathy）は正常反応となり，検出できない弱点があり，一部の先天性難聴を見逃す可能性がある．

Cost & Performance：機器本体の実勢価格は80万円程度，消耗品としてのイヤーチップは100～350円程度である．

▶ 聴性脳幹反応（ABR）

ABRは脳波聴力検査の一つで，クリック音を聞かせ，頭表と耳朶においた電極で音響誘発電位を検出する．音が鼓膜に到達後10 msec以内にⅠ～Ⅴ波が記録されるが，それぞれⅠ：蝸牛神経，Ⅱ：蝸牛神経核（延髄），Ⅲ：上オリーブ核（橋），Ⅳ：外側毛帯（橋），Ⅴ：下丘（中脳）が発生起源と考えられている．通常のABRは鎮静を要するが，操作がより容易で安価な自動ABRでは自然睡眠下で検査が可能である．自動ABRは外耳・中耳の影響を受けにくく，要再検率は1%程度と低い．

Cost & Performance：自動ABRの機器本体の実勢価格は200～300万円程度，消耗品は1,300～2,400円程度であるが，消耗品がいらないタイプ（MAICO MB11）も出ている．

画像検査

▶ 超音波断層検査装置

超音波断層検査（以下，エコー）は広く導入され，一般的な検査となった．総合病院の小児科医として勤務した経験のある医師は，それぞれの専門領域のエコーについては使いこなしている．しかし，プライマリの現場では，自己の専門領域以外にも身体各部位のエコー診断を行う必要が生じてくる．外来ではベッドサイドにエコーを置いておき，見逃してはいけない疾患が考慮されたときには，すぐにエコーができる態勢が理想である．

エコーの機種選定にあたっては，本体とプローブの選択に分けて考える．

● **本体**：据え置き型にするか携帯型にするか，またドプラエコー付加にするかということがあげられる．

Cost & Performance：携帯型の機種については小型化が進み，USB接続でノートパソコン

● **症例2**

4歳女児，発熱と右頸部リンパ節腫大の訴えで第3病日に受診した．咽頭発赤があり，眼球結膜の充血をごくわずかに認めたもののBCG接種部位を含めて発疹はなく，手指の変化もなかった．リニアプローブによる頸部リンパ節の観察ではブドウの房状の多胞性のリンパ節腫大を認め（❼），不全型川崎病も考慮した．断層心エコーでは心嚢液の貯留や冠動脈壁の変化も認めなかったが，血液検査でWBC 21,100/μL(Neu 88.4%)，CRP 20.8 mg/dLと炎症反応の上昇を認めた．川崎病としては主要3/6症状のみではあったが，不全型として二次病院に紹介した．紹介先病院では不全型川崎病として免疫グロブリン療法を施行，反応は良好で解熱軽快した．心後遺症は認められなかった．

✓ 不全型川崎病を見逃さないために

外来診療において急性発熱疾患は数多く多彩であるが，そのなかに年間数例は川崎病が含まれている．川崎病では発症後6～7日には冠動脈中膜の変性が始まり，汎血管炎へと移行する．つまり，この時期までに診断し，炎症を鎮静化させないと冠動脈後遺症をきたすおそれがある．免疫グロブリン（IVIG）療法は川崎病症例の85％で炎症を鎮静化させうるが，川崎病そのものが疑われなければ優れた治療法の意味もない．

最も問題となるのは，川崎病の主要症状による診断基準を満たさない不全型川崎病が20％弱に認められることである．不全型は軽症型と同義ではない．不全型での冠動脈病変の合併は巨大瘤0.3％，瘤2.0％を含めて定型例と変わるものではない．不全型では炎症が遷延しているにもかかわらず，川崎病と確定診断されないために免疫グロブリン療法が遅れる傾向にある．

不全型川崎病を見逃さないためには，主要6症状のいずれかの存在は当然として，炎症が遷延している児に対してBCG接種部位の発赤や奔馬調律の存在に注意し，積極的に心エコー検査を行うことであろう．エコー所見で冠動脈壁のエコー輝度上昇や心嚢液の貯留，わずかでも僧帽弁閉鎖不全が認められれば早期に川崎病としての治療を開始できる．

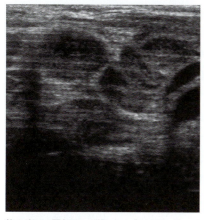

❼ **不全型川崎病の右頸部リンパ節（症例2）**

第3病日の頸部リンパ節エコー（14 MHzリニアプローブ）．多胞性のリンパ節が集簇している．

やスマートフォンを画像モニターとして用い，本体はプローブのみといったものまである．これらの製品は実勢価格60～100万円台ときわめて低価格であるが，Bモード表示に特化しており価格は性能とも比例する．携帯型については在宅医療の現場や診療スペースが限られているなど，使用する環境によって選択されるものであろう．

また，ドプラエコー付加は血流を問題にする循環器では必須であるが，価格に反映する．しかし腹部走査においても，血管の同定や血液灌流を評価する必要があり，ドプラエコーは標準的な装備と考えるべきである．据え置き型の汎用装置は価格差が大きく，ドプラエコーを付加しない場合で150～500万円，ドプラエコーを付加した場合で300～600万円の幅がある．

● **プローブ**：小児科で一般に用いるプローブは，①セクタ，②コンベックス，③リニアの3種である．外来診療現場では3種とも必要なことが多い．

セクタプローブ：先端からエコービームが扇形に出るため，狭いエコーウィンドウからのぞくような検査，つまり心臓や新生児における頭

❽ コンベックスプローブとリニアプローブ像の違い

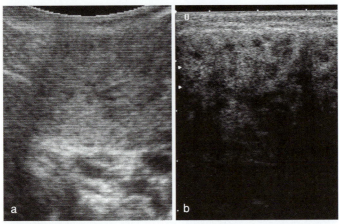

反復性耳下腺炎の「apple tree」所見(同一部位)を両プローブでとらえたもの.コンベックスプローブ(a)に比べ,14 MHzリニアプローブ(b)では多発性小円形低エコー像が明瞭に描出される.

蓋内病変の診断に主に用いられる.循環器・新生児以外の一般小児科ではセクタプローブを用いる機会は少ないが,川崎病など心エコー所見が診断の手がかりになるような疾患や,心筋炎をはじめとした緊急性のある疾患を疑った際には必須の検査となる.また,川崎病の補助的診断として,合併率は1.6%と低いものの腹部エコーにて胆嚢腫大が認められる場合もある.川崎病のような全身性病変で多面的に所見を評価するためには3種のプローブを使いこなす必要がある.

コンベックスプローブ:セクタプローブよりも解像度に優れ,かつ深部まで観察可能なために最も汎用性が高い.コンベックスプローブは腹部(肝,胆,膵,腎・泌尿器)で多用されるが,その汎用性から副鼻腔にも応用できる.また消化管については,解像度の点ではリニアプローブに劣るものの,広く深い範囲が観察できる.この特性を生かして消化管のエコーでは,コンベックスプローブである程度のオリエンテーションをつけておき,リニアプローブで詳細に観察する.

リニアプローブ:主に表在エコーとして耳下腺やリンパ節といった皮膚浅部の病変の評価に用いるが,解像度が高く消化管の詳細な観察も可能である.虫垂炎は「見逃してはいけない」というより「見逃したくない」疾患であるが,外来での遭遇頻度は低く,十分な症例数を経験できない.虫垂炎を正確に診断するためにはふだんから正常虫垂の描出に慣れておくとよい.また,耳下腺腫脹の鑑別診断にもリニアプローブが用いられる.

Cost & Performance:オプションとしてのプローブの実勢価格は,いずれのタイプでも50〜75万円である.各プローブの周波数帯域はセクタプローブが3.75〜7.5 MHz,コンベック

> ✓ **流行性耳下腺炎と反復性耳下腺炎の鑑別**
>
> 耳下腺腫脹をきたして受診した場合には流行性耳下腺炎と反復性耳下腺炎の鑑別診断が問題となるが,リニアプローブで精細な画像を描出すれば鑑別は容易である.耳下腺部のエコー所見で反復性耳下腺炎では「apple tree」と称される多発性小円形低エコー像が多数みられるが,流行性耳下腺炎では間質の浮腫によるびまん性腫脹をきたし内部が均一なエコー像を示す.コンベックスプローブでは,解像度の点で多発性小円形低エコー像は描出しにくい(❽).

スプローブで3.5〜6.0 MHz，リニアプローブで7〜14 MHz程度であるが，周波数の切り替え可能なものが望ましい．

心電図

標準12誘導の心電計はすでに常備されていると思われるが，新規整備・機材更新の際にとくに検討すべきことは，自動解析の有無とホルター心電図の付加の2点である．

▶ 自動解析機能

現在市販されている心電計の多くに解析機能は付加しているが，残念ながら解析結果をそのまま信用することはできない．とくに肥大心電図の判定については，電位によるクライテリアを用いているため，小児では位置による心臓電気軸の変化が電位に反映され，位置変位を「肥大」と判定してしまう偽陽性所見が多くなる．また，房室ブロックとWPW症候群の見落としもある．QT時間や電位差などの計測値は正確なものの，現時点では自動解析判定は参考所見にとどまっており，あえて付加する必要はない．

Cost & Performance：通常の標準12誘導心電計は100万円程度からあるが，自動解析機能を付加したものは実勢価格200万円程度となる．

▶ ホルター心電図

ホルター心電図については，自分で判読するのであれば付加するのが望ましい．一般診療や健診で脈の不整に気づいても，通常の12誘導心電図では不整脈がつかまえられずに診断がつかないこともある．一過性の不整脈の捕捉や動悸・失神といった症状と不整脈の関連については，ホルター心電図以外では正確な評価は難しい．

Cost & Performance：ホルター心電図を付加させた心電計は実勢価格190万円とやや高額となるが，ホルター心電図の保険点数は心電図記録8時間以上で1,500点が算定できる．自動解析機能とホルター心電図の双方を付加させた心電計は約250万円となる．

❾ サイクルエルゴメーター

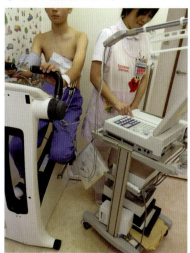

筆者の施設では，12誘導心電図を装着し，一般の室内用トレーニングマシンを用いてRamp負荷を行っている．

▶ トレッドミル，サイクルエルゴメーター

不整脈の運動誘発性の判断のためにマスター二階段負荷心電図も行われるが，階段昇降運動のため負荷中には12誘導心電図の装着が困難であり，また十分な運動負荷量がかからないことも多い．トレッドミルあるいはサイクルエルゴメーター負荷心電図を用いると，目標最大心拍数までの負荷が可能で，負荷中の心電図もモニターできる．トレッドミルは機材も大きく高価で一般診療所には不向きであるが，サイクルエルゴメーターの本体は安価な室内トレーニング用の自転車で代用できる（❾）．これに12誘導心電図を装着するだけで，マニュアルではあるもののRamp負荷や多段階負荷のプロトコルに従った運動負荷試験が実施できる．

Cost & Performance：負荷強度が段階的に変更できる室内トレーニング用自転車は7〜8万円程度で購入できる．診療保険点数は800点である．

血液ガス分析装置

代謝異常の手がかりは代謝性アシドーシス，

低血糖，高アンモニア血症の存在である．末梢血液・CRP検査は一般化していると思われるが，頻度はまれながら代謝異常を見落とさないためには，血糖，血液ガス，アンモニアの測定が必要となる．このうち，血糖，アンモニアについては臨床検査センターで検査可能であるが，酸塩基平衡評価のための血液ガス分析は一般的な検査センターや診療所では実施できない．

代謝性アシドーシスが認められた際にはアニオンギャップ（anion gap：AG）の測定が必要になる．一般にAGは以下の式で計算される．

$$AG = Na^+ - (Cl^- + HCO_3^-)$$

ここで必要なNa^+，Cl^-，HCO_3^-の計測は，静脈血を用いて血液分析器i-STAT1で検査可能である．

Cost & Performance：i-STAT1の本体価格は実勢価格110万円，AGの計測可能な検査カートリッジはEC8＋のみであるが，このカートリッジではNa^+，Cl^-，HCO_3^-のみならず，血糖，BUN，ヘマトクリットの検査も可能である．検査カートリッジEC8＋は実勢価格1,050円程度であるが，この検査での診療保険点数は189点である．

文献

1) 上出洋介著．森山　寛監．内視鏡画像による急性中耳炎・鼓膜アトラス．東京：メジカルビュー社；2005．

参考文献

- 日本耳科学会・日本小児耳鼻咽喉科学会・日本耳鼻咽喉科感染症・エアロゾル学会編．小児急性中耳炎診療ガイドライン2013年版．東京：金原出版；2013．
- 日本耳科学会・日本小児耳鼻咽喉科学会編．小児滲出性中耳炎診療ガイドライン2015年版．東京：金原出版；2015．
- 西村龍夫．副鼻腔炎と頸部リンパ節腫大を診る．外来小児科 2009；12：69-73．
- 大浦敏博．先天代謝異常症診断へのアプローチ―救急外来で見逃さないために．遠藤文夫編．先天代謝異常ハンドブック．東京：中山書店；2013．

（冨本和彦）

稿を終えるにあたり，耳鼻科領域のご校閲を賜りました八戸市　はしもと耳鼻科クリニック院長橋本敏光先生に深謝申し上げます．

自分流の診療スタイルをつくる

目的のある検査

検査発展とその弊害

　近年，各種微生物に対する抗原定性検査（いわゆる迅速検査）や微量採血による血算（とくに白血球数，好中球比率），CRPの測定が普及したことは診断精度を高める一助となっている．

　迅速検査の利点として，①原因微生物を早期に特定できるため，結果として検査や治療を少なくできる（抗微生物薬の使用期間を決定できることも含め），②臨床経過の予測ができるため，保護者へ安心感を与えることができる，③家族内，学校，保育所など，患児周囲の感染対策ができるようになることがあげられる．

　また，微量採血での血算，CRP測定は，静脈採血に比べて患児だけでなく，医療者の負担軽減にもつながっている．

　一方，これらの検査は手軽にできるため，保護者だけでなく，学校，保育所からの過剰な要求によるいわゆる「念のため」の検査が増え，結果として不要な治療ひいてはコストが増加している可能性が高いのも事実である．

検査の前に必ず鑑別診断をあげる

　次のような紹介状の返信を見た（またはした）ことはないだろうか．

> いつもお世話になっております．
> 38℃以上の発熱が4日間持続しているとのことでご紹介いただいた患者様ですが，WBC 12,000/μL（Neu 58%），CRP 5.8 mg/dLと上昇しており，何らかの細菌感染症が疑われたため，第3世代セフェム系の抗菌薬投与を開始しました．
> ご紹介誠にありがとうございました．

　この返信を記載した医師は，発熱が持続しているのでとりあえず白血球数，CRPを検査し，上昇していたため細菌感染症と考え，感染巣の検索を十分に行わないままに抗菌薬の投与を開始したと思われる．このような対応はほとんど考える必要がないためラクであり，また多くの患者は数日以内には解熱し，何ごともなく退院するであろう．しかし，いつもこのような対応でうまくいくとは限らず，時には次のような悲劇的な結末を迎えることもあるかもしれない．

> 転院のご報告
> 先日ご紹介いただいた患者様ですが，入院翌々日にけいれんを認め，その後も意識障害が持続し，頻脈と多呼吸も認めていたため，○○大学病院へ転院となりました．
> 転院後の検査では大動脈弁に疣贅と高度逆流を認め，頭部CTでは中大脳動脈領域に梗塞像もみられたとのことでした．
> 以上，ご報告いたします．残念な結果となってしまい，誠に申し訳ありません．

　このようにまず検査を行い，その結果から診断を考えるというやり方は，正しい診断にたどり着くまでの時間やコスト（不要な検査や治療も含め）の点で劣る．検査を行う前にまず鑑別診断を考える必要があり，検査はその鑑別診断の確率を上下させるために行うものである．

検査の目的

　検査の目的は，次の4つである．
①診断（確定診断，除外診断）
②治療効果の指標
③検査前，入院時，術前などのルーチン検査
④健康診断などの早期診断

　③は，入院時に大部屋か個室かを決定するために行う感染症のスクリーニング検査，造影剤

使用前に行う腎機能検査，治療や手術に際して障害となる隠れた併存症がないかを評価する目的で行われる肝機能検査や画像検査などであり，また④は生活習慣病健診など自覚症状がない段階で疾患やその危険因子を発見し，介入することで予後を改善する目的で行われるものであるため，本項では取り上げない．しかし，入院時や手術前の感染症のスクリーニング検査，つまり病原体の存在を否定するために行う検査については，偽陰性の可能性を常に考慮し，基本的な感染防御対策を怠らないようにする必要がある．

迅速検査のピットフォール1

● 症例1：3歳男児
　今朝から37.6℃の発熱を主訴に来院．咳嗽，鼻汁なし．機嫌よく，食欲あり，元気もある．診察ではごく軽度の咽頭発赤を認めるのみであった．未就園で，sick contactはない．
　1か月前，本児の兄（5歳）が38℃の発熱，咽頭痛を主訴に来院．咳嗽，鼻汁なし．咽頭視診では軟口蓋の発赤が著明で，口蓋扁桃も発赤・腫脹し，滲出物もみられた．通園している幼稚園で溶連菌が流行していたこともあり，溶連菌の迅速検査を施行．陽性であったため，アモキシシリンの内服を開始．翌日には解熱していた．

本児の母親より，「この子も溶連菌ではないですか？　検査をお願いします」と言われたときに，検査をしたほうがよいだろうか．

▶ 検査前確率が低いときには偽陽性が起こりやすい

症例1の検査の目的は，前述の①の疾患の「あり」・「なし」を識別する目的（確定診断）での検査ということになるが，検査が陽性（異常値）→疾患あり，検査が陰性（正常）→疾患なしと，そのように単純に決まらない状況も少なくない．以下に，臨床決断学の視点から分析してみる．

日常診療では，問診や身体所見から得られた情報から，筆者はおおむね数個くらいの鑑別診断を考え，その可能性をおおまかに4〜5くらいに分けて（「ほぼ間違いない（90％以上）」，「可能性が高い（70〜80％）」，「可能性は五分五分（50％）」，「可能性は低いが残る（20〜30％）」，「ほとんど可能性はない（5％以下）」など）見積もっている．この可能性を上下させるために行っているのが検査である（❶）．

ここでは仮に，本児が溶連菌性咽頭炎である可能性（検査前確率という）はほとんどないと考え，1％と見積もったと仮定してみよう．

次に必要な情報は，検査キットの特性である．培養をゴールドスタンダードとしたときの迅速検査の感度（疾患をもつ児のなかで検査が陽性となる確率）は86％，特異度（疾患をもたない児のなかで検査が陰性となる確率）は92％という報告を用いて，尤度比を求める（❷）．

検査前確率と尤度比をノモグラムに当てはめることで，検査後確率が求められる（❸）．本児の場合，仮に迅速検査の結果が陽性であったときでも，溶連菌性咽頭炎である確率は10％しかないことになる．つまり，陽性であっても多くは（この場合は90％）溶連菌性咽頭炎ではないことになる．

加えて注意すべき点として，溶連菌では迅速検査陽性であっても10〜20％は保菌しているだけで病原性を発揮しているわけではなかったり，死菌を検出しているだけのこともあるため，より溶連菌性咽頭炎である可能性は低いことになる．

✓ 尤度比

その疾患である尤（もっと）もらしさを表し，「検査結果が陽性のときにその疾患である確率が検査前と比べてどのくらい高くなるか」を陽性尤度比，「検査結果が陰性のときにその疾患である確率が検査前と比べてどのくらい低くなるか」を陰性尤度比という．

❶ 疾患の確率と検査の意義

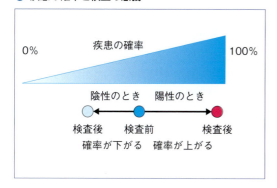

❸ ノモグラムを用いた検査前後の確率の変化の計算

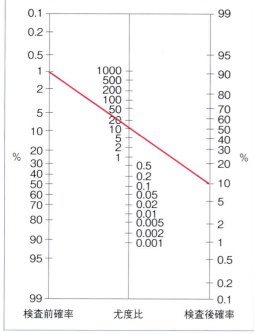

1. 検査前確率の軸（ここでは1％）をプロットする．
2. 尤度比の軸（ここでは10.8）をプロットする．
3. 両者を結んだ直線を延長し，検査後確率の軸との交点を読む（ここでは10％となる）．

実際にはノモグラムを使用したやや煩雑な計算を行う必要はほとんどなく，簡易な表（❹）[1]）を用いることで検査の性能を評価し，検査結果を解釈することができる．

▶治療閾値と検査閾値

不要な検査・治療を減らすためには，治療閾値や検査閾値についても考慮する必要がある（❺）．

❷ 感度，特異度，偽陽性，偽陰性，尤度比

	疾患（＋）	疾患（－）
検査（＋）	a	b
検査（－）	c	d

感度＝$a/(a+c)$
特異度＝$d/(b+d)$

偽陽性＝b
偽陰性＝c

陽性尤度比［LR（＋）］＝感度／（1－特異度）
陰性尤度比［LR（－）］＝（1－感度）／特異度

この症例では，溶連菌の迅速検査の感度＝86％，特異度92％なので，
LR（＋）＝0.86／（1－0.92）＝10.8
LR（－）＝（1－0.86）／0.92＝0.15
と計算される．

❹ 主な尤度比における検査後確率の変化（検査前確率が10～90％のとき）

尤度比（LR）	おおよその確率の変化	検査前と比べた検査後確率へのインパクト
10	45％	かなり高くなる
5	30％	だいぶ高くなる
2	15％	やや高くなる
1	0	変わらない（意味がない検査）
0.5	－15％	やや低くなる
0.2	－30％	だいぶ低くなる
0.1	－45％	かなり低くなる

LR（＋）は必ず＞1の値をとり，LR（－）は0～1の値をとる．
「LR（＋）が10のときは，検査前確率と比べて約45％検査後確率が上がる」
「LR（－）が0.2のときは，検査前確率と比べて約30％検査後確率が下がる」
などと使う． （McGee S. 2002[1])をもとに作成）

●**治療閾値**：「とある疾患である確率がこの値を超えたら診断はついたものとして，それ以上の検査は行わずに治療を開始する値」である．この値は，疾患の重大性と治療による有害性のトレードオフで決定される．そのため，侵襲度の低い治療（一般的には軽症の疾患が多くなる．たとえば，溶連菌性咽頭炎に対する抗菌薬投与，気管支喘息発作に対するステロイド投与など）では低く設定され，侵襲度の高い治療（一般的には重症の疾患が多くなる．たとえば，悪性腫瘍に対する摘出術，白血病に対する抗腫瘍

❺ 検査閾値と治療閾値

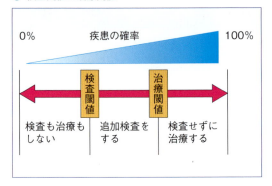

薬の投与など）では高く設定される．
- **検査閾値**：「とある疾患である確率がこの値を下回ったら，その疾患は除外できたものとみなして，少なくともその時点ではそれ以上の検査や治療は行わない値」である．この値も，疾患の重大性と検査による有害性のトレードオフで決定される．疾患の重大性が高いときには低く設定され，低いときには高く設定される．つまり，少しでも細菌性髄膜炎の可能性を疑ったときには，やや侵襲性が高い髄液採取であっても躊躇すべきではないということになる．

症例1の考察

症例1では，迅速検査が陽性のときの検査後確率である10%が治療閾値を超えるかどうかを判断することになるが，こうすべきという絶対的な値があるわけではない．つまり，症例1では迅速検査陽性であったとしても10%しか溶連菌性咽頭炎ではないことになるが，たとえば2日後に幼稚園の発表会を控えているときなど，その児のおかれている状況によっては抗菌薬の投与を行うという選択肢もあるであろう．

このように，検査の特性を理解したうえで，根拠となる数値を示しながら，医師と患者および保護者の共同作業によって判断すべきなのである．

✓「どうして検査してないの？」「あの検査やった？」

カンファレンスなどで上級医からよく問われるのが，上記の質問である．この言葉の背景には，①見逃しに対する不安の心理，②検査をたくさん行ったほうがより確実な診断ができるという2つの幻想がある．見逃しは，場合によっては医療訴訟の原因となるため，臨床医には大きなプレッシャーとなっているのは事実であり，理解できる面もある．

しかしながら，検査を重ねることで偽陽性（本来は疾患がないのに検査が陽性となること．❷参照）が増加し，その結果として不要な追加の検査や治療など患者に不利益をもたらす可能性については，あまり気にとめられていないように思える．

検査前確率が低いときや，ほとんど検査後確率が変化しない，つまり尤度比が1に近い「意味のない検査」はしないという自信をもつことが重要である．

迅速検査のピットフォール2

- **症例2：12歳女児**
  昨夜から悪寒を伴う39℃台の発熱，関節痛を主訴に来院．咳嗽，鼻汁軽度．食欲なし．診察では咽頭発赤と後壁のリンパ濾胞を認めた．sick contactとして，2日前に15歳の兄がインフルエンザA型と診断されている．

本児に対して，インフルエンザ抗原迅速検査を施行したところ，陰性であった．本児の母親は「インフルエンザじゃなかったんですね．良かった」と言っているが，本当であろうか．

症例2の考察

- **検査前確率が高いときには除外診断には使えない**：症例1と同様に，本児の検査前確率を90%と見積って考えてみよう．❻に，現在一般的に用いられている迅速検査の精度を示す．

症例2の場合，インフルエンザ迅速検査の陰

❻ 日本で使用されている抗原定性検査(迅速検査)の精度

病原体	報告者(報告年)	参照基準	感度(%)	特異度(%)	LR(+)	LR(-)	注
A群β溶連菌*	Stewartら(2014年)	培養	86	92	10.8	0.15	・死菌でも陽性になる ・A群β溶連菌以外のA群多糖体抗原を有する連鎖球菌属でも陽性となる
アデノウイルス	添付文書	ウイルス分離 or PCR	87.7〜93.8	93.7〜98.7	14.0〜72.15	0.063〜0.13	・5歳以上は感度がやや低い ・第1病日,第5病日以降は感度がやや低い ・感度は高い順に,咽頭拭い液≫鼻腔検体≫糞便≫角結膜拭い液
ロタウイルス	添付文書	PCR	56.8〜93.5	89〜100	8.36〜∞	0.06〜0.46	・第3〜5病日の感度が最も高く,第8病日以降は感度が低い ・直腸拭い液でもよい ・ワクチン後でも1〜15日間は陽性となる
ノロウイルス	添付文書	PCR	80.3〜100	96.5〜99	28.6〜80.3	0〜0.20	・綿棒による直腸内から採取した糞便検体でも検査可能 ・吐物は感度が非常に低いため不適 ・GⅡ.17遺伝子型をもつ変異ウイルスに対する感度は低い
インフルエンザウイルス*	Chartrandら(2012年)	PCR or 培養	62.3	98.2	31	0.38	・咽頭拭い液の感度はやや低い ・発症12時間以内,第5病日以降は感度が低い ・B型のほうがやや感度が低い
ヒトメタニューモウイルス	添付文書	PCR	73.7〜85.3	93.8〜95.2	11.8〜17.7	0.15〜0.28	・第5病日以降は感度が低い ・感度は高い順に,鼻腔吸引液≫鼻咽頭拭い液≫咽頭拭い液
RSウイルス*	Chartrandら(2015年)	PCR	80	97	26.6	0.20	・成人では上気道検体での感度が低い
マイコプラズマ	添付文書	PCR	57.6〜91.7	91.6〜92.7	6.86〜12.6	0.090〜0.46	・検体採取前に咳嗽を誘発させるとよい ・咽頭後壁のほうが口蓋扁桃よりも感度が高い

*システマチックレビューあり.
一般的に,添付文書よりも実臨床のほうが感度,特異度ともに低いことが多い.

性尤度比は0.38であるため,❸のノモグラフに当てはめて計算すると,迅速検査陰性であった場合でも検査後確率は75%となる.これでインフルエンザではないと言いきれるだろうか.このような場合,筆者は時間をあけて再検査することはせずに,治療閾値に達しているものとして臨床診断を行っている.

検査前確率の精度を高めるために

▶検査前確率を推定する習慣をつける

以上のように,検査前確率が十分に低いときや十分に高いときには,どんなに良い検査であっても検査結果を信用することはできず,むしろその結果に振り回されることになるだけなのである.そうならないためには,病歴や身体所見をきちんととり,検査結果を信用できるような高いレベルまで可能な限り検査前確率の精度を高めておく必要がある.つまり,まず検査前には必ず検査前確率を推定する習慣をつけなければ診断推論の能力は向上しない.

では,どのようにして検査前確率を見積もればよいのであろうか.まずはこれまでの学習や経験から,その疾患が「よくみられる疾患」であるのか,または「まれな疾患」であるのかを判断する.よくみられる疾患であれば検査前確率は高くなり,まれな疾患であれば低くなる.まれな疾患の典型例よりも,よくみられる疾患

の非典型例をより重視する理由もここにある．

もちろん，より正確に推定するためには，その患者が属する集団の有病率を調べることが起点となる．その後，既往歴，家族歴，発熱者や感染症罹患者との接触歴，ワクチン接種歴，危険因子，症状などの病歴聴取によって確率を見積もりなおし，その後に身体所見の情報を加えて，検査前確率を見積もることになる（❼）．

病歴や身体所見も一種の検査といえるため，疾患によってはこれらの尤度比が得られている．一例として，❽に溶連菌性咽頭炎の症候別尤度比を示す[2]．これからもわかるように，溶連菌性咽頭炎を予測する所見のなかで，単独で優れた有用性をもつもの（尤度比が5以上または0.2以下）はない．

▶ 検査前確率を見積もる方法—clinical prediction rule について

続いて発展したのが，clinical prediction rule とよばれる病歴と身体所見を組み合わせてスコアリングを行い，検査前確率を見積もる方法である．溶連菌性咽頭炎では，Centor のスコアが有名であるが，このスコアは15歳以上の患者を対象として作成されたものであるため，それをもとに年齢補正を加えた McIsaac のスコアとその追試の結果を❾に示す[3]．

これからわかることは，スコアが0点でも5〜6人に1人は溶連菌性咽頭炎であり，また4点以上であっても3人に1人は溶連菌性咽頭炎ではないという，スコアリングの限界である．なぜなら，スコアリングは誰でも使えるようにするために，とくに身体所見において細かな違いを表現していない（できない）からである．

❼ 検査前確率の推定

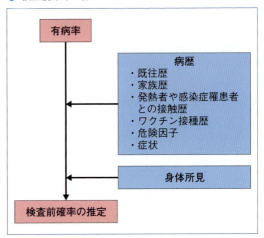

❽ 溶連菌性咽頭炎の症候別の尤度比

症候		感度（95%信頼区間）	特異度（95%信頼区間）	LR（＋）（95%信頼区間）	LR（−）（95%信頼区間）
リンパ節圧痛（>1.5 cm）		81%（73〜88%）	45%（40〜50%）	1.5（1.3〜1.7）	0.4（0.3〜0.6）
咽頭	滲出物	31%（26〜36%）	81%（78〜83%）	1.6（1.3〜1.9）	0.9（0.8〜0.9）
	扁桃腫大	58%（54〜63%）	57%（54〜60%）	1.3（1.2〜1.5）	0.7（0.7〜0.8）
発熱	>38℃	53%（50〜56%）	56%（54〜59%）	1.1（1.1〜1.5）	0.9（0.8〜1.1）
	病歴ありまたは38℃	56%（54〜60%）	49%（47〜51%）	1.1（1.1〜1.3）	0.9（0.8〜1.1）
頭痛		51%（48〜55%）	64%（61〜67%）	1.3（1.1〜1.5）	0.9（0.8〜1.0）
咽頭痛		86%（83〜88%）	27%（25〜30%）	1.2（1.1〜1.2）	0.5（0.4〜0.6）
口蓋の点状出血		20%（16〜25%）	88%（86〜91%）	1.8（1.3〜2.5）	0.9（0.9〜1.0）
咳嗽なし		65%（63〜68%）	55%（53〜57%）	1.5（1.4〜1.7）	0.6（0.6〜0.7）
鼻汁なし		71%（69〜74%）	50%（48〜52%）	1.3（1.3〜1.5）	0.6（0.6〜0.8）
下痢なし		94%（92〜95%）	12%（10〜14%）	1.1（1.0〜1.1）	0.5（0.3〜0.7）
結膜炎なし		100%（計算不能〜100%）	6%（4〜8%）	1.0（1.0〜1.0）	計算不能

（Marechal FL, et al. 2013[2] をもとに作成）

❾ 溶連菌性咽頭炎の clinical prediction rule（McIsaac Score）

- 38℃以上の発熱　　　　　　　　1点
- 咳がない　　　　　　　　　　　1点
- 扁桃の滲出物（白苔）　　　　　1点
- 圧痛を伴う前頸部リンパ節腫脹　1点
- 年齢
  - 3歳以上15歳未満　　　　　+1点
  - 15歳以上45歳未満　　　　　0点
  - 45歳以上　　　　　　　　　−1点

スコア	溶連菌陽性の割合（3〜14歳）		推奨される対応
	McIsaac ら（元論文）	Fine AM ら（検証論文）	
0点以下	—	17%	培養も抗菌薬投与も行わない
1点	12.5%	23%	
2点	21.0%	34%	全例培養提出
3点	29.2%	50%	陽性の場合のみ抗菌薬投与
4点以上	51.3%	68%	全例培養提出し，抗菌薬投与

（Fine AM, et al. 2012[3]）

たとえば，扁桃の滲出物（白苔）といっても，その性状はさまざまであり，アデノウイルスでは線状，EBウイルスでは斑状が多いとされる．また，溶連菌では扁桃の滲出物よりも，軟口蓋，とくに口蓋垂を中心としたいわゆる燃えるような発赤や出血斑が特徴である．このようなスコアリングに現れないような細かな所見の違いにこだわることが，診断推論の能力向上につながる．

また，clinical prediction rule については，その作成過程を知ることも重要である．たとえば，Centor のスコアでは全例，McIsaac スコアでは95%に咽頭痛を認めていた患者群をもとに作成されているスコアであるため，症例1のように咽頭痛を認めていない患者に対して，このスコアを当てはめて検査前確率を見積もることはできない．

実践的な検査の使い方

▶迅速検査

❻に示したように，いずれの迅速検査も特異度は比較的良好であり，陽性尤度比はおおむね10を超えている．そのため，❸のノモグラフに当てはめて考えると，検査前確率が20〜30%を超えているときに迅速検査陽性であれば検査後確率は70%を超えるようになるので，おおむね治療閾値に達するものと思われる．つまり，検査前確率が20〜30%あるときにのみ，確定診断を目的として検査を実施するのがよいと思われる（つまり検査閾値は20〜30%）．もちろん，保有しているだけの菌を検出している場合や混合感染もあるため，迅速検査の結果だけでなく，その後の経過も含めて総合的に判断する必要があることはいうまでもない．

一方，感度は十分でないため，偽陰性が含まれる可能性は比較的高い．そのため，陰性証明（たとえば，インフルエンザに罹患していないかどうかの証明）としては実施すべきではない．

▶白血球数，好中球数，CRP

フォーカスが明らかな場合も含め，細菌感染かどうかを判断する目的で，白血球数，好中球数，CRPを測定する場面は多いと思われる．Hibワクチン，肺炎球菌ワクチン導入前の

✓ **疾患の頻度，重症度は診療の場によって異なる**

検査前確率を推定するときに考慮すべきことの一つに，診療の場によって疾患の頻度，重症度が異なることがあげられる．たとえば，大学病院の初診患者では悪性腫瘍や先天性代謝異常症の患者も少なくないが，プライマリ・ケアの現場では数年〜数十年に1人出会うかどうかであろう．

そのため，文献を用いて疾患の頻度を調べたときには，その結果をそのまま目の前の患者に当てはめることができるか注意する必要がある．

❿ フォーカス不明な重症細菌感染症と上部尿路感染症に対する白血球数・好中球数・CRPの精度

疾患	項目	報告者	カットオフ値	感度（％）	特異度（％）	LR（＋）	LR（－）
フォーカス不明な重症細菌感染症	白血球数	Stephensら（2007年）	>15,000/μL	64〜82	67〜75	1.9〜2.7	－
	好中球		>10,000/μL	64〜76	76〜81	3.0〜3.3	－
	CRP	Van den Bruelら（2011年）	2 mg/dL	>80%	70%	－	0.19〜0.25
			8 mg/dL	>90%	40〜50%	8.4	0.57
上部尿路感染症	CRP	Shaikhら（2015年）	2 mg/dL	94	39	1.54	0.15

フォーカス不明な発熱児のガイドラインであるBaraffの指針では，CRPではなく白血球数と好中球数が採用されている．それは，CRPは炎症開始から4〜6時間たってから上昇しはじめ，ピークは36〜50時間後とタイムラグがあるのに対して，白血球数や好中球数のほうがより早期に反応するためである．

❿に，フォーカス不明な細菌感染症と，フォーカス不明となりやすい上部尿路感染症に対する白血球数，好中球数，CRPの精度を示す．この結果から，Hibワクチン，肺炎球菌ワクチン導入後は，白血球数，好中球数とも確定診断にも除外診断にも使うことが難しいことがわかる．

一方，CRPは発熱後すぐには上昇しないため，発熱24時間以上経過しているときにのみ，その数値によって除外診断，確定診断として使える可能性がある．まずは除外診断であるが，もともと検査前確率があまり高くない児に対して施行したCRPが2 mg/dL以下であったときには，陰性尤度比が0.19〜0.25と可能性をかなり下げることができるため，有用であろう．一方，確定診断としての利用には，もう少し慎重に判断する必要がある．CRPが8 mg/dL以上であったときには陽性尤度比が8.4と可能性がかなり高くなるが，安易に細菌感染症と診断して抗菌薬を開始する前に，CRPが上昇する川崎病，アデノウイルス感染症，膠原病などの所見の見落としがないかもう一度診察をし直したり，追加の検査を行ったりといったセーフティーネットとして使うべきと考えている．

上部尿路感染症の確定診断にはカテーテル尿採取が必須であるが，除外診断にはバッグ採尿に加えて，CRPが有用である可能性がある．

> ✓ **予想しなかった検査結果が出たときにどう判断するか**
>
> 例として，入院時のルーチン検査で肝機能異常が見つかったときについて考えてみよう．
>
> ルーチン検査ではある疾患を疑って検査を行っているわけではないため，引っかかった異常はすべて予想しなかった結果である．しかし，肝機能異常の原因をすべて鑑別していくと膨大となるため，異常値の程度を判断し，その程度によって見逃してはいけない重大な疾患に絞って鑑別していく．
>
> 異常値の程度の判断として，たとえばALTが50 IU/L前後までは健常人にも起こりうる外れ値，一過性の軽微な異常などはっきりしない原因によるものが多いため，治療（薬剤投与，手術など）の障害にならないのであれば，時間をあけて再検査するなど経過観察をするだけでよいであろう．
>
> 一方ALTが100 IU/Lを超えていれば，疾患が隠れている可能性が高くなるため，見逃してはいけない疾患を考える．ここでは，ウイルス性肝炎や薬剤性肝障害，胆道閉鎖症などとなるであろう．これらを除外するため，追加検査（家族歴，服薬歴，輸血歴を含む既往歴の聴取，HBs抗原，HCV抗体の測定，腹部エコー）を行うことになる．
>
> 基準範囲内だから正常，基準範囲から外れているから異常というとらえ方は卒業すべきである．

⓫ 超音波検査が診断に役立つ疾患

部位	疾患	所見	報告者（報告年）	感度（％）	特異度（％）	LR（＋）	LR（－）
頭頸部	流行性耳下腺炎と反復性耳下腺炎	流行性耳下腺炎：高エコー性の充実性臓器所見 反復性耳下腺炎：低エコー性の多発性小胞状所見	深澤（2002年）	100	94.1	16.9	0
頭頸部	川崎病による頸部リンパ節腫大と化膿性頸部リンパ節炎	川崎病：リンパ節が集簇し一塊となっている 化膿性頸部リンパ節炎：一つのリンパ節が腫大 （ただし，EBウイルス感染症も川崎病と類似）	Tashiro ら（2002年）	100	100	∞	0
腹部	腸重積症	ターゲットサイン pseudokidney サイン	Henderson ら（2013年）	98.4	96.4	27.3	0.017
腹部	肥厚性幽門狭窄症	胃内からの排出障害がある児において，幽門筋肥厚＞3〜4 mm または幽門管長＞15〜18 mm	シンシナティ小児病院のレビュー（2007年）	52〜100	80〜100	―	―
腹部	急性虫垂炎	圧迫しても潰れない虫垂の径が＞6 mm	Mittal ら（2013年）	72.5	97.0	24.2	0.28
四肢	発達性股関節形成不全	Graf 法	Pillai ら（2011年）	月齢により0〜25	71〜98	3.13	0.82

バッグ採尿は陽性尤度比 2.23, 陰性尤度比 0.24 と，もともと検査前確率があまり高くない児の除外には有用であるが[4]，正常でも急性巣状細菌性腎炎は否定できないことが注意点としてあげられる（急性巣状細菌性腎炎では正常例が 1/3〜1/4 あり）．一方，CRP は 2 mg/dL をカットオフとした陰性尤度比が 0.15 と有用な指標であるといえる．

▶ 超音波検査

⓫に超音波検査が診断に役立つ代表的な疾患

治療効果の指標としての検査

　治療効果の判定に用いる指標には，臓器特異的な指標と非特異的な指標があるが，可能であれば臓器特異的な指標を使うほうがよい．

　例として，上部尿路感染症に対する抗菌薬投与の治療効果判定について考えてみよう．抗菌薬投与翌日も発熱が持続し，CRP が上昇しているとき，その抗菌薬は無効といえるのだろうか．

　CRP は上昇までにタイムラグがあるため，抗菌薬の効果が出てきていたとしても，翌日は上昇していることはよく経験するところである．WBC はより早期に反応するが，感染以外でも上昇するなど，併存疾患による影響を受ける．身体所見での発熱や全身状態も同様である．

　一方，上部尿路感染症の臓器特異的な指標として，尿のグラム染色による細菌，好中球，好中球による貪食像，尿中白血球数があるが，これらが治療開始前と比べて改善していれば（細菌・好中球貪食像の消失，尿中白血球数減少），現在の抗菌薬は有効と判定できる．

　CRP や WBC が治療効果の指標として有用な疾患としては，骨髄炎，所見に乏しい菌血症，新生児敗血症など，臨床所見に乏しい疾患があげられる．

を示す．感度，特異度ともに比較的高いものが多いが，たとえば腸重積症では十分なトレーニングを受けていない小児救急医では，感度85％，特異度97％とやや感度が落ちることが報告されており[5]，とくに除外診断に用いるためにはトレーニングが必要である．

文献

1) McGee S. Simplifying likelihood ratios. J Gen Intern Med 2002；17：646-9.
2) Marechal FL, et al. Streptococcal pharyngitis in children：a meta-analysis of clinical decision rules and their clinical variables. BMJ open 2013；3：e001482.
3) Fine AM, et al. Large-scale validation of the Centor and McIsaac scores to predict group A streptococcal pharyngitis. Arch Intern Med 2012；172：847-52.
4) McGillivray D, et al. A head-to-head comparison："clean-void" bag versus catheter urinalysis in the diagnosis of urinary tract infection in young children. J Pediatr 2005；147：451-6.
5) Riera A, et al. Diagnosis of intussusception by physician novice sonographers in the emergency department. Ann Emerg Med 2012；60：264-8.

参考文献

- リチャード・グロス（今井裕一訳）．臨床決断のエッセンス―不確実な臨床現場で最善の選択をするために．東京：医学書院；2002.
- 野口善令，福原俊一．誰も教えてくれなかった診断学―患者の言葉から診断仮説をどう作るか．東京：医学書院；2008.
- 野口善令編．診断に自信がつく検査値の読み方教えます！ 異常値に惑わされない病態生理と検査特性の理解．東京：羊土社；2013.

（牟田広実）

自分流の診療スタイルをつくる

診断を絞り込んで経過を予測する
―低コスト，短時間で最大の治療効果を上げるプライマリケア診療

迅速診断がもたらしたもの

　1999年からインフルエンザの迅速診断が外来診療に導入された．この迅速診断は抗ウイルス薬の登場と相まって，インフルエンザの診療スタイルを大きく変貌させた．それまで流行情報や理学所見からインフルエンザと診断していたものが，迅速診断導入後はその検査感度・特異度の高さから発症早期にインフルエンザの診断を下すことができるようになった．その後，多種の迅速診断が登場し，これらを適切に用いることで診断が比較的正確となり，治療薬のある疾患（インフルエンザ，マイコプラズマなど）では早期治療も可能となった．

　一方では迅速検査がひとり歩きして，検査感度と特異度を無視した判断が横行するようになった．すなわち「迅速検査陰性」がその疾患を否定するものでないにもかかわらず，RSウイルス感染症の発生した保育園では，発熱した患児に「病院でRSウイルス検査をしてきてください」と指導する．また，食品関係に勤める保護者からはノロウイルスの検査を依頼される，等の弊害である．

正確な診断で不要な医療を控える

　小児の発熱を伴う急性呼吸器感染症の87%はウイルスが原因であり，病初期には細菌感染の合併は少ない．3〜36か月の発熱児でウイルス感染症と診断されたケースで，病初期に菌血症の認められたものは0.2%にすぎない[1]．ここからは迅速診断を用いてウイルス診断が比較的正確になされれば，合併する細菌感染症を危惧した血液検査，画像診断や抗菌薬治療は病初期には不要となる．

　たとえば発熱の患児に「念のために」抗菌薬を処方する医師でも，診断のついたインフルエンザに対して最初から抗菌薬を併用することは少ないと考えられる．事実，救急外来における迅速検査でインフルエンザAが陽性であった群は，陰性の群に比較して有意に抗菌薬の処方が少なく（20% vs 53%；$p=0.04$），その処方期間も短かった（3.5日 vs 5.4日；$p=0.03$）とされる[2]．

　しかし，残念ながら実際には迅速診断が普及しても，救急外来の現場で行ったランダム化比較試験のメタアナリシス[3]では抗菌薬の処方頻度は減少傾向にはあるものの有意ではなかった．これは患児の症状経過を追うことができない救急外来の特殊性もある．プライマリケアの現場では，危急疾患が否定されれば時間をおいた再来診療が可能であり，迅速診断の登場で今後の診療行動は変化すると考えられる．

✓ 迅速診断による医療コストの増大

　最近，一部の医療機関において多種の迅速診断をセットにして感染症診断を行っているケースを目にする．まさに「下手な鉄砲も数打ちゃ当たる」的診療であるが，これで診療能力が向上することはない．確かに重症度の高い患者が集中し，迅速に診断をつける必要のある二次・三次診療ではこの検査コストには目をつぶる必要があるのかもしれない．しかし，プライマリケアでは"頭を使った"低コスト型診療が必要になる．患児のおかれている環境，流行する季節，患児の症状から，ある程度まで病原体を絞り込んで適切な迅速診断検査を選択し，検査感度，特異度を考慮したうえで診断を確定する．外来現場でそのような診療を心がければ，迅速診断はそのデメリットをカバーして余りある福音となる．

一方，言うまでもないことだが，診断確定後でも児の経過によって臨機応変な対応が求められる．インフルエンザウイルスやヒトメタニューモウイルス，ライノウイルスでは気道上皮障害により，細菌付着，侵入が容易になり二次的細菌感染を誘発しやすいことが知られている．これは肺炎で入院した児の22〜33％に認められ，肺炎球菌によるものが多いが，肺炎球菌ワクチンの導入後は血清型が変化しており，今後，二次的細菌感染の病像が変わっていくことが示唆されている．

今後の診療行動としては①〜③のような手順が望ましい．

①まず，流行情報と流行時期，患児の症状から，ありうる疾患を想定する．発熱を伴う呼吸器疾患を例にとれば，病原性が考慮されるウイルスとしてはRSウイルス，インフルエンザウイルスA・B，パラインフルエンザウイルス，アデノウイルス，エンテロウイルス，ライノウイルス，コロナウイルス，hMPVの9種で87％を占め，とりわけRSウイルスとライノウイルスが重要である（ヒトボカウイルスは病原性についての議論がある）．このなかで流行情報，流行時期と症状から2, 3のウイルスに絞り込むことは可能である．

②絞り込んだ推定ウイルスのうち迅速検査のあるものについて検査を行い，検査前確率を考慮しながら判断する．

③ウイルス感染症では他のウイルス重感染が8〜14％と報告[4]されている．迅速診断陽性のウイルスだけが原因でない可能性や二次的細菌感染，中耳炎などの合併も考慮し，経過によって適宜診断を再検討する．

疾患経過を予測する

▶ 診断へのコースガイド

登山者が登山中に最も不安に駆られるのは，道に迷ったときと難所が連続する場面である．道がわからなくなり，地図上の自分の位置とオリエンテーションがつかない，また，道筋がわかっていても，次に来る難所が果たして自分のレベルで乗り越えられるかどうかがわからない．

夜間に一人で発熱の児を看病する保護者もそれと同じである．40℃を超える高熱の児を前にして，「けいれんを起こすのじゃないか」「かぜと言われたけど肺炎を起こしているのでは？」と心配するのはまだしも，いまだに「こんなに熱が続いて脳障害を起こすのじゃないか」の不安に駆られる保護者もある．

外来診療医は山岳ガイドにたとえて言えば，道がわからなくなり遭難する不安（診断と予測される経過が保護者に伝わっていないための不安）を解消し，立ちふさがる難所を予測し乗り越えられる難所であることを伝え（発熱や予測される合併症をコントロールし），道を間違ったときには地図をみてコースを再検討する（診断を見直す）必要がある．また，疲れない歩き方を教え（エビデンスに基づいて無駄な医療をせず），あまつさえ高山植物を楽しませる（病気を通じて健康教育をする）ことも教える．このようにして登山を無事完了させる．このために必須なのは正確な地図（診断）である．

▶ クリニカルパスとバリアンス

クリニカルパスは医療の質向上に資する目的で，一定の診断名のものについて検査，治療管理といった診療行為の標準化をめざしたものであるが，これまで小児科領域への導入はためらわれてきた．これは年齢層によって治療反応性が異なること，たとえば同じ中耳炎でも乳児と

✓ 二次的細菌感染とプロカルシトニン

小児科領域において高熱（≧38.4℃）の遷延や胸水の貯留時に二次的細菌感染が考慮されるが，血液検査ではプロカルシトニンの有用性が示されている．一般に行われるCRP値は細菌感染の際に高値を示すが，ウイルス感染単独でも高値を示すものがありオーバーラップが多い．

学童では大きく異なり，また感染症の占める割合が多く，診断名が「かぜ」であっても病原体と個人の免疫反応によって治療経過に差があり，合併症も異なることからバリアンスが出やすかったことによる．

しかし現在の外来診療でも，インフルエンザを例にとれば，迅速診断に続く抗ウイルス薬の投与，感受性ウイルスの場合の解熱までの期間と集団生活が可能になるまでの期間の予測，耐性ウイルスの場合の二峰性発熱を含めた経過予測，ハイリスク症例などを判断して診療している．また，保護者に「クリニカルパス」として言葉で明確に伝えなくても，予測経過から外れたものに対しては「バリアンス」として認識し，診察しながらその原因を考えている．

近い将来，外来で多種ウイルスの診断が可能になり，それぞれのウイルスに応じた経過，合併症が認知されてくれば，保護者に一定の経過を示すことができるかもしれない．

症状から診断，治療へ

現在はまだ迅速診断できる疾患が限定的で，保険適用も限られており診療コストの問題もある．したがって症状から診断の絞り込み，迅速診断，正しい経過予測といった理想的な診療が一般に行えるわけではない．しかし，参考としてプライマリの現場で多く遭遇する「発熱」を例にとって診断のステップを示す．

1st 絶対に見落としてはいけない病気を否定する

外来を訪れる発熱児の多くはウイルス性の疾患であり，時間を味方につけて経過を追ったほうが診断しやすい．しかし，一部の疾患では一刻を争うために経過観察のための時間が仇になることがある．

2nd 初期診断で危急の疾患がある程度否定されれば，発熱の原因診断に入る

ここではウイルス感染症を例にとる．感染症は流行する疾患であるため，まず流行情報を知る必要がある．

①**どこで流行しているのか**：感染症の流行は，罹患児を発端として保育園内で園児同士での感染が成立する．罹患園児はきょうだいに感染させて，小中学校に感染を持ち込み，学童からさらにきょうだいを介して別の保育園に感染を波及させる．結果的に小中学校の学区内の保育園，つまり発端の保育園から隣接する保育園に波及する．ある保育園での流行を察知した場合には，いずれ隣接する保育園でも流行が始まる．

②**いつ流行するのか**：感染流行は季節ごとの流行が毎年似たパターンで繰り返される．p.62 ❶[5)]は主な病原体の流行時期を示したものであるが，地域により流行時期は微妙に異なる．p.62 ❶を参考にして自院の地域的な流行を勘案して修正し，自院の流行カレンダーをつくる必要がある．

③**臨床的特徴を知る**：咳，鼻水，発熱をきたす「かぜ」といえども病原体によって特徴がある．詳細は各論に譲るが，EV68を除く夏かぜのエンテロウイルスでは咳はみられないし，マイコプラズマでは鼻水は出ない．

また，罹患年齢も強く関わる．小児の市中肺炎では3歳未満ではRSウイルスが，6歳以上ではライノウイルスやマイコプラズマが原因の多くを占める．

症例

● 症例 1

現病歴

生後 7 か月男児．5/16 より保育園に通園している．6/2 より発熱があり，6/3 に受診した．鼻汁は少し認めたが咳はなかった．全身状態は良好で理学所見では咽頭発赤のみを認め，上気道炎として経過観察の予定とした．翌 6/4 にも解熱しないために再来した．

理学所見

全身状態は良好であり，前日同様に咽頭発赤を認めたが，扁桃にわずかの滲出物が認められた．また，鼓膜所見には異常を認めなかった．

考察

流行カレンダー（p.62 ❶参照）からは溶連菌感染症，hMPV，アデノウイルス，RS ウイルス，パラインフルエンザウイルス，ライノウイルス，エンテロウイルス，HHV-6，7 が該当する．きょうだい間の感染を除けばこの年齢で溶連菌感染症に罹患することはない．また，2 日間経過しても咳がほとんどないことからは hMPV，RS ウイルス，パラインフルエンザウイルス，ライノウイルスも否定的と考えられる．年齢からは突発性発疹もありうるが，滲出性扁桃炎をきたすウイルスの多くはアデノウイルスまたはエンテロウイルスで占められている．

6/4 の血液検査では白血球数の著増を認めた．アデノウイルス感染症では高 IL-6 血症のために重症細菌感染症に似たデータをきたす[4]ことが知られている（❶）．この時点でアデノウイルス感染症が強く疑われ，迅速診断を行ったところ陽性であった．保護者には①ウイルス性の疾患であり抗菌薬が無効であること，②高熱は最大 1 週間程度持続するものの重症化はせず，全身状態も良好に保たれ後遺症もきたさないことを伝えた．また，熱型表には 6/4 の時点で❷のように発熱の予測経過を図示した．

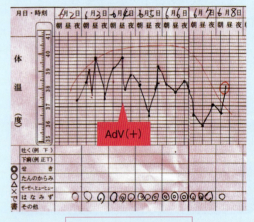

❶ アデノウイルスの検査データ

咽頭アデノウイルス感染症児（n=209）の検査所見
WBC＞15,000/mm^3（48%）
WBC＞20,000/mm^3（25%）
CRP＞7.0 mg/dL（22.5%）

(Dominguez O, et al. 2005[4])

❷ アデノウイルス感染症罹患児の経過（症例 1）

6/4
WBC　　24,800/mm^3
Neutro　13,070/mm^3
CRP　　2.7 mg/dL

● 症例 2

現病歴

11 か月の男児．保育園への通園歴はなく，きょうだいもかぜに罹患している者はいない．6/25 より発熱があり，6/27 に当院を受診した．咳・鼻汁はなかった．

理学所見

全身状態は良好で，軽度の咽頭発赤が認められたが，聴診上肺野に異常はなく鼓膜所見も正常であった．

考察

症状と流行カレンダーからはアデノウイルス，エンテロウイルス，突発性発疹症が考慮された．しかし，家庭外からの sick contact がないため，保護者から水平感染したことを第一に考えるべきである．重症感はなかったが，保護者の納得と念のために血液検査を施行した．白血球数の低値も認め，6/27 時点で突発性発疹と考え，発熱予測経過と発疹出現日を示した（❸）．

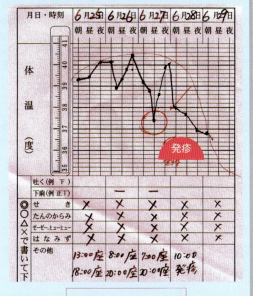

❸ 突発性発疹症罹患児の経過（症例 2）

6/27	
WBC	3,300/mm³
Neutro	1,360/mm³
CRP	0.3 mg/dL

● 症例 3

現病歴

1 歳 10 か月女児．保育園には通園していないが，きょうだいがかぜに罹患していた．

理学所見

5/9 より発熱があり，少し遅れて咳が出現したが，鼻汁はなかった．5/11 の初診時には，全身状態は良好で軽度の咽頭発赤があったが，肺野に喘鳴はなく鼓膜所見にも異常を認めなかった．

考察

流行カレンダーからは溶連菌感染症，hMPV，アデノウイルス，RS ウイルス，パラインフルエンザウイルス，ライノウイルスが該当するが，咳を中心としており鼻汁が少なかったことからはパラインフルエンザウイルスが最も考えられた．ウイルス分離を提出し，数日後「パラインフルエンザウイルス 1 型」の報告が届けられた．

受診を通じた健康教育

とくに冬季間など多忙な外来で，保護者に疾患の概要についてきちんと理解してもらうのはほぼ不可能である．また，医師が説明する内容と保護者の関心事は一致していないことが多い．

流行性耳下腺炎を例にとれば，医師は出席停止期間をはじめとして耳下腺炎一般の話の後に髄膜炎から難聴の合併症について話をする．しかし，保護者の関心事はまず，出席停止期間，今日風呂に入っていいのか，局所を冷やすのか温めるのか，熱冷ましを使っていいのかといったことである．川崎病のように入院を要するような疾患，あるいはより重篤なものでは，疾患を受け入れることができないために医師がいく

ら説明しても保護者は上の空である．

　これらの問題の解決には，疾患を解説した説明サマリー，あるいはタブレットを用いた動画による説明が有用である．水痘や流行期のインフルエンザなどスタッフでもある程度診断が推定できるような疾患については，診察前にあらかじめ解説を読んでおいていただき，診察後に質問を受ける形にすれば保護者も個別の関心事を聞きやすい．

　また，診察室から出た後に看護スタッフに入浴，登校登園，予防接種を避ける期間，服薬方法などの家庭看護のポイントを診察終了後に指導してもらう．診療は3分であっても，待ち時間を活用した指導を併用することによって患者満足度を十二分に上げることは可能である．

文献

1) Greenes DS, et al. Low risk of bacteremia in febrile children with recognizable viral syndromes. Pediatr Infect Dis J 1999；18：258-61.
2) Noyola DE, et al. Effect of rapid diagnosis on management of influenza A infections. Pediatr Infect Dis J 2000；19：303-7.
3) Doan Q, et al. Rapid viral diagnosis for acute febrile respiratory illness in children in the Emergency Department. Cochrane Database Syst Rev 2014；9：CD006452.
4) Dominguez O, et al. Clinical presentation and characteristics of pharyngeal adenovirus infections. Pediatr Infect Dis J 2005；24：733-4.
5) 板垣 勉．外来検査を行う前に知っておきたい話．小児科診療 2014；77：213-8.

〈冨本和彦〉

Column 症状の決定打と落とし穴
涙嚢部皮膚発赤には要注意 —occult bacteremia のサイン

小児の occult bacteremia

2004年5月から2015年10月までに，筆者は82例の血液培養陽性例を経験した．肺炎球菌62例（64回），インフルエンザ菌13例（型を検査した7例はHib），その他7例であった．髄膜炎はHibの1例だけで，多くはoccult bacteremiaであった．

小児の occult bacteremia は，上咽頭の常在菌であるインフルエンザ菌，肺炎球菌が血液中に侵入したものと考えられている．上咽頭の細菌感染が波及して中耳炎と涙嚢部の炎症が発症するため，occult bacteremia のサインとして涙嚢部皮膚発赤に注目するようになった．肺炎球菌の19例（30％）とインフルエンザ菌の5例（38％）に中耳炎，肺炎球菌の5例（8％）とインフルエンザ菌の2例（15％）に涙嚢部皮膚発赤がみられた．

涙嚢部皮膚発赤は眼窩蜂窩織炎と眼窩周囲蜂窩織炎の可能性がある．眼窩蜂窩織炎は高率に副鼻腔炎を合併し，副鼻腔が発達する乳児期以降に多く，眼窩周囲蜂窩織炎は眼窩内病変を伴わず，病因は副鼻腔炎，結膜炎，膿痂疹，外傷など多彩である．

症例

症例は2歳女児で40℃の発熱と咳，鼻汁，嘔吐がみられ，症状発現後7時間で来院した．白

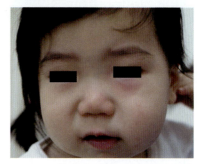

❶ 眼窩周囲の発赤

（保護者の許可を得て写真を掲載）

血球29,800/μL，CRP 2.6 mg/dLと増加し，涙嚢部皮膚発赤がみられた．40℃の高熱で白血球が増加していたため，血液培養採取後，セフトリアキソン点滴静注をした．翌日に解熱したが，涙嚢部皮膚発赤は拡大していた（❶）．血液培養から肺炎球菌 10A が検出された．

ワクチンの効果と今後の動向

Hibワクチン・小児用肺炎球菌ワクチン（以下PCV）接種開始後に血液培養陽性例は激減し，Hibは2011年以降症例がなく，肺炎球菌は2010年以降1/4に減少した．血清型を調べた9例は，PCV13非対応7例，PCV13対応2例であった．今後，PCV13非対応の肺炎球菌侵襲性感染症が増加する可能性があり，涙嚢部皮膚発赤がみられる症例には注意する必要がある．

（小野靖彦）

Column 症状の決定打と落とし穴 — 医師が苦手な"小児プライマリ・ケアのcommon disease"

症例：男子（小学校1年生）

＊個人が特定されないよう内容を一部変更しています。

主訴：
- 何かを始める前に「していい？」としつこく確認する．
- 先々のことを「もし○○できなかったらどうしよう」と不安が強い．
- 母親のおっぱいを触りたがったり，抱きついて甘えるようになった．

発達歴： 妊娠，分娩経過に異常なし．運動，言語の遅れはなかった．

生育歴： 結婚前から，母親は父親に行動やメールを監視され，気に入らないことが見つかると，母親が非を認めるまでしつこく意見された．
1年後，患児（以下，Pt）が生まれても父親は育児に関わらなかったが，外では"ごく普通のパパ"を演じていた．家では父親にまとわりつくPtを叩いたり投げたり遠ざけていた．父親に逆らうとPtがさらに痛めつけられるため，Ptを"守るため"母親も一緒に叱っていた．幼稚園では朝大泣きすることが1年間継続し，年長では不登園となった．父親が母親にも暴力を振るうようになり，市の相談窓口で紹介された弁護士を介し離婚が成立した．
小学校入学後，母親が出勤しようとすると泣く，「おっぱい飲みたい」と言って人前でも抱きついてくるようになり，こだわりが強くなった．

治療経過： おもちゃを使った遊戯療法を担当心理士が開始．母親に甘えるように離れない．不安げな表情があり，1か所から動こうとしなかった．お茶がなかったことで「なぜ持ってこなかった？」「なぜ～？」としつこく母親に攻撃的に訴え，地団駄を踏んだり，壁をけることが観察された．
小学2年夏ごろよりそれらの行動が強くなり，WISC-Ⅲ，K-ABCを実施するも平均以上（異常なし）の結果を示した．小学3年ごろより，学校で思い通りにならないときに泣いて机をけったり，ほかの子からからかわれたときの暴力がみられ始めた．

初期の診断：「反応性愛着障害」．成育歴と幼稚園時代の経過から，機能不全の家庭で育ち父親による虐待を受けて育っていることと，不安の強い行動がそれに引き続いて起きていることなどのため，反応性愛着（アタッチメント）障害の診断にて治療を行った．しかし，最終診断は「自閉スペクトラム症（アスペルガータイプ）」と変更された症例である．
小学校入学以後に社会的なコミュニケーションの欠如，繰り返されるしつこい動作という自閉症に特徴的な症状があり，母親のおっぱいを触る・抱きつくなどの選択的な愛着行動がみられた．自閉症的な症状が徐々に表面化したため，児童精神科医に紹介して診断を得た．
確定診断までに時間がかかったのには以下のような理由があったと考えられた．
- 虐待を含む機能不全の家庭に育ったのなら，愛着障害があって当然との先入観があった．
- 母親の述べる疾病解釈が小児科医と同じ意見であった．
- 知的な遅れや言語発達遅滞がなく，心理検査で異常がみられなかった．
- 担当した臨床心理士と小児科医双方の意見が一致したため，他の専門家への紹介が遅れた．

考察—多職種とのネットワーク形成を

発達障害は小児人口の6.3％にあるといわれ，小児プライマリ・ケア医療の場でのcommonな疾患の一つとなりました．教育や家庭だけでな

> ☑ **K-ABC**
>
> K-ABC（Kaufman Assessment Battery for Children）は，子どもの知的能力を，認知処理過程と知識・技能の習得度の両面から評価し，得意な認知処理様式を見つけ，それを子どもの指導・教育に活かすことを目的とする．発達障害児のアセスメントに有効である．

く first-touch する小児医療の貢献により二次障害を防ぐことができる可能性があります．

われわれ医師は病因の検索は得意ですが，患児の生活全体を俯瞰して判断することが苦手です．その欠点を補うためにも多職種の意見をフラットに受け入れる準備をすることが必要となります．そのために心理，教育，福祉を含む広範囲のネットワークを形成し，維持する努力をするべきです．

子どもの生活を支えている専門家たちとフラットでオープンな協働を行うためには，多職種をつなぐ組織づくりが不可欠です．筆者の地域では「子どもを地域で支える会・飯塚」という会があります．

この会は医療・福祉・心理・教育の専門職と子どもの生活支援に関わる情報を共有できる場です．さらには子どもを支えうる地域の社会資源をネットワークとして機能するようにすることが目的です．症例検討を中心に2時間の議論を行います．その際，ブレインストーミングの4原則である，①自由なアイデア抽出を制限するような判断・結論を慎む，②ユニークで斬新なアイデアを重視する，③さまざまな角度から多くのアイデアを出すため質より量を重視する，④他人の意見に便乗してアイデアを結合し発展させる，を順守することが必要となります．会参加による医師へのメリットは，職種への尊重と理解（相互理解）が進み，人脈づくりにより視野が広くなり（個人としての広がり），他の専門知識と技術（専門性）を認識できることです．

気づかれない発達障害は子どもの虐待につながることを実感させられた症例でした．

◯ 参考文献

- American Psychiatric Association. 高橋三郎ほか監訳. DSM-5 精神疾患の診断・統計マニュアル. 東京：医学書院；2014.

（森田　潤）

Column 症状の決定打と落とし穴 ―「何か様子がおかしい」が重要

症例：1歳5か月女児

現病歴：1月17日ごろから発熱があったとのことで1月22日に受診する．咳嗽なし，嘔吐なし，下痢なし，体温39.2℃．診察所見では咽頭所見，胸部聴診所見に異常なく，頸部リンパ節がわずかに腫脹していた．WBC 14,700/μL，CRP 13.4 mg/dL．全身状態は良好だが，有熱期間も長く白血球増多を認めたので頸部リンパ節炎と診断し，アモキシシリンを投与する．

翌23日に再診，咳嗽なし，嘔吐なし，診察所見に著変なく，体温38.8℃．抗菌薬を確実に投与するためにエポセリン®坐剤に変更する．

25日の再診時には37.7℃，消化器症状なく，呼吸器症状も伴わず，全身状態は良好だった．解熱傾向ではあるが，夜間の呼吸が苦しそうで何回も覚醒することがあり，何か様子がおかしいとのことで26日午前中に再診する．

診察所見：体温36.8℃，酸素飽和度97%，呼吸数40回，診察時に口呼吸，鼻翼呼吸あり，胸部聴診所見では上気道でのゼロゼロ音を聴取するが，肺胞音は良好．頸部ならびに下顎部が腫脹し，首全体が太くなっている．咽頭所見では，粘膜に発赤は認めないが，咽頭後壁が手前に膨隆してのどが狭くなっているように見える．

診断：咽後膿瘍．
転帰：外科的治療を目的として，紹介先の基幹病院に緊急入院．

保護者の受診動機

子どもの発熱は受診動機としての頻度が高い．とくに保護者は高熱に対して不安を感じており，ほかに症状がなくても40℃以上の発熱だけを主訴として救急車を呼ぶこともある．

保育所などの集団生活では，多少の呼吸器症状があっても登園は可能だが，発熱があると預かってもらえずに早退させられることも多い．重症度の指標となるだけでなく日常生活上の支障もあるために，発熱に対する保護者の関心は高い．その反面，解熱をすると安心する傾向があり，「朝は熱がないのですが，夜になると熱が出ます」と表現する保護者は，「朝は良くなっているのだけれども，夜になるとまた悪くなる」という気持ちがあるようにみえる．

同様に，咳嗽も保護者が気にかける症状であり，咳の程度が強いと夜間に何度も覚醒し，見た目もつらそうであり，来院時に「咳があまりにひどいので重症ではないか．肺炎が心配」と訴える保護者も多い．

症例の考察

今回示した症例は，発熱の経過だけをみると，抗菌薬を坐剤で投与してから解熱傾向にあり，最終来院日の体温は36.6℃であった．全経過を通して咳嗽を認めていない．しかし，保護者は「何か様子がおかしい，苦しそうに見える」ということで受診した．

抗菌薬の血中濃度は，投与経路を経口投与から坐剤による経直腸とすることで，筋肉注射と同等のレベルに達するとされている．エポセリン®坐剤はそれなりに効果があって解熱傾向がみられたと思われるが，膿瘍のように血管が中に入り込まない部分については奏効しない．解熱傾向になっても後咽頭の軟部組織内に存在する病変部の悪化は進行する．また，粘膜下の病変が主体であるので，咳嗽はほとんど生じない．熱が出て一見かぜのようにみえるが，保護者が容易に気づく熱と咳は軽微である．それでも重症な疾患は存在する．

咽後膿瘍は，気道閉塞による窒息，自然排膿の誤嚥，敗血症など生命予後に関わる危険性があるので，ただちに外科的処置などを必要とす

日ごろの指導が重要

「何か様子がおかしいと思ったら受診してください」と日ごろから指導するのは，このような疾患を受診させるためである．軽微な症状での受診を増やしてしまうことも事実ではあるが，受診さえしてくれれば診断できるので，適切な治療に結びつく．具体的な症状をあげることがなくても，保護者の「何かおかしい」という直感的な違和感は重要である．

経験は時に診療の邪魔をする

小児科医として経験を積むほど円熟した診療ができるかというとそうではない．知識の量や話術の巧みさなどは経験値と正の相関があるかもしれないが，経験した事例の解釈を間違えると，たとえそれが貴重で豊富な経験であったとしても，むしろ誤診や誤った治療に至る要因となることがある．

「ある地域に住む100歳以上の方が20人いたとする．この20人全員を調べてみたら，18人は2日に1度は飲酒する習慣があり，全くお酒を飲まないのは2人だけだった．さらに詳しく聞いてみると，飲酒をする18人のうち12人は焼酎以外は飲まない人であり，ビール，日本酒，ワインなどを好んで飲む人は6人だけだった．この焼酎は古くから地元でつくられているものであった．この調査では飲酒量については調べなかった．この結果から，適切な酒量まではわからなかったが，この地域では地元産の焼酎を飲むことが長生きすることに有効であると考えた．」

一般的に経験が導く結論は，ここに示したような観察結果の解釈にすぎない．母集団の性状も不明であるし，前方視的な介入試験でもない．観察結果から示唆される結論の多くは，ほとんど無意味な思いつきに近いものがある．

この地域の20歳以上，100歳未満の人の総数が1万人であり，そのなかで飲酒の習慣のある人は9,990人，全く酒を飲まない人は10人だったとする．酒を飲む人9,990人のうち，100歳まで生きる人はわずか18人（0.18％）に対して，飲酒をしない人は10人中2人（20％）なのだから酒を飲まないほうが長生きできると予想することがよほど正しいように思える．

インフルエンザで熱が5日続いたら抗菌薬の点滴をすると翌日には解熱する（実は，インフルエンザの自然経過であり，多くの人は6日程度で解熱する），咳き込みの激しい子どもには気管支拡張薬の貼付剤を使うとよく眠れる（実は，自然経過で1時間もすれば入眠している），嘔吐が頻回の子どもには制吐薬を使うと吐き気が楽になる（実は，低血糖などの合併症のないウイルス性胃腸炎の多くは12時間以内に吐き気は治まっている）．

母集団の性状を知ることなく治療を繰り返していると，その経験から治療が効いているような気がしてくる．悪い習慣も経験を続けると自分のなかでは常識となることに注意する必要がある．

（崎山　弘）

Column 症状の決定打と落とし穴 — 不定愁訴，登校しぶり—診療の視点とコツ

　子どもが訴える症状には，からだと心が関わり合っていることが多くあります．そこで，器質的疾患と不定愁訴の両面からのていねいな対応が登校しぶりへの予防になると考えます．DSM-5 では身体症状障害（somatic symptom disorder）とする心因性痛の概念区分も注目されています．

　これら子ども独特の情緒的な訴えに対応するとき，多くの注目すべきポイントがあり，いくつかの視点をあげてみます．

自己表現できない子どもたち

　身体症状障害の解決には，背景にあるその子のつらさや悩みを整理し，治療法を考えていくことが大切です．その方法として，子どもの気持ちを表出させることが重要ですが，心理的葛藤の吐露を引き出そうとすればするほど，口と心を閉ざしてしまうことがあります．言語的にも非言語的にも表現が苦手な子どもに対して，「何でも話していいんだよ」と発言を促すのは避けたほうがいいかもしれません．こういった場合は，子どもの周囲の保護者や学校などからの聞き取りに力を注ぐことが近道と考えます．

　さらに，うつ状態における脳内のノルアドレナリン・セロトニン神経系の機能低下が痛みの調節系に作用している可能性もあり，考慮が必要です．うつや自律神経バランスの不良による睡眠状態の改善への治療のタイミングは重要です．

「傾聴」の落とし穴

　私たちは治療を進めるにあたって，家族と可能な対策を立てたり生活改善を指導したりすると同時に，本人への「傾聴・助言」を始めることが多いかと思います．ここで「傾聴」という手法が一人歩きしてしまう危険な存在であることを忘れてはいけません．

　「傾聴」に入る前に，その子が発達特性の問題を抱えていないかという視点をもつことが重要です．発達特性というと，つい ADHD 系の子どもに意識をとられがちになってしまいます．診察室に入ってきた途端に，縦横無尽に動き回る多動衝動性の強い子どもにはよく遭遇します．こういった体で目いっぱい表現をしている子どもは誰の目にもある程度の支援の必要性が感じられ，早期に持続的な対応がなされていることが多いものです．

　反対に自閉スペクトラム症のなかには診察室でも静かで，少し戸惑いを見せることはあっても順調に診察が進み，支援の必要性が目立たない子どもがいます．歪んだ認知の子どもは心で混乱しながらも，周囲からは「ちょっと変わった子」ととらえられ，距離をおかれてしまう状況が多くみられます．この場合，症状をよく聞き取ることは必要ですが，パターン的にカウンセリングマインドをもって傾聴し受容していくことは逆効果の場合があります．「傾聴」は，彼らのもつ歪んだ認知と間違った行動をかえって容認・追従してしまうことがあるからです．「傾聴」を優先して続けてしまうことで，発達特性に合った対応支援が後手に回ってしまい，事態はこじれ登校しぶりや不登校へ至る事例があります．こういった子どもに対しては「君に関心があるよ」という対応の意識がポイントと考えます．

LD を見逃さないで

　限局性学習症（LD）の児童は勉強が苦しくて，生きていくモチベーションさえ落としてしまうことがあります．たとえば，文字はひととおり読めているので読字困難に気づかれず，「勉強ができない子」と判断されてしまいがちで

す．日本語の場合まったく読めないことはほとんどなく，音韻変換にとても手間がかかり読みながら考える作業において不器用な子どもたちが不定愁訴を訴えやすくなります．この場合，学校へ「読み支援」をお願いすると目を見張るほどの向上がみられることを経験することがあります．

気持ちのテクスチュアを思うように言語で表現できないときも，不定愁訴を招くことがあります．言語コミュニケーションの診察で視覚言語の確認として，「今日の雲きれいね．ソフトクリームみたいね．綿あめみたいね」のような声かけ，擬態語の確認として，「ここにジグザグの線を書いてみて」など，擬容語，擬情語などの確認をスクリーニングするとその後の支援の手立てになります．

保護者の不安は子どもを悪化させる

たとえばOD（orthostatic dysregulation）のような症状があった場合，保護者は精神的な問題からくると考え過剰不安に陥ってしまう事例があります．子どもをネガティブにとらえがちになり，不安な接し方やまるで腫れ物に触るような接し方などは治癒を遅らせます．子どもは自分自身が不安なうえに家族の不安を感じ取り，それが心理的ストレスとなり自律神経を介して症状の悪化をたどることとなります．

そうなる前に，早めに症状や疾患をていねいに説明し親子の不安の軽減に努めることが重要です．

（蜂谷明子）

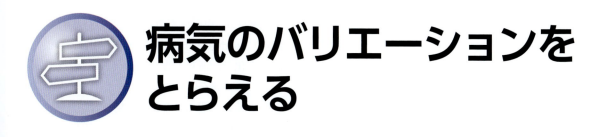

病気のバリエーションを
とらえる

症状から
診断を絞り込む
感染症アラカルト

筆者は経験豊かな診療医ではない．週100時間超の労働時間のほとんどは名誉ある雑用に充てられ，子どもの前よりもコンピュータの前，診察室よりも会議室，カルテを書くよりも書類書きが日課である．そういう筆者の外来診察に紹介される患者の多くは感染症疑いの子どもたちだが，はたしてスマートな診療をしているだろうか．

ここでは「子どもの総合診療医」として外来で接する患者たちの診療のなかから，「第一印象」のちょっと後で「いや待てよ」という後ろ髪を引かれる「第二印象」が大切だったケースや「絞り込み」が困難なケースを振り返りながら，診察室での経験をブレンドしたまとめ（概説）を試みることにする（なお，ここで呈示する症例は実際に経験されたものではあるが，個人の特定を避けるため少し脚色したものもある）．

ひどい咳き込み，とんだ思い込み

最初に，咳を主訴とする2人の乳児症例を呈示する．

▶ **症例1：咳き込み嘔吐を繰り返す2か月男児**

主訴：嘔吐を伴うひどい咳

家族歴：父親は花粉症．母親は咳喘息で，患児の発症の1週間前から発作のために加療を受けていた．2歳5か月の兄は保育園通園しているが，園内での呼吸器疾患の流行はなさそうとのことであり，2歳半相応の定期予防接種はすべて済ましてあった．

既往歴：特記すべきことはなかった．いまだワクチンは何も接種していない．

現病歴：X年10月18日に鼻汁と軽い咳のため紹介医を受診．10月25日以降，咳がひどくなり嘔吐を伴い哺乳も低下したため，11月1日に紹介された．

現症：体温36.5℃，心拍数175/分，呼吸数44/分，SpO_2 96%（FiO_2 0.4）．意識清明．皮疹なし．毛細血管再充填時間1秒未満．結膜，鼓膜，口腔粘膜，咽頭に著変なし．呼吸音に左右差なく清．心音整で雑音なし．腹部は平坦で軟．神経学的異常所見を認めない．

血液検査：白血球33,700/μL（リンパ球82%），Hb 11.3 g/dL，血小板59万，CRP 0.01 mg/dL，血清生化学的所見や血液ガス（静脈血，room air）には異常を認めない．

胸部X線：明らかな異常所見なし．

咳き込み発作の観察：乾性咳が連続し（staccato），その後「ヒーッ」と音を立てながら息を吸い込む（whoop）ということを数回繰り返し（reprise），最後は唾液や胃液のようなものを吐いて終わる．

最終診断

ここまでくれば，「百日咳！」と声を上げるであろう．実際，その後の抗体検査と鼻咽頭スワブのLAMP法による百日咳菌ゲノム検出により，その診断は確定された．家族の検索では，母親もLAMP法陽性で，児への感染源であった（母親が咳喘息発作と思い込んでいたのは，実は百日咳だった）と判明した．

▶ **症例2：咳き込み嘔吐発作を繰り返す3か月男児**

主訴：嘔吐を伴うひどい咳

家族歴：両親ともスモーカー．同胞はいない．

生活歴：保育園には行っていないが，人混みに連れて行ったことはある．

既往歴：周産期にとくにトラブルなし．哺乳は良好でもともとは吐いたりすることはほとんどなく，体重増加も良好．予防接種は咳のために延期していて未接種．発症の少し前に便秘ぎ

❶ 症例2の胸腹部画像所見

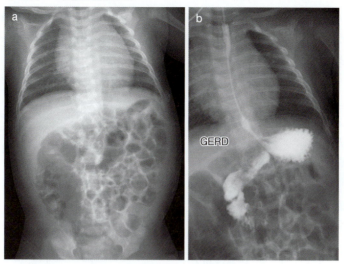

a：胸腹部単純X線写真．大量の消化管ガス像が認められる．
b：上部消化管造影検査．胃の中に注入した造影剤が食道に逆流している．

みのために小児科を受診していた．

現病歴：生後7週ごろ，咳が出現．次第にひどくなり，咳き込んだ後に吐くようになった．とくに夜間にひどくなる傾向にあった．近医受診したが，咳をしていなければ機嫌は良く，全身状態も安定し，理学的にも異常を認めず，胸部X線でも肺炎像はないと説明を受けた．発症して2週間くらいの時点でエリスロマイシンの処方を受け14日間服用したが，改善しないために紹介された．

現症：体温36.9℃，心拍数142/分，呼吸数36/分，SpO_2 97%（room air）．意識清明．皮疹なし．毛細血管再充填時間2秒未満．結膜，鼓膜，口腔粘膜，咽頭に著変なし．呼吸音に左右差なく良好．心音整だが，収縮期雑音Ⅱ/Ⅵ．腹部平坦・軟．神経学的異常所見なし．

血液検査：白血球11,800/μL（リンパ球78%，好酸球7%），CRP 0.01 mg/dL，血清生化学検査や血液ガス（静脈血，room air）に異常を認めない．

胸部X線：胸部に明らかな異常所見なし．

咳き込み発作の観察：音をほとんど発しない咳（乾性咳）が連続し（staccato），その後「ヒーッ」という音を立てながら息を吸い込み（whoop），このような咳き込みを数回繰り返し（reprise），最後は唾液や胃液のようなものを吐いて終わる．

最終診断

症例1ほど重症ではないが，やはり百日咳を強く疑う状況である．ところがX線写真（❶a）を読み直してみると，「あれっ？」と思ったのは腸管ガスの多さである．理学的に腹部膨満は目立たなかったし，哺乳後のゲップもよく出ているという話だったが，ここで鑑別疾患に「胃食道逆流症（gastroesophageal reflux disease：GERD）」が加わった．呑気症はGERDに伴う下部食道括約筋の緊張低下のために生じやすい現象である．実際，造影検査（❶b）を施行したところ，食道に達する逆流を認め，繰り返し何度も実施した百日咳抗体検査ではずっと陰性

 乾性咳が長引くときに考慮すべき疾患・病態

・咳喘息　　　　　・慢性副鼻腔炎（後鼻漏）
・胃食道逆流症　　・百日咳

のままだった（LAMP法は発症後時間が経ちすぎ，しかもエリスロマイシンを14日間服用した後なので実施しなかった）．

このように，「感染症」と思い込んでいたところに別の疾患が見つかることがあるので，「子どもの健康・病気」の総合診療医として広く鑑別していくべきである．「長引く咳＝呼吸器感染」とは限らないのである．

発達障害？ 心身症？ いいえ感染症です

今度は「感染症疑い」ではなく，本来紹介しようと思っていた小児心療内科の予約が混み合っているので（つなぎのため？），筆者に紹介されてきた症例も含め，3人の発達障害や心身症疑いの症例を呈示する．

▶ 症例3：落ち着きのない4歳男児

もともと落ち着きがない，じっとしていられないタイプの子どもだが，数週間くらい前からそれが顕著になったので来院した．診察室の中を絶えず落ち着きなく動き回り，あっちに行ったりこっちに来たりしながら，置いてあるものをいじくり回す．椅子に坐らせて診察しようとしても落ち着かず，立ち上がったり坐ったりを繰り返す．夜寝ている間もモゾモゾするらしく，時折悪夢をみているような不穏な様子をみせるらしい．まともな神経学的診察もできないが，動き回る様子を見る限りは運動機能に問題はなさそうである．家族歴にも既往歴にも特記事項なし．

最終診断

当然 ADHD（attention deficit/hyperactivity）だろうということで，小児心療内科外来への予約を入れようとしたところでわかった情報——最近になってこの子がよくお尻をかくようになったとのことから診断がついた．古典的なセロハン紙法で採取した肛門部の検体から「蟯虫」の卵が見つかったのである．家族みんなで2回にわたるコンバントリン®による駆虫を行った結果，この子の落ち着きなさはある程度はなく

> ✅ **ADHDに類似した臨床像をとる病態**
>
> 神経学的疾患または発達障害
> ・学習障害
> ・言語障害，コミュニケーション障害
> ・自閉症スペクトラム障害
> ・種々の神経発達症候群（fragile X症候群，胎児アルコール症候群，クラインフェルター〈Klinefelter〉症候群など）
> ・てんかん
> ・種々の中枢神経系疾患後遺症（化膿性髄膜炎，頭部外傷など）
> ・種々の代謝疾患（副腎白質ジストロフィー，ムコ多糖症など）
> ・発達性協調運動障害（DCD）
>
> 情緒・行動障害
> 　心理社会的または環境的因子（家庭環境におけるストレス，不適切な教育環境など）
>
> 医学的条件
> ・視覚障害
> ・聴覚障害
> ・鉛中毒
> ・甲状腺機能異常
> ・睡眠障害（閉塞性睡眠時無呼吸症候群，むずむず脚症候群など）
> ・薬物副作用（β刺激薬など）
> ・薬物乱用
> ・寄生虫感染（蟯虫症など）

なった（やっぱりADHDっぽいところはあるようで，蟯虫がその症状をひどくしたみたいである）．

このように，ADHDに類似した臨床像をとる病態はいろいろ知られているので，「第一印象」だけですぐに片づけてしまわないようにしたい．

▶ 症例4：自閉傾向にある4歳男児

「遊び方にひどい偏りがあり，特定のアニメキャラクターに異常な執着がある．彼のお決まりの遊びや行動をじゃまされたり，自分の要求が通らなかったりすると激怒する．他の子どもたちはおろか，両親ともほとんど関わりをもつことができない」，そんな訴えで受診した．周産

> ✓ **TORCH症候群における遅発性症状または後遺症**
>
> 以下のような症状は，診断のつかないでいるTORCH症候群（トキソプラズマ，梅毒，風疹，サイトメガロウイルス，または単純ヘルペスウイルスの先天性感染症）患者を示しているかもしれない．
> - 精神運動発達遅滞 ・学習障害
> - 脳性麻痺 ・感音性難聴
> - てんかん ・視覚障害
> - 自閉症

期に大きな異常はなかったが，身長−2.0 SD，体重−1.5 SD，頭囲−1.9 SDとやや小さめに生まれた．一人歩きが24か月と運動発達はやや遅れ，有意語が18か月，二語文が40か月と遅れぎみだった．乳児期にあやし笑いしたり目を合わせたりすることがなく，呼びかけられてもめったに反応しなかったが，新生児聴力スクリーニングは両側パスした．

最終診断

しかし3歳11か月になって無熱性けいれんを起こし，そのときに撮影した頭部CTで両側脳室拡大と脳室周囲石灰化が認められ，家庭に保存されていた臍帯からサイトメガロウイルス（CMV）DNAが検出され，先天性CMV感染症と診断された．自閉症スペクトラム障害の原因の一つとして先天性感染症は忘れてはならない．その他にも，診断のつかないままになっている先天性感染（TORCH〈toxoplasmosis, other infection, rubella, cytomegalovirus infection, and herpes simplex〉症候群）児が一般小児科外来を訪れているかもしれない．

▶症例5：消化性潰瘍治療後も腹痛を繰り返し訴える14歳女子

主訴：腹痛，下痢

既往歴：中学に入ってから起立性調節障害のために欠席・遅刻が増えていた．

現病歴：中学3年進級後から数週間続く空腹時の上腹部痛の精査により，ピロリ菌陽性の十二指腸潰瘍と判明し，ランソプラゾール（プロトンポンプ阻害薬）＋アモキシシリン＋クラリスロマイシンによる一次除菌を行った．腹痛が継続したためランソプラゾールは継続し，3か月後に再検査したところ除菌できておらず，クラリスロマイシンをメトロニダゾールに替えた二次除菌を開始したが嘔気が強くすぐに中止となり，アモキシシリン＋シタフロキサシンを用いた．

夏休みの間に上腹部痛は軽減したが，2学期に入ってから今度は次第に下腹部を中心に差し込むような痛みと水様下痢便（1日4〜5回程度）が始まった．熱はなく全身状態も悪くなかったが，改善しないまま不登校状態が数週間続いたため紹介された．

現症：体温36.8℃，心拍数92/分，呼吸数20/分，血圧108/68 mmHg，SpO_2 99%（room air）．意識清明．皮疹なし．毛細血管再充填時間2秒未満．結膜，鼓膜，口腔粘膜，咽頭に著変なし．呼吸音に左右差なく良好．心音整・雑音なし．腹部は軽度膨満し，下腹部全体に軽度の圧痛あり，腸雑音は亢進．直腸・肛門部に著変なし．神経学的異常所見なし．

血液検査：白血球10,500/μL（好中球76%），CRP 0.66 mg/dL，血清生化学検査に異常を認めない．

便検査：水様でわずかに粘液も混じている．肉眼的には血便でなかったが，念のために調べてみた潜血反応は陽性．

最終診断

病歴からは心身症（過敏性腸症候群）を考えたくなる症例だったが，血液検査で軽度の炎症反応が認められ，便潜血反応陽性であったことから，感染性腸炎も鑑別に入れて調べてみた．すると，便の*Clostridium difficile* toxin A・Bが陽性で，バンコマイシンの経口投与によって症状は改善した．ピロリ菌除菌のための抗菌療法やプロトンポンプ阻害薬による胃酸過少は*C. difficile*腸炎のリスク因子として知られてい

症例3～5の3例は，一見したところ感染症とは何の関係もなさそうに思えた子どもたちの病態が，実は感染症が原因だった事例であり，「第一印象」が空振りし「症状からの絞り込み」が難しい症例があることを示している．

患者のドクターショッピング，ドクターにはショッキング！

田舎はともかく，街中に来れば行動半径内にいくつも小児科クリニックがある．そのような都市部では「かかりつけ医」をもつという考え方のない親が，ドクターショッピングを繰り返す．治らなかったらすぐに別のクリニックを受診する．治ったと思ったら再診に来てくれない，そうこうしているうちにトンでもない事態に陥ることもある．

▶ 症例6：熱を繰り返す1歳3か月女児

母親の訴え 「来院5日前に発熱したので，以前処方されていた薬の残りを飲ませていたが，熱が引かないので受診した．これまでに5日も熱が続いたことがないので心配だ．そもそもこの子は生来健康だったのに，1歳を過ぎて熱を出すことがすごく増えた．免疫の病気か何かじゃないのか？ ネットでググるとそんな病気がいっぱいでてきた．」

ということで，研修医がとった予診と，後から聞いて補足したことは，以下のとおりである．

家族歴：近親に免疫不全を疑う人はいない．

森内：「免疫不全の人はいないって，原因不明の若年死については尋ねてみた？」
研修医：「あっ，そういう聞き方はしませんでした」

確認後，やはりそういう身内には心当たりがないとのことだった．

既往歴：1か月健診で心雑音を指摘されたが，機能性雑音だろうと言われ精査していない．その他は生来健康だったが，1歳を過ぎてから3か月間に10回以上熱を出した．それぞれは数日以内に治まっている．

森内「具体的に病名はついているの？」
研修医：「1回は突発性発疹で，残りはただかぜと言われたそうです」
森内：「1歳になってから，何か環境の変化はなかった？ 集団保育のデビューだとか，受動喫煙だとか」
研修医：「聞いていませんでした」

確認後，1歳になってすぐに保育園に入園したこと．そこではいつも何らかの感染症が流行していて，それに移ってしまうこと．父親がヘビースモーカーで，この子が生まれてしばらくは屋内での喫煙をがまんしていたが，最近では子どものいる室内でも吸ってしまっていること．以上が判明．

現病歴：5日前に39℃くらいの熱が出て「痛い痛い」と泣くので，ほかの小児科を受診してもらっていた薬を飲ませたけれど，その後も38℃台の熱が続き機嫌が悪いので受診した．

森内：「痛いって，どこが？」
研修医：「母親もよくわからないそうです」

その後の問診で，「何かこの子の様子や行動で気になることはないでしょうか？」と尋ねたところ，「そういえば，寝るときに以前は私のほうを向いて寝ていたのに，最近はパパのほうを向いてばかりです」（注：親子3人「川」の字で寝ていて，もともとは右側臥位のことが多かったのに，今は左側臥位をとるようになった）

森内：「熱型は？」
研修医：「坐薬を使うと少し下がるけど，それ以外はずっと同じように高いそうです」
森内：「5日前からって言うけど，その前の熱はいつだったの？」
研修医：「やたら熱を出すみたいだったので，確認しませんでした」

確認後，実は18日前に熱が出て翌日A小児科を受診し，処方薬を飲んでいたら3日で治ったので服薬を中止．その翌日また発熱したの

で，B小児科を受診して投薬されて2日後に解熱したので服薬を中止．その2日後また発熱したので，C小児科を受診して投薬され3日後に熱が下がったので服薬を中止．しかしその翌日また熱がぶり返したので，A〜C小児科でもらった薬の残りをあれこれ使っていたが，今度は5日経っても全然熱が引かないのでこちらを受診したと判明した．「お薬手帳」は自宅に置いてきたそうで，各小児科クリニックに問い合わせてみると，種々のセフェム系抗菌薬が処方されていた．

現症：38.5℃の発熱を除きバイタルサインは安定．全身状態も安定．結膜，歯周を含む口腔粘膜，咽頭・扁桃，鼓膜に異常を認めない．表在リンパ節の腫脹なし．呼吸音と心音は啼泣のためにきちんと聴取できない．

しばらくして泣き疲れて寝入ったところで聴診すると，Ⅱ度の収縮期心雑音が聴取された．

腹部は平坦だが，やはり啼泣で力が入っていて触診がうまくできない．鼠径部や肛門周囲に著変を認めない．アトピー性皮膚炎を疑うような湿疹がある．暴れる様子からは運動機能に大きなトラブルはなさそう．

問診で新たに得られた知見「右側臥位を避けている」を頭におき，やはりしばらくして寝入ったところで仰臥位にし，左右の腸骨稜のところを圧迫してみたところ，左側では変化なかったが右側の圧迫で泣き出した．また時間をおいて下肢の過伸展を行ったところ，右側ではひどく痛がった．

血液検査：白血球 14,000/μL（好中球80％），CRP 4.2 mg/dL，血清生化学検査に異常を認めない．

詳しく話を聞いてみて，以下のようにまとめた．

- 1歳になってからの反復性発熱は，集団保育を開始して病原体への曝露の機会が増えたことが主因で，さらに受動喫煙による気道の脆弱化が拍車をかけていると思われた．
- しかし，18日前からの経過は種々の感染症に

> ✅ **易感染性 ⊂ 免疫不全**
>
> 易感染性は反復性発熱の主な原因であるが，これがあれば免疫不全ではない．免疫不全では繰り返す感染症が日和見病原体でも起こり（閾値が下がり），いったん起こった感染症が重症化・遷延化しやすい．したがって，免疫不全がなくても以下のような状況で易感染性は生じる．
> 1. 頻回の曝露（病原体に出会う機会が多い）
>   例：集団保育，小児科外来受診
> 2. 物理的・化学的・生物学的バリアの不調（病原体の定着・侵入を許しやすい）
>   例：外傷，熱傷，褥瘡，湿疹，粘膜炎，誤嚥，気道過敏性，受動喫煙による気道脆弱性，胃酸過少，腟内pH上昇，尿閉，便秘，抗菌薬の乱用による常在細菌叢の乱れ，医原性（カテーテルやチューブなどの挿入など）
> 3. 感染成立後に病巣が保持（病原体が残存し燻った病変が再燃しやすい）
>   例：扁桃，副鼻腔，歯・歯周，胆嚢，肛門周囲，骨髄，関節，心内膜など

次々罹っているというよりは，ひとつながりのものであって抗菌薬が一過性には効いていて，やめると再発しているように感じられた．
- 感染のフォーカスとして，とくに①心内膜（まだ診断のついていない心臓の基礎疾患がある可能性），②骨盤，とくに右仙腸関節部（右側臥位を嫌がる，右側仙腸関節部への圧力や右下肢過伸展で痛がることから）を疑った．これらの部位はいったん感染巣ができると，短期間の抗菌療法では完治しえない．

最終診断
- 心エコー検査で僧帽弁逸脱症が認められたが，疣贅は繰り返し検査を行っても検出されなかった．
- 骨盤の単純X線写真で異常を認めず，急性期の骨シンチでも明らかな所見はなかったが，回復期の骨シンチで右仙腸関節部に異常集積が認められた．

・入院時の血液培養から黄色ブドウ球菌（MSSA）が検出された．

という所見から，「急性化膿性右仙腸関節炎」と診断した．

この症例では，注意深い問診と丁寧な診察が診断に結びついたといえる．ドクターショッピングされると，疾患の連続性のある経過を把握することが困難となることも，この症例は示している．

▶症例7：けいれん発作のために救急搬送された1歳3か月男児

主訴：けいれん，意識障害

家族歴：けいれん性疾患の人はいない．免疫不全を疑う人や若年死もない．

既往歴：先天性代謝異常スクリーニングはパス．生後9か月より中耳炎を繰り返している．

現病歴：発症前日までは元気にしていたが，発症当日朝に突然泣き出し，まもなく身体がピクピクしてきて硬くなり，開眼していたが声かけに反応なくなったために救急車を呼んで搬送されてきた．

現症：バイタルサインはおおむね安定しているが，意識レベルはGCS：E4V1M1．四肢が間代性に動いている．

血液検査：著明な低血糖を認めた．尿ケトン体は陰性．代謝性アシドーシスを認めたが，乳酸値は正常．

頭部CT：異常所見なし．

最終診断

けいれんの原因は低血糖と考えられたが，それを引き起こした理由を追求するうちに，この子が反復性中耳炎のために数か所の耳鼻咽喉科と小児科クリニックに通い，種々のピボキシル基含有抗菌薬を長期間服用していたことが判明した．各クリニックではほかの医療機関で抗菌療法がどれくらいの期間行われ，どの抗菌薬が処方されていたのか，情報共有されていなかった（おそらく，保護者が受診先をあちこち替え

> ✓ **抗菌薬の長期間投与がもたらすトラブル**
>
> ・二次性カルニチン欠乏症（→低血糖）：ピボキシル基含有抗菌薬（セフカペンピボキシル塩酸塩水和物，セフジトレンピボキシル，セフテラムピボキシル，テビペネムピボキシル，ピブメシリナム塩酸塩）
> ・二次性ビタミンK欠乏症（→出血傾向）：すべての広域抗菌薬，とくにメチルテトラゾルチオル基を有するβ-ラクタム系（セフォペラゾン，セフメノキシム，ラタモキセフ，セフメタゾール，セファマンドール，セフォタン）
> ・*C. difficile* 腸炎（→偽膜性腸炎）：すべての広域抗菌薬
> ・耐性菌の保菌
> ・その他マイクロバイオームの乱れが諸々の疾患病態を引き起こすことが知られている．
> 　アレルギー性疾患（喘息，食物アレルギー，アトピー性皮膚炎など），自己免疫性疾患，炎症性腸疾患，過敏性腸症候群，種々の悪性腫瘍，肥満，糖尿病，発達障害（含，自閉症），早期産児では壊死性腸炎や遅発性敗血症など

ていたことが影響していた）．

そこでタンデムマススクリーニング検査を実施すると，著明な遊離カルニチンの低下とピバロイルカルニチンの上昇を認め，最終的に二次性カルニチン欠乏症による低血糖と診断した．基礎疾患のない小児でも，ピボキシル基含有抗菌薬の長期間服用でカルニチン欠乏に陥ることが指摘されて久しいが，今なお安易に長期間投与が行われているケースがあり，とくに多施設が絡んでの間欠的投与は見過ごされることがあるので注意したい．

症例5や7のように抗菌薬の長期間投与がもたらすトラブルは，一般的な副作用に加えて留意すべきことである．

✅ 問診の重要性

『A Little Book of Doctors' Rules』から抜粋して示す．

「5) There is no blood or urine test to differentiate a well person from a sick one. 健康な人と病人を区別できる血液検査も尿検査も存在しない」

「6) The only way to determine if a person is well or sick is to listen, look carefully, ask good questions, and make a sound clinical decision. ある人が健康か病んでいるのかを決める唯一の方法は，注意深く観聴き，適切な質問をし，確かな臨床的判断を行うことである」

「36) If you do not know what is wrong with a patient after you have taken a history, then take another history. If you still do not know, take a third history. If you do not know then, you probably never will. もし病歴をとった後でその患者さんがどう悪いのかわからない場合は，もう一度病歴をとりなさい．それでもわからないなら，さらにまた病歴を取りなさい．それでもやっぱりわからないのなら，たぶんあなたには決してわからないでしょう」

「135) Listen for what the patient is NOT telling you. 患者さんがあなたに告げていないことを求めて耳を澄ましなさい」

まとめのブレンド

第一印象（思い込み）に飛び乗るのはいいが，そこにしがみつかない

話をちょっと聞いただけで何かの病名や病態に飛びつき，それにとらわれてしまうと，診断の手がかりになる情報を入手し損ねたり，せっかく手に入ってもその意味に気づかなかったりすることになる．「これだっ！」と思った電車に飛び乗るのはいいが，乗り換えの駅を間違わないようにしたい．

よく似た臨床像をとる疾患・病態の鑑別を怠らない

風景が似ていても駅名が似ていても，本当にそこが自分の最終目的地なのかどうかよく考えよう．まったく違う原因で同じような臨床像になることがあるし，同じ原因でさまざまな臨床像をとることがある．

基本はやはりていねいな問診

『A Little Book for Doctor's Rule』(Meador CK) には問診に関する掟が述べられている．いろんな検査ができるようになって，問診を軽んじる医師が増えてしまったが，診療における重要な方向性をつけてくれるのは問診である．

診察は「基本捜査」と「見込み捜査」の組み合せ

口腔内や鼓膜などをきちんと診る，心音・呼吸音はしっかり聴く，おむつを外して外性器や肛門周囲も観察する，などのルチーンを押さえることは，いつでもどこでも重要である．そしてそこからさらに診断を推し進めていくためには，問診で得られた情報からの「見込み捜査」が求められる．たとえば，症例6においては，仙腸関節炎を疑って実施した骨盤圧迫試験や下肢伸展試験がそれに相当する．

言い古された言葉だが，『A Little Book of Doctors' Rules』からあげる．
「69) Learn something from every patient you meet. 一人ひとりの患者さんを私たちの師として学んでいきましょう」

（森内浩幸）

季節ごとのかぜ症候群

症状から診断を絞り込む

> ⚠ これだけは見落としてはいけない
> ▶急激な経過をたどるかぜ症候群，かぜ様に見える重篤疾患群
>
> 　外来には多くの患児が「かぜ」としてやってくる．そのなかで見落としてはいけない疾患は①いわゆる「かぜ症候群」だが急激な経過をたどる可能性がある疾患群と，②かぜ様に見えるが実際にはそうではない重篤な疾患群である．
> 　①として重要なのはまずRSV感染症がある．本疾患は周知のように2〜3か月未満で罹患した際には細気管支炎から呼吸困難をきたすことがある．いわゆる乳児のかぜ症候群は要注意で，一見して元気であったとしても，保護者には必ず再診の目安を説明する必要がある．この際には「様子を見ましょう」ではなく，呼吸状態の観察の仕方などを具体的に説明したい．乳児百日咳も呼吸停止をきたすことから要注意である．予防接種が普及しているので幸い遭遇することは少ないが，成人の百日咳が散見されることから，まだ予防接種対象年齢でない乳児では，周囲に頑固な咳をしている成人がいないかを確認する必要がある．
> 　②に属する疾患としては急性喉頭蓋炎，咽後膿瘍，乳様突起炎などの感染症と誤飲，心疾患があげられる．前者は症状や好発年齢もかぜ症候群と重なることが多く，疑わなければ診断はできない．少しでも気になる所見や経過がある場合は初期診断にとらわれず今一度見直したい．心疾患や誤飲も同様である．外来では机上にパルスオキシメータを置くことを勧めたい．習慣的に検査することで予想外に酸素分圧が低いケースに遭遇することがある．

> 咳，鼻水の患者が来たら
> それってかぜ？
> たぶんかぜ
> そこで考える
> かぜだからウイルスだよなあ，ウイルスは何？
>
> もう一つ
> かぜじゃなかったら何だろう？
> そもそもかぜをきちんと診断していないなあ
> ゴミ箱診断していないかと自問自答
> してるしてる
> 何でもかぜですましている
>
> みんなはどんなふうにかぜをみているんだろう

普通感冒とかぜ症候群

　common cold（普通感冒）とは，『Nelson Textbook of Pediatrics』[1]によれば"鼻・副鼻腔炎"と同義語と考えてよい．ライノウイルスやコロナウイルスがその代表だが，最近はマルチプレックスPCRを含む検査技術の進歩により，鼻汁，咳などの症状を呈する患児からそれ以外の多くのウイルスが検出されている．また，より重篤な疾患群（喉頭炎，気管支炎，細気管支炎，肺炎など）からも同様のウイルスが検出されている[2]．2007年FDAがOTC市販薬の2歳以下小児への使用制限を勧告したことや，抗菌薬の適正使用の機運に加えて抗ヒスタミン薬の副作用の問題，さらに鎮咳薬や去痰薬の使用についてもその効果が疑問視され，common coldの臨床が広く注目されるに至っている．

　本項では「かぜ症候群」を「鼻汁，咳，発熱などを主症状とするself-limitedな疾患で上気道・下気道炎を呈し，おおむね自然治癒が期待され，病原体としてはウイルスが主な症候群」と定義する．

普通感冒―秋のかぜ，春のかぜ

- 症例 1

　9月下旬，6か月乳児が鼻水と軽度の咳で来院した．5日前に姉が同様の症状で来院，微熱を認めたが順調に経過した．「お姉さんからもらったんでしょうね」と言って投薬なしで経過をみることにした．最後に一言「もしゼーゼーとかヒューという呼吸がするようなら早めに来院してくださいね」と声をかけておいた．

　2日後に患児は喘鳴があるとのことで再診してきた．鼻汁も多く，軽度に喘鳴を聴取する．RSV迅速検査が陽性だった．患児は哺乳もできている．笑顔も認められる．RSV感染の説明をして，念のため紹介状を書いておいた．もし哺乳低下や機嫌が悪くなるなら再受診または地域の基幹病院を受診するように説明した．

　この季節ではライノウイルス感染が最も多い．しかし頭の片隅に，そろそろRSVが出てくることに注意しておく．おそらく姉もRSV感染だったのだろう．RSVは幼児では普通のかぜだが，乳児では重症化することもある．原疾患に対する治療法はないので，診断から予測される経過について保護者に一言説明してもよいだろう．経過を予測することで落ち着いた対応が可能となる．

- 症例 2

　3月中旬，3歳児が発熱，鼻汁，咳で来院した．熱は3日目．咳症状がきつくなってきている．前夜はせき込んで嘔吐した．軽度に喘鳴も聴取する．

　さて何を考えたらいいか．周囲ではインフルエンザAがまだ多く，Bが散見される．RSV感染症もまだみられる．家族はインフルエンザの検査を希望している．インフルエンザでは咳発作や喘鳴は少ないはず．だとしたらRSVか？　年齢的には初感染として少し合わない．ヒトメタニューモウイルス（hMPV）はどうだろうか．季節性，年齢性，喘鳴を認める点も合致している．

　はたして，迅速検査をしてみると明らかに陽性だった．家族にはインフルエンザではなく，hMPV感染であることを示して，家庭での対応について説明した．

1st line で考える疾患

　かぜ症候群には季節性，年齢性，主症状出現に特徴があり，これらを熟知することで，常に病原体を頭に描きながら診察することができる．

▶季節から疑う―かぜ症候群の主な病原体の季節性発生動向（❶）

- **春のかぜ（3～5月）**：インフルエンザAは下火となってくる．インフルエンザBは近年は3月ごろから増えてくる傾向にあるので注意が必要である．hMPVは3～6月に多い疾患である．集団生活開始とともに多くの乳幼児が罹患する．秋に流行のピークを迎えるものの比較的通年性にみられるRSV感染症と鑑別は難しいが，RSVは低年齢で重症化し，hMPVは年齢が高くても重症化する傾向にある．また，RSVの流行が終了するころからhMPVは流行する傾向にある．ライノウイルスも3～4月に多く，RSV，hMPVとともに乳幼児では喘鳴や湿性ラ音を伴いやすい．この3者はライノウイルスが比較的軽症であることと粘性の鼻汁を伴いやすいこと，RSVはhMPVより低年齢で発症し，中耳炎を伴いやすいことから鑑別する．パラインフルエンザウイルス3型は5～7月を中心に流行する．咳が先行したのち発熱するパターンが多いのが特徴である．

- **夏のかぜ（6～8月）**：パラインフルエンザ3型がかぜ症候群のなかでは主流になる．エンテロウイルス（コクサッキー，エコー，エンテロ）によるヘルパンギーナ，手足口病が流行する．アデノウイルスもこの時期に多い．

- **秋のかぜ（9～11月）**：ライノウイルスが秋のかぜの代表である．RSV感染症が小流行する．パラインフルエンザ2型・4型もこの季節のかぜウイルスである．発熱が先行し，やがて乾いたしつこい咳が続くときにはマイコプラズマを疑う必要がある．秋から初冬にかけて増加する傾向にある．鼻汁の少ないパラインフルエンザ

● 主な病原体の流行時期

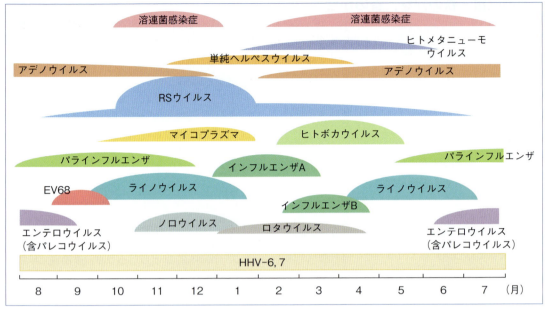

（板垣 勉. 2014[3]）より許可を得て冨本和彦氏により一部改変）

> **POINT　気候変動とウイルス感染**
>
> ウイルスの活動性が季節性要因（温度，湿度など）と密接に関係していることはよく知られている．実験室レベルではインフルエンザウイルスは湿度が一定では温度が低くなるほど伝播率が高くなり，温度が一定なら湿度が低いほど生存率が高まる．つまり空気が乾燥しているとインフルエンザウイルスはより長く生存するということである．しかしながら日本におけるインフルエンザの流行は低温の北方から南下しているわけでもなく，高温多湿の沖縄でもインフルエンザは流行しており，それ以外の要因もあると思われる．他方，ヘルパンギーナの発生頻度は気温が17℃を超えると急激に上昇し，25℃を超えると逆に低下し，手足口病は気温の上昇とともに比較的直線的な関係を示し，気温が22℃を超えると減少に転じるという．気温，湿度，日照時間，降雨量，平均雲量，風速などのさまざまな気象条件が関係していると思われる．
>
> 地球温暖化により熱帯・亜熱帯地域で発生する感染症も日本で珍しくなくなり，今後小児のウイルス感染症は様変わりする可能性もある．

との鑑別が必要になるが，マイコプラズマでは鼻汁がほとんどないことが特徴である．

●**冬のかぜ（12〜2月）**：RSVが流行してくる．ピークは11〜1月である．インフルエンザAは11月ごろから流行してくる．ピークは1〜2月である．インフルエンザBは通常Aのピークが過ぎてから出現し春先まで検出される．一方，あまり季節性を示さないウイルスとしては突発性発疹症が代表である．突発性発疹のウイルス（HHV-6, 7）は両親，祖父母といった成人からの感染が主であり，集団生活での水平感染は少ない．このため集団生活していない児が発熱し，咳，鼻汁に乏しいときに疑う．

▶ **年齢から疑う—かぜの好発年齢**

RSVやインフルエンザ，パラインフルエンザ3型，百日咳などは新生児から罹患し，幅広い年齢に感染する．生後6か月前後から発症するものとしては，突発性発疹，hMPV，ライノウイルスなどがある．母胎からの移行抗体が感染防御に働いている可能性と免疫応答の違いが推測される．溶連菌感染は3歳ごろからみられるが，好発年齢は6歳以降である．マイコプラ

❷ 小児呼吸器感染症の部位別原因微生物

原因微生物	ウイルス													細菌						
	ライノ	コロナ	RS	ヒトメタニューモ	パラインフルエンザ	インフルエンザ	アデノ	コクサッキーA	非ポリオエンテロ	EB	単純ヘルペス	サイトメガロ	麻疹	A群溶血性連鎖球菌	肺炎球菌	ブドウ球菌	モラクセラ・カタラリス	インフルエンザ菌	百日咳菌	肺炎マイコプラズマ
急性鼻咽頭炎（普通感冒）	●	●	◎		●	○	○	○	○					◎					△	◎
急性喉頭扁桃炎					◎	●	●	○	○	○				◎	○					○
急性喉頭炎（クループ）	○		○	○	●	◎	◎	△	○		△		○							○
急性喉頭蓋炎														○	○	○				
急性気管支炎	○		◎	○	●	◎	○	△	△					○	△	○	○	○	○	◎
遷延性気管支炎															◎		○	○	◎	○
急性細気管支炎	○		●	●	○	○	○		○						○		○	○		○
肺炎	△		◎	◎	○	◎	◎		△					○	○	◎	○	◎	△	●

●◎○△：高率から低率までの頻度順　　　（小児呼吸器感染症診療ガイドライン2011[4]より抜粋）

❸ 主な呼吸器感染病原体の臨床的特徴

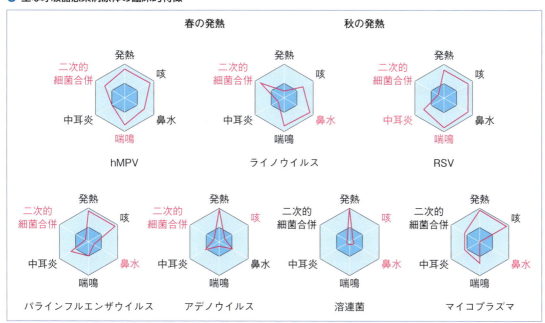

とくに注目してほしい症状を赤い文字にしている．たとえばhMPVやRSVは喘鳴の存在が特徴的であり，アデノウイルスは咳が少ないこと，マイコプラズマでは鼻水が少ないのが特徴的ということを表している．

> ✓ **夏にインフルエンザキットで陽性—これはインフルエンザ？**
> （感度，特異度，尤度比と検査前確率，疾患的中率）
>
> 外来で頻用される迅速検査にはそれぞれ感度，特異度があるが，これらは検査の精度を意味するものである．誤解されているが，感度が90％だからといって，検査で陽性のときに，患者がその疾患である確率が90％ということではない．
> 疾患の確からしさを表すのには尤度比がある．
> ・陽性尤度比＝感度／（1－特異度）……疾患である尤もらしさ
> ・陰性尤度比＝（1－感度）／特異度……疾患でない尤もらしさ
> ・オッズ＝起こる確率／起こらない確率
> 検査が陽性のときは
> ・検査後のオッズ＝検査前のオッズ×陽性尤度比
> 検査が陰性のときは
> ・検査後のオッズ＝検査前のオッズ×陰性尤度比
> オッズを確率に変換するには
> ・確率＝検査後オッズ／（1＋検査後オッズ）
>
> これらの関係を利用すれば，検査キットが感度90％，特異度95％と仮定すると，検査前確率（検査前の疾患らしさ）が10％であるなら，検査が陽性のときには検査後には疾患である確率は66.7％に上がるが，検査が陰性なら疾患である可能性は1％である．また，検査前確率が80％なら検査が陽性では検査後確率は98.6％で，陰性でもその疾患である可能性は29.6％の確率となる．検体は適切に採取されたか，タイミングはどうだったか，もう一度考えてもよい．検査結果を鵜呑みにしてはいけない．
> さらに疾患的中率はその疾患の有病率（流行率）によって大きく左右される．自分で計算することは面倒だが，ネットでは感度，特異度，そして推定される有病率を入れると自動的に計算してくれる便利なサイト（カシオの有病率指定－高精度計算サイト）がある．同上の検査キットで有病率が5％なら，陽性的中率は48.6％，陰性的中率は99.4％．さらに有病率が30％になると陽性的中率は88.5％，陰性的中率は95.7％となる．
> いずれにせよ，目の前にいる患者がその疾患であるか否かについて疾患ごとの病態，好発年齢，発病からの経過時間などを考慮し，しっかりと臨床診断をして検査前確率を上げることが重要である．さらに，検査する際はキット間の差や検体採取手技，検体により差があることにも留意したい．

マも学童期に好発年齢がある．突発性発疹症は近年高年齢化しており，2歳以上でも発症しうるので注意が必要である．

▶症状から疑う—主要症状の出現とその程度

上気道を鼻腔・副鼻腔，咽頭，喉頭に分け，下気道を気管支，細気管支，肺と分類して，どの病原体が主にどのような臨床像を示すかを❷❸に示す．

鼻汁，咳，熱はかぜ症候群の主症状だが，これらは常に同じようには出現しない．

咳のある熱パターン

このなかでは，分泌が多く鼻汁を伴うパターンと，分泌が少なく鼻汁に乏しいパターンに分けて考えると理解しやすい．

● **分泌の多い咳・熱パターン**

普通感冒パターン：鼻汁に始まり，咳または微熱が順に出てくるパターンである．ライノウイルス，コロナウイルスなどが相当するが，ライノウイルスでは比較的喘鳴を伴いやすく，夜間睡眠中の咳をきたしやすい．

幼児の喘鳴パターン：就寝中の咳と喘鳴が比較的強く，高熱が続きやすい．RSV，hMPV，ライノウイルスが代表であるが，喘鳴はこの順に弱くなる．2015年夏にEV68の流行がみられ，両下肢の弛緩性麻痺を残した例が報告された．エンテロウイルス属としては珍しく，咳，喘鳴を伴う．

● **分泌の少ない咳・熱パターン**

インフルエンザA・B，パラインフルエンザ1，2，3，4，マイコプラズマがこのパターンをとる．

咳のない熱パターン

熱が主症状で，咳，鼻汁の少ないパターンで

ある．夏かぜとしてのエンテロウイルス属（コクサッキーウイルス，エコーウイルス，パレコウイルスなど）が代表であるが，冬季に多く，個人の体調や免疫状態で症状が再燃する単純ヘルペスウイルスもある．アデノウイルスも咳は少なく1年を通してみられるが，新しく集団生活を始めた児に多いため，5～6月に流行のピークがみられる．これらのウイルスは咽頭・扁桃炎を起こしやすいため，年長児では同様に咳・鼻汁に乏しい溶連菌が鑑別疾患として重要である．

臨床的特徴 ❸

重要なことは，ウイルス感染の特徴は症状が多彩であるということ，すなわち種々の臓器に感染を示すのが普通だが，細菌感染は1臓器1感染の原則がある．鼻汁・咳に続いて発熱を示す溶連菌感染はありえないことを肝に銘じたい．

検査のポイント―何を目的とするかをはっきりさせて検査を選ぼう

何を疑い，何を除外したいのか，検査をする目的をはっきりと頭に描いてから必要な検査を選択する．白血球増多やCRP高値であっても，すぐに細菌感染と判断してはいけない．発熱からどれくらい経過して検査したか，白血球分類などもみながら，あくまで状況証拠として参考とするにとどめるべきである．

発熱があり，フォーカスが不明な乳幼児では尿検査を考慮しよう．尿路感染症の可能性は尿検査をするまで残っている．筆者は，乳児の初回の尿検査は尿パックで十分と考えている．細菌尿や白血球尿を認めなければ，尿路感染症は否定できる．認めたときには血液検査や導尿による培養も考慮する．多種ある迅速検査を効率よく選択し検査を行うためには，流行状況を考えながら，検査前確率をいかに上げるかが重要である．

ある総合病院の救急で，アデノウイルス，溶連菌，インフルエンザウイルスと次から次へと検査をしたという話を聞く．病原体を知りたいという研修医の熱心さはわからないわけではないが，検査をする前に頭を使うことで限りある医療資源の節約につながる．検査前診断確率を上げるためには，疾患ごとの流行時期（❶），罹患しやすい年齢，主症状の強さ（❸）や出現頻度の順序，さらに地域における流行状況を把握しておくことが重要である．

診療のポイント

問診のポイント

かぜ症候群の診療は丁寧な問診に尽きる．"来院時1分間は保護者に話させろ"という言葉もある．実行してみると，1分間はけっこう長く感じるものである．しかしこの間に，今流行している疾患，患児の年齢から考えられる疾患，集団生活に入っているか否かなどから，初診時診断と鑑別すべき疾患などが少しずつ浮かんでくるだろう．

熱，咳，鼻水など複数の訴えがある場合は，何がいちばん困っているかという質問が役に立つ．咳は日中に多いか，夜に多いか．夜に痰がからんでいる場合は後鼻漏であることが多い．咽頭痛があるときは嚥下痛か否かをはっきりさせておく．嚥下痛なら咽頭炎がある．嚥下痛がないなら乾燥性か，咳き込みによる痛みかもしれない．

主訴は，いつから出現し，どのようになっているか，どれくらい困っているか，また主訴にとらわれないで，嘔吐，下痢など関連するかもしれない症状について確認しておく．

診察のポイント

診察は常にルーチンに行う．このことによって見逃しを少なくすることができる．のどが痛いからと言われてのどから診る，咳があるから聴診器，耳が痛いと言われて耳鏡といったように，診察の順番がバラバラだと見落としが生じる危険性がある．自分の診察スタイルのなかでルーチンを決めることが重要である．とくに外

来が混んでいるときにかぜ様の訴えでは腹部の診察は省略しがちだが，注意が必要である．

筆者はまず聴診器をすぐに持たないことを心がけている．何も持たずに患児と正面に向き合って，顔（表情）を診て次に手を診る．脈と爪と手，腕の視診，次に聴診をしながら胸部と背部の視診，続いて腹部の触診と視診，最後にもう一度いすに座って頸部の触診，耳鏡，そして口腔所見で終了する．時間がかかりそうだがルーチンで決めていると面倒ではないし，その流れのなかで問診も行い診断を考え，検査が必要か，患児の状況では何が流行しているか，どう説明するかなど，次から次へと思考が組み立てられていく．

保護者の多くは投薬を求めているが，医師の業務は投薬ではない．丁寧に診察することで，信頼を得て，まず診察，そして診断であることを身をもって保護者に示したい．聴診もしないで内服薬や貼付薬が出されている現状は憂うべきである．

丁寧な応対と経過観察

かぜ診療で最も大事なことは経過観察である．もちろん，初診時にすべてが完結するのが理想かもしれないが，現実はそうではない．日本は医療アクセスが非常に良いので，患者はきわめて病初期に来院していることが多い．"いわゆるかぜ"と診断しても，どこかにかぜとは合致しない訴えや所見があれば必ず記載して，再診を促すようにしたい．

かぜ症状で来院した場合，多くの保護者はかぜという診断を求め，投薬で早く治したいと希望している．投薬によって，かぜが早期に治ることはないのだが，その希望を頭ごなしに否定しても保護者からの信頼が得られるわけではない．かぜは鼻汁や咳が出る病気で，経過をみれば（「ほっといても」とはあまり言わない）自然に治癒する病気であること，しかし患児がすごく困っているのならそこになんらか対応する（熱を下げる，鼻汁吸引をする，去痰薬を出すなど）ことを伝えて，熱を出して子どもが頑張っているときには医師も保護者と一緒に応援していくという姿勢を示すことが大事である．そして症状が悪化したり，別な症状が出現したときなどと具体的に例をあげて，再診の必要性を理解してもらう．

そのためにも保護者の訴えをしっかり受け止めて，迎合することなく，コミュニケーションをつくっておくことが大事である．投薬は時に必要であるが，それはかぜ診療においては重要ではなく，あくまで経過観察の手段と考えてもよい．

2nd line で考える疾患

初診時から3〜4日経過して症状が軽減しない場合，まず全身状態の再チェックを行う．重症感の有無，呼吸状態，脱水の有無，食欲，活動性などが観察項目である．

10 days' rule という言葉がある．かぜ症候群の症状はおおむね10日くらいの経過で軽快するので，そのころまでは，症状が続いていても全身状態の悪化がなく経過観察できるようなら，そのまま観察してよい．悪化がみられる場合は，初診時と同様に年齢と季節および流行状況，そしてほかの症状を加味して再度鑑別を試みる．

予防接種の普及により頻度的には低下しているが，乳幼児では潜在性菌血症は忘れてはいけない．尿路感染症も，尿を調べるまでは否定されていないと理解すべきである．これらはフォーカス不明の発熱疾患といわれるが，軽度の咳や鼻汁は時に認められるので，注意が必要である．予防接種歴を確認し，さらに必要であれば血液・尿検査を考慮する．

咳や鼻汁とともに喘鳴があるときはRSVやhMPVなど，迅速検査で診断がつく場合も多い．アデノウイルス感染も同様である．最初は名もないかぜだが，経過によっては診断名が付くかぜに変わる．

咳症状がだんだん強くなってきている場合には，肺炎の可能性も考慮する必要がある．疑い

があってもただちにX線検査を行う必要はなく，状態をみて選択する．以前は肺炎と診断すれば入院にて加療することが多かった．しかし現在では，外来で経過をみられるケースも多い．肺炎と診断するか否かではなく，病原体を考慮しながら慎重に経過観察することが重要である．

4歳以降であればマイコプラズマの可能性も考慮する．迅速検査は咽頭からの検査であり，感度は低い．症状を見極めて判断する．頻度は低いが結核，百日咳なども鑑別診断にあげる．見逃してはいけない疾患として次に症例3～5を示すが，誤飲性肺炎など感染性でない疾患の可能性も脳裏にとどめたい．

治療のポイント

自然治癒傾向にある"かぜ症候群"に対しての治療としては，一般的ケアの指導と対症療法の選択が重要となる．また，よく観察される二次的併発症（急性中耳炎，副鼻腔炎，急性気管支炎・肺炎など）に対する対処も求められる．

▶ 一般的ケア

鼻閉，鼻汁で母乳が飲めないとか，息苦しい，機嫌が悪いなどでは，鼻汁吸引，鼻洗浄を適時行う．適当な水分補給も重要である（経口補液の指導は日ごろから行っておく）．食事を特別に変更することは必要ない．入浴は高熱時には避けたほうがよいが，体を拭くことや短時間での入浴は咳などがひどくならない限り許可したらよい．マスクとうがいの励行は口腔内の保湿にもつながり勧める．

▶ 薬物療法

●**抗菌薬**：一般的にかぜ症候群に抗菌薬の有効性はなく，中耳炎などの二次的細菌感染の予防においても効果は否定的である．丁寧に経過観察を行い，明らかな細菌感染が認められた時点で抗菌薬使用を考慮したらよいだろう．発熱があるときには保護者から執拗に抗菌薬処方を求められることがある．今までの「投薬→解熱」の経験があるからなのだろうが，頭ごなしに否定するのではなく，デメリットの多いこと，今の状態は抗菌薬を必要としないことを説明して，やんわりと断りたい．明らかな扁桃炎であっても，溶連菌感染が否定されるなら抗菌薬は不要と考えている．

●**抗ヒスタミン薬**：小児科診療においてはこれまで長く鼻汁に対して抗ヒスタミン薬が投与されてきた経緯がある．しかし，乳幼児に対する抗ヒスタミン薬の使用はけいれん閾値を低下させ熱性けいれんを誘発することが明らかとなり，乳幼児へのその使用は慎むべきである[5]．さらに，一般的に鼻汁に対する抗ヒスタミン薬そのものの効果にも疑問がある．とくに鼻閉が強い場合には，むしろ鼻汁を粘稠にするため逆効果である可能性もある．

●**鎮咳薬**：中枢性鎮咳薬は咳中枢の抑制に作用し，末梢性鎮咳薬は気管収縮の段階に作用する．分泌物の多い小児においては，痰の喀出を妨げかえって経過を長引かせることになる．気管支拡張薬も"咳止め"として投薬される傾向にあるが，明らかな喘鳴などを認めない限り，かぜ症候群に対しては不要である．

●**去痰薬**：痰の喀出を期待して投与されるが，実際にはかぜにおける分泌物，喀痰は後鼻漏によることが多く，気管支からの分泌物であることは少ない．

小児においては，上記の薬はほとんどエビデンスがないままに習慣的に投薬されてきている．エビデンスがないのは，これまで小児においては研究がなされていなかったためであって，エビデンスがないから効果がないとはいわない．しかし，かぜ症候群は自然治癒する疾患であり，投薬がその経過を短縮したり併発症を減じるといった効果も期待されていない．むやみに投薬行為を行うことで，その結果として保護者にさらなる投薬を期待させるといった弊害もあることに留意しなくてはいけない．

見逃してはいけない疾患—心疾患，誤飲

● 症例3

　生後4か月，男児．主訴はかぜが治らないとのこと．生後3か月ごろより鼻汁，喘鳴と咳が出現，近医耳鼻咽喉科にてかぜと診断された．鎮咳薬を投与され，連日鼻汁吸引を受けていたが，軽快せずK小児科を受診した．入室時に喘鳴，呼吸苦，顔色不良で，思わず「救急車！」と叫んで，A病院に搬送依頼した．しかし保護者はかぜで来たのになぜ紹介するのだと抵抗し，救急車を待たす羽目となった．A病院でもX線で右第1弓の突出から心疾患が疑われ入院精査を勧められたが，準備が必要だとしてご家族は入院を拒否，翌日の再診を確約して帰宅した．翌日に心エコーで総肺静脈還流異常症タイプ1aと診断され，再度大学病院小児循環器外科に転送となった．術後は良好で，合併症もなく経過している．

　教訓：患児は小児科医からすれば一見して重症感があり，ただちに緊急対応を要する状態であったが，保護者にはその意識がなく，しかも初診での急な対応からかえって保護者に不信感を招き，A病院に行ってもらうために10分以上の説明を要した．来院時当日も耳鼻咽喉科にて鼻汁吸引を受けてきたとのことであった．当院受診時も主訴はかぜとのことで，祖母が受付し，患児は診察まで車で待っており，受付でのチェックもなされていなかった．それ以降，初診時は必ず受付で患児の状況を確認するきっかけとなった症例である．

● 症例4

　3歳，男児．主訴は咳．1週間ほど咳が続くとのことで来院．発熱なし，鼻づまりがあるが，鼻汁は軽度であった．軽度の咽頭発赤を認め，呼吸音は初診時清と記載されている．鎮咳去痰薬を処方して経過をみた．3日後に受診したときに咳嗽がますますひどくなり，呼吸音はラ音はなかったが左右差を認めた．当時マイコプラズマの流行もあったため，抗菌薬を投与して経過をみようかと考えたが，年齢的に少し早いことと経過が速いように思われて，念のためA病院に紹介した．胸部X線にてクリップの誤飲が判明し，耳鼻咽喉科に紹介して内視鏡的に摘出した．患児はADHDを6歳時に診断された．

　教訓：誤飲は症状出現のエピソードで診断可能だといわれるが，小児は目の届かないところで誤飲をする可能性があり，閉塞症状を起こさない小さな誤飲では誤飲性肺炎になって診断されることも多い．治療に反応しない咳には誤飲を常に念頭におくべきである．

● 症例5

　4か月，男児．主訴は鼻汁，哺乳力低下．5月某日，鼻汁，軽度の咳が出現，その2日後ごろより哺乳力の低下がありK小児科を受診．去痰薬を処方した．再診時には鼻汁，咳はやや軽快したが，活気が乏しく，喘鳴と多呼吸を認めた．RSウイルス（RSV）迅速検査が陽性でA病院に紹介した．

　入院時体温37.8℃，心拍数176回/分．
　呼吸数70回/分，SpO_2 100%（O_2 3Lマスク投与）．
　全身状態：鼻閉，鼻汁あり，鼻翼呼吸あり，活気不良，哺乳力低下．
　大泉門：平坦かつ軟．
　咽頭：発赤なし．
　胸部：呼吸音粗，陥没呼吸あり，心音整，雑音なし（呼吸音粗く聴取困難）．
　腹部：平坦で軟，腸蠕動亢進なし，肝臓1横指触知．
　四肢：チアノーゼなし，浮腫なし，毛細血管再充塡時間<2秒．
　入院時検査でWBC 9,600/μL，Hb 10.1 g/dL，CRP 0.42 mg/dL．X線検査では肺紋理の増強のみであった．
　入院時の各種培養検査は陰性だった．

　RSVによる重症細気管支炎として，入院後点滴，酸素投与にて経過をみたが，次第に呼吸状態は悪化し，2日後には挿管して呼吸管理を行った．ガンマグロブリン，メチルプレドニゾロンなどを投与するも，全身状態は悪化していった．主治医が再度全身状態をチェックして心拍数が多いことから心エコーを依頼したところ，重症の僧帽弁逆流（mitral reflux：MR），僧帽弁前尖肥厚・逸脱が判明した．ただちに国立循環器病センターに送られて，乳頭筋断裂によるMRと確認．僧帽弁置換術が施行され，術後37日目に神経学的後遺症なく退院した．

　教訓：患児はかぜ症状で発症，呼吸状態が悪化しRSV迅速検査が陽性であり，RSVによる重症細気管支炎と診断・加療したが，病状は悪化の一途であった．主治医の機転により，心拍数が多いことから心疾患を除外しようとしたことで診断に到達し救命できた症例であった．たとえ初期診断が正しくても経過が好転しない状況では，ほかの疾患が隠れていないか注意深い観察が重要である．

　症例3〜5はすべて一般外来で普通に「かぜ」として受診している患児である．重症感がある患児もいるが，まったく重症感のない症例も存在する．その他，きわめてまれな疾患として，心筋炎，急性喉頭蓋炎，乳様突起炎などがあげられる．

▶併発症に対する治療

　かぜ症候群の経過において，副鼻腔炎，急性中耳炎や気管支炎を併発することは多い．副鼻腔炎はかぜ症候群の中心症状であり，特別の対応はいらない．10 days' rule に従って経過をみながら，抗菌薬の適応を考慮する．急性中耳炎もよくみる併発症である．

　日本外来小児科ワーキンググループのガイドラインでは，診断後48〜72時間は痛みなどへの対症療法で経過観察し，その後に鼓膜所見など改善がなければ抗菌薬投与を選択肢とするとなっている[6]．

➲文献

1) Turner RB, Hayden GF. The Common cold. In : Kliegman RM, et al, editors. Nelson Textbook of Pediatrics. 18th ed. Saunders Elsevier ; 2007. p.1747-9.
2) 寺田喜平．呼吸器ウイルス総論．堤 裕幸ほか編．臨床医のための呼吸器・消化管ウイルス感染症．東京：診断と治療社；2014．p.2-8.
3) 板垣 勉．外来検査を行う前に知っておきたい話．小児科診療 2014；77：213-8.
4) 日本小児呼吸器疾患学会・日本小児感染症学会．小児呼吸器感染症診療ガイドライン 2011．東京：協和企画；2011．
5) Takano T, et al. Seizure susceptibility due to antihistamines in febrile seizure. Pediatr Neurol 2010；42：277-9.
6) 抗菌薬適正使用ワーキンググループ．小児上気道炎および関連疾患に対する抗菌薬使用ガイドライン—私たちの提案．外来小児科 2005；8：146-73.

〈幸道直樹〉

症状から診断を絞り込む

おなかのかぜ

! これだけは見落としてはいけない
▶ 腸重積，腸回転異常，虫垂炎

　乳幼児では腸重積・腸回転異常，学童児では虫垂炎を見逃してはいけない．すでに胃腸炎を発症している例で腸重積を合併することがあり，より診断が困難となる．

　腸重積の三主徴は間欠的啼泣，血便，腹部腫瘤である．間欠的啼泣（腹痛）が最も早期からみられる．続いて嘔吐がみられ，吐物は時間がたつと胆汁性のものとなる．イチゴジャム様の便が疾患特異的であるが，陽性率は低い．浣腸をして便性を確認することが診断のために行われていたが，正常便だからといって腸重積を否定できない．腹部腫瘤の触診は不機嫌に啼泣している児では困難を極める．このため，現在は超音波検査での診断確定が行われていることが多い．超音波による診断は比較的容易で，まずこの病態を疑うこと，そして超音波検査を行うことが重要である．

　嘔吐が胆汁性のものである場合は腸閉塞を疑うが，とりわけ腸回転異常症が重要な疾患である．ドプラ超音波検査で whirlpool（渦巻き）sign を認めれば腸回転異常症（中腸軸捻転）の診断はほぼ確定できる．

　虫垂炎も嘔吐が先行することが多い．発症初期は上腹部に圧痛があり，胃腸炎と誤られることが多い疾患である．下痢を伴うことはまれといわれているが，虫垂の先端が直腸近くにあり，時に膿瘍が形成されていたりすると，その刺激によって下痢が生じる．幼児期の虫垂炎は診断が困難でかつ穿孔しやすいため，注意が必要である．虫垂炎も超音波で診断が行われるようになっているが，経験を積んだ医師が検査することが必要で，自信がなければCT撮影により診断をする．

「おなかのかぜ」とは

　かぜを医学的に定義すると，上気道の急性炎症ということになる．では，「おなかのかぜ」とは何であろうか．医学用語として奇妙なこの用語は，ほかにも「胃腸かぜ」「げぼかぜ」と言い換えられたりして，小児科外来ではよく使われているようだ．

　われわれ小児科医が「かぜ」という言葉を使うときには，次のような意味合いをもたせていると思われる．つまり，①ウイルス性の疾患であって，特異的な治療法はなく，特効薬はない．②自然治癒するもので，重篤な病気ではないということである．「おなかのかぜ」という用語を使うのは，ウイルスが原因で起こるもので，時間がたてば回復する良性の疾患であることを保護者に伝えたいからに相違ない．「かぜ」というよく使われる言葉で難解な医学用語を避けたものであろうが，母親たちはこの表現を理解してくれているようだ．ただ個人的には，医学的に正確なものではないので，使用は避けるほうが望ましいのではないかと考えている．

　「かぜは万病のもと」であり，落とし穴の多い疾患でもある．「かぜ」と表現しつつも慎重に診察し考察をしなければならない．本項では，「おなかのかぜ」＝「ウイルス性の急性胃腸炎」と定義して論述する．

嘔吐を主訴に受診してきたとき

▶ 嘔吐の原因は消化器由来か

　嘔吐・下痢などの消化器症状を訴えて小児科外来や救急外来を受診する子どもは珍しくない．嘔吐と下痢を併せ持っている場合は胃腸が原因であると考えて差し支えないが，初診時の

❶ 小児期嘔吐の鑑別診断

頻度	幼児	小児	思春期
よくある	胃腸炎 胃食道逆流 過剰摂食 解剖学的閉塞* 全身性感染症 百日咳 中耳炎	胃腸炎 全身性感染症 胃炎 毒物摂取 百日咳 投薬 逆流（GERD） 副鼻腔炎 中耳炎 解剖学的閉塞*	胃腸炎 GERD 全身性感染症 毒物摂取 胃炎 副鼻腔炎 炎症性腸疾患 虫垂炎 片頭痛 妊娠 投薬 催吐薬乱用/過食症 振盪
まれ	副腎生殖器症候群 先天性代謝異常 脳腫瘍（頭蓋内圧亢進） 硬膜下出血 食中毒 反芻症 尿細管性アシドーシス 腎盂尿管移行部閉塞	Reye 症候群 肝炎 消化性潰瘍 膵炎 脳腫瘍 頭蓋内圧亢進 中耳疾患 化学療法 食道アカラシア 周期性嘔吐（片頭痛） 食道狭窄症 十二指腸血腫 先天性代謝異常	Reye 症候群 肝炎 消化性潰瘍 膵炎 脳腫瘍 頭蓋内圧亢進 中耳疾患 化学療法 周期性嘔吐（片頭痛） 胆石疝痛 尿路結石による疝痛 糖尿病性ケトアシドーシス

GERD：gastroesophageal reflux disease.
*異常回転，幽門狭窄，腸重積症を含む． （ネルソン小児科学．原著第 19 版．2015[1)]）

主訴が嘔吐のみのことは珍しくない．このようなときの鑑別診断には消化器以外の要因も考慮しなければならず，そうでないと厄介なことになる．

❶に嘔吐を症状とする疾患を列挙する．年齢によって考慮すべき疾患が異なることに留意すべきで，とりわけ新生児期から乳児期早期の嘔吐は，器質的疾患の除外が重要である．また嘔吐のなかにも，急性発症のものと，慢性の経過をとっているものがある．急性胃腸炎は前者であるし，脳腫瘍などは後者になる．この問題は問診で評価可能であり，本項では急性発症の嘔吐（救急外来を受診してくるような嘔吐）について述べる．

❶に示すような疾患すべてを除外診断していたのでは，多忙な小児科外来は回せない．経験を積んだ小児科医ならば「なんとなくおかしい」

❷ 嘔吐の red flag

病歴	身体所見
2 か月未満 噴水様嘔吐 胆汁性・血性嘔吐 血便，黒色便 強い腹痛 けいれん 意識障害	頻呼吸 髄膜刺激徴候 腹部膨満 心音減弱 頻脈，徐脈 易刺激性 not doing well

という表現をするかもしれないが，それを具体的に表現することは困難である．急性発症の嘔吐患者を診たとき，注意すべき点を red flag として❷にあげておく．

鑑別診断するうえで重要なのは「ウイルス性胃腸炎」という先入観を排除して診察に臨むことである．問診の重要性は論をまたない．母親が「いつもと違う」と言うようなら危険である．

❸ 小児期急性下痢の鑑別診断

頻度	幼児	小児	思春期
よくある	胃腸炎（ウイルス性＞細菌性） 全身性感染症 抗菌薬関連 過食	胃腸炎（ウイルス性＞細菌性） 食中毒 全身性感染症 抗菌薬関連	胃腸炎（ウイルス性＞細菌性） 食中毒 抗菌薬関連
まれ	原発性二糖類分解酵素欠損症 中毒性先天性巨大結腸症 副腎性器症候群 新生児オピエート離脱	毒物摂取 溶血性尿毒症症候群 腸重積症	甲状腺機能亢進症 虫垂炎

（ネルソン小児科学．原著第19版．2015）

まず，嘔吐は胃腸由来かその他に原因があるのかを手早く考察する．

- **尿検査をなるべく実施**：腎臓由来の嘔吐を鑑別する目的以外に，尿ケトンの有無をみる．ケトンが陽性である場合は，嘔吐が長期続いてブドウ糖が枯渇していることが示されている．この場合は，ケトン血性嘔吐症（周期性嘔吐症）の可能性も考える．
- **のど，鼻，耳の診察**：腹部症状だからといって，上気道の観察を省略してはいけない．咳がひどいときには嘔吐が誘発されるので，上気道炎症状の有無は重要である．医師はそれぞれ診察のルーチンをもっているであろう．どのような患者でも，たとえ咳，鼻汁，耳痛がなくとものどや鼓膜の観察はいつもどおり行い，手順を変えるべきではない．急性胃腸炎患児でも咽頭が軽度発赤していることがある．
- **心音のチェック**：心雑音，リズム不整など，いままで聴かれていなかった異常を見落とさない．心音が遠くに聴こえたため，精査したところ心筋炎と診断できたことがある．頻脈は脱水の徴候でもある．
- **下着をずらして腹部は丁寧に観察と触診，聴診**：ヘルニア嵌頓や精巣の観察を忘れない．腸蠕動の亢進は絞扼性イレウスの可能性を示す．手は暖かくして，恐怖感を与えない工夫をする．触診の際にベッドに寝かせると動きまわって腹部の触診が困難な子どもでは，母親の膝と医師の膝をつけるようにして，子どもをその上に寝かせることもある．
- **子どもで髄膜刺激徴候を認めることは困難**：われわれが医師になったとき，指導医から教えられたことは，「腸重積，細菌性髄膜炎，細気管支炎，喉頭蓋炎を見逃すな」ということであった．前2者は嘔吐を伴う疾患である．Hibワクチンや肺炎球菌ワクチンの普及に伴い，細菌性髄膜炎は著減しているが，なくなってしまった疾患ではない．ワクチン歴など確認しながらチェックをする．疑わしければ，採血検査で白血球増多の有無をチェックしておく．

下痢を主訴に受診してきたとき

嘔吐を伴わず下痢だけを主訴に外来を受診することも珍しくない．下痢とは便の水分量が増加した状態で，結果として便の回数が増える．原因は多岐にわたるが，ここでも急性と慢性下痢に分けて考える．急性下痢には急性感染症が多いのに対し，慢性下痢にはアレルギー，吸収不全，慢性炎症などがある．本項では急性下痢について述べる（❸）．

急性下痢症のほとんどが感染症である．細菌性腸炎とウイルス性胃腸炎の鑑別が重要である．細菌性では高熱，腹痛を伴うことが多い．血便は比較的病初期からみられる．嘔吐を認めることは少なく，全身状態が不良である．ウイルス性の場合は嘔吐の回数が多く長時間続く．呼吸器系の症状を合併することも多い．けいれ

❹ ヒト胃腸炎ウイルス

ウイルス名	科	大きさ (nm)	核酸	塩基数 (kb)	ウイルス培養	迅速検査
ロタウイルス	レオウイルス	70	dsRNA　11分節	18.5	＋	＋
アデノウイルス	アデノウイルス	80	dsDNA	35	＋	＋
ノロウイルス	カリシウイルス	30〜35	ss（＋）RNA	7.5〜7.7	－	＋
サポウイルス	カリシウイルス	30〜35	ss（＋）RNA	7.6	－	－
アストロウイルス	アストロウイルス	30〜35	ss（＋）RNA	7.2	＋	－
ヒトパレコウイルス	ピコルナウイルス	22〜30	ss（＋）RNA	7.3	＋	－
アイチウイルス	ピコルナウイルス	22〜30	ss（＋）RNA	7.3	＋	－
ヒトボカウイルス	パルボウイルス	25	ss（＋or－）DNA	5.5	－	－

（牛島廣治ほか，2015[2)]をもとに作成）

んはウイルス性胃腸炎でたびたびみられる（軽症胃腸炎に伴うけいれん）．細菌性胃腸炎の起因菌としてカンピロバクター，病原性大腸菌，非チフス性サルモネラ菌の頻度が高い．病原性大腸菌のなかにはO157のようなベロ毒素産生株があり，溶血性尿毒症症候群を引き起こす可能性があるので，細菌性腸炎を疑った場合には便培養を行っておく．

2歳以下の慢性下痢の多くには単一症候性下痢（toddlerの下痢）が多く認められる．下痢は認められるものの，機嫌は良く食欲もあって体重増加も問題はない．

食物アレルギーによるアナフィラキシー症状としての嘔吐・下痢

アレルギーの原因物質を摂取した後にアレルギーの急性症状として嘔吐や下痢がみられることがある．アナフィラキシーの始まりであることがあり，この場合は救急対応が必要である．

摂食のエピソードなどから比較的容易に診断できるが，皮膚症状を伴わず胃腸症状のみが認められた場合に，アレルギーの一症状と診断することは困難を伴う．症状が軽度であれば，自宅での再摂取を勧め，重度の反応が危惧されるなら，外来で負荷試験をすることが望ましい．

診断のポイント

1st lineで考える疾患

▶ ウイルス性胃腸炎

嘔吐に引き続き下痢や発熱がみられるようなら，嘔吐の原因は胃腸由来の感染症と考えてよい．

❹にウイルス性胃腸炎を起こす原因ウイルスを示す．ロタウイルスワクチンの導入後，ロタウイルス感染症は減少しており，国立感染症研究所のデータ（❺）からみると，発生数は半減し，流行のピークが低くなっていることがわかる．減少しているとはいえ，ワクチン接種は任意接種のままであり，接種率は50％に満たない．この状況では，さらなる患者減少は期待できそうもなく，今後も注意すべき疾患として残るであろう．

一方，ノロウイルスやアデノウイルス，サポウイルスなどによるウイルス性胃腸炎発生数に変動はないため，今後はウイルス性胃腸炎の主体はノロウイルスやアデノウイルス，サポウイルスということになる．ウイルスによって症状が異なることはない．ロタウイルスが比較的重症で発熱率も高く，嘔吐の持続時間も長い．ノロウイルスは中間，アデノウイルスやサポウイ

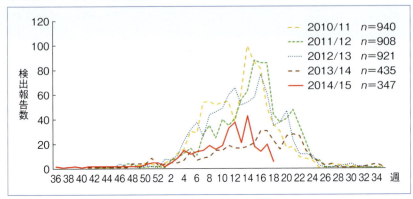

❺ 週別ロタウイルスの検出報告数（2010/11〜2014/15シーズン）

（病原微生物検出情報：2015年5月26日現在，http://www.nih.go.jp/niid/images/iasr/rapid/graph/Vol.36/graph/pf42512.gif）

❻ 周期性嘔吐症候群の診断基準

コンセンサスが得られた周期性嘔吐症候群の定義に適合するには本基準の全項目を満たす必要がある．
- 期間を問わず5回以上発作がある．または6か月間に3回以上の発作がある．
- 強度の吐き気が襲い，嘔吐が1時間から10日間続き，これが1週間以上間隔をおいて発生する．
- 患児はそれぞれ，画一的なパターンと症状を示す．
- 発作時，嘔吐は1時間あたり4回以上起こり，1時間以上続く．
- 発作と発作の間は通常の健康状態に戻る．
- 他の疾患に起因するものではない．

（Li BU, et al. 2008[3]）

ルスは比較的軽症である．

2nd line で考える疾患

▶周期性嘔吐症

　アセトン血性嘔吐症や自家中毒ともいう．胃腸炎でも経過が長くなると尿中にケトン体が排泄されてくる．これをアセトン血性嘔吐症とよぶ医師がいるが，この場合は胃腸炎による嘔吐のため，長期間カロリー摂取ができなかったことにより生じたものである．

　本来の周期性嘔吐症は，誘引のない激しい嘔吐が最初にあって，ケトン体が生成されているものであり，数日間の嘔吐エピソードを周期的に繰り返している経過があれば本症を疑うべきである．下痢を示すことはない．周期性嘔吐症の診断基準を❻に示す．

　初発は2〜5歳であるが，乳児や成人にも認められる．繰り返す，不連続の，定期的な嘔吐発作であり，発作間欠期はまったく正常である．発作は通常，早朝（午前2〜4時）に起こることが多いとされる．他疾患に比べ嘔吐は激しく，1時間に4回以上起こる．

　原因はいまだ明らかでなく，片頭痛の関与やミトコンドリアなどの脂肪酸代謝系の障害，自律神経系の障害などが考えられている．患児の80％以上に片頭痛をもつ1親等内の血縁者がいる．嘔吐発作は感染がきっかけになることが多いが，精神的なストレスや，チョコレート，チーズなどの食物，睡眠不足や乗り物酔い，郊外学習や運動会などの行事などがきっかけになって発症することが多い．

　「真綿をつかむような」と表現されるような腹部所見をもち，やせ型で活気なく食欲の低下は著明である．

治療のポイント―急性胃腸炎の外来診療

▶全身状態の評価

　急性胃腸炎による嘔吐，下痢であると診断された後，まず患児の全身状態を評価しなければならない．❼に脱水の評価方法を示す．重度の脱水の場合は入院が必要である．ここでは，発症初期の脱水がみられない状態から軽度から中

❼ 子どもの脱水症の評価方法

症状	最小限の脱水または脱水なし (体重の3％未満の喪失)	軽度～中等度の脱水 (体重の3～9％の喪失)	重度の脱水 (体重の9％を超える喪失)
精神状態	良好，覚醒	正常，疲労または落ち着きがない，刺激反応性	感情鈍麻，嗜眠，意識不明
口渇	正常に水を飲む．液体を拒否することもある	口渇，水を懇願する	ほとんど水を飲まない．飲むことができない
心拍数	正常	正常から増加	頻脈．ほとんどの重症例では徐脈
脈の状態	正常	正常から減少	弱い，糸様脈，または脈が触れない
呼吸	正常	正常，速い	深い
眼	正常	わずかに落ちくぼむ	深く落ちくぼむ
涙	あり	減少	なし
口・舌	湿っている	乾燥している	乾ききっている
皮膚のしわ	すぐに元に戻る	2秒未満で元に戻る	戻るのに2秒以上かかる
毛細血管再充満時間	正常	延長	延長，最小限
四肢	暖かい	冷たい	冷たい，斑状，チアノーゼあり
尿量	正常から減少	減少	最小限

(King CK, et al. 2003[4])

等度の脱水症状までの児に対する外来での対応について述べる．

脱水のないごく初期の場合は補水療法を必要としない．水分摂取が可能なら，いつもの水分・食事をとらせて差し支えない．嘔吐や下痢が持続していて脱水を認めた際の第1選択は経口補水療法である．

▶ 経口補水療法（ORT）

経口補水療法（oral rehydration therapy：ORT）は，コレラの治療研究から生まれたもので，有効性が確認された後，コレラのみならず小児期のウイルス性急性胃腸炎の治療法として広く用いられるようになった．軽度から中等度の脱水に対して最初に試みられるべき治療法である．

経口補水療法の利点は次のとおりである．
①効果は経静脈輸液と同等である．
②重大な合併症の頻度が少ない．
③病院滞在時間が短い．

同等の治療効果であるならば，安全で苦痛が少なく，より経済的な方法である経口補水療法が選択されるべきであろう．しかし，もちろん禁忌もある．重度の脱水やイレウスなど外科的疾患の疑いのある患者やショック状態の患者，また，10 mL/kg/時を超える排便量が認められるような下痢症患者では，経静脈輸液が選択される．

嘔吐直後の顔色不良の時間が過ぎれば早速に経口補水療法を開始する．経口補水液（oral rehydration solution：ORS）を用いることが勧められている．ORSはスポーツドリンクより塩分濃度が高く，糖質が少ない．このため，脱水がなく全身状態良好の際には，塩気が強く感じ

> ✓ **ORS の Na 濃度**
>
> 日本で市販されているORSの代表であるOS-1（オーエスワン®）のNa濃度は50 mEq/Lで，スポーツ飲料のNa濃度は21～30 mEq/Lである．嘔吐・下痢で失われる胃液・腸液のNa濃度が50 mEq/L程度あり，失われた電解質を補充する意味がある．逆に，糖はOS-1で炭水化物として2.5 g/dLに対し，スポーツドリンクは5～6 g/dLである．

られ飲みにくい．脱水が進んできて，口渇もみられるころには嫌がらず進んで飲むようになる．胃腸炎の初期で脱水も軽度であれば，スポーツドリンクでも差し支えない．

投与はティースプーン1杯から開始する．口渇のため多量を飲みたがる場合もあるが，「すぐに次をあげるから」と説明して，嘔吐の再発がないことを確認する．嘔吐がみられなければ量を増やして投与間隔をあけていく．初期に根気よく行うことがこの療法のコツであり，外来で数回試みてから自宅での継続を指示することが望ましい．

欧米のガイドラインでは，4時間程度で脱水の補正をするように記載されている．排尿がみられ顔色が戻っており，嘔吐が認められなくなっていれば補正されたと考えてよい．わずかでも飲めて顔色も改善してくると保護者も「大丈夫」と感じることができる．

保護者のこの体験は，次回の嘔吐のときの家庭での対応に活かされるであろうし，他の保護者へ口コミで広がっていくことが期待できる．初期対応の重要性が理解されれば，嘔吐を主訴に救急外来を受診する患者も減らすことが可能となるであろう．

▶経静脈輸液

経口補水でも改善しなければ，経静脈輸液を行う．中等度脱水の場合，水分喪失量は乳児で100 mL/kg，年長児で60 mL/kg程度である．外来での輸液療法はすべてを補正する必要はないが，循環血液量の回復は重要であり，外来では排尿の確認（できれば2回）で代用する．

使用する輸液は細胞外液補充液を用いることが多い．以前よく使用された1号輸液はNa濃度が90 mEq程度であり，多量投与による医原性低ナトリウム血症発生の可能性があるので，最近はラクテック®などの乳酸リンゲル液や，糖質の添加されたポタコールR®（いずれもNa濃度は130 mEq/L）などの製剤が使用される．

点滴を行う際，同時に採血を行い血糖や電解質のチェックを行いたい．電解質検査を実施できない施設でも，血糖はテープによる検査法が普及しており検査可能である．これを利用して血糖をチェックし，低血糖を認めた場合はブドウ糖投与量を増やす．排尿の確認，全身状態の改善を確認できれば帰宅は可能であり，自宅での経口補水療法の継続としている．

ウイルス性胃腸炎の二次感染予防

感染対策の基本は，標準予防策といわれる十分な手洗いである．ノロウイルスやロタウイルスはアルコールでは死滅しないこと，室内などの環境下では衣服，寝具の表面などで数週間生存できることを知っておく必要がある．

東京都の作成したガイドラインがきわめて詳しく役に立つ（http://www.fukushihoken.metro.tokyo.jp/shokuhin/noro/manual.html）（平成26年11月接続）．とくに排泄物・吐物の処理方法，リネン類の処理方法，備品などの清潔の保持・消毒方法について具体的に詳しく記載されている．

消毒液として利用される次亜塩素酸ナトリウムは原液（病院用ハイター）が6％である．有機物を多く含む便や吐物，汚物がついた床，便器の消毒は0.1％液，蛇口，居間，台所，おもちゃ，ドアノブなどは0.02％液を用いる．0.1％液をつくるときには原液50 mL（ペットボトルキャップ10杯）を水3 Lで希釈する．0.02％液の際は原液10 mLを3 Lで希釈すればよい．ちなみに，小児科でよく使用されるミルトン®は原液1.1％である．消毒液は保存状態で濃度が変化してしまうためつくりおきができない．

最近は嘔吐物処理の用具がキットとして市販されている．次亜塩素酸系消毒薬，使い捨てマスク，使い捨て手袋，使い捨てエプロン，シューズカバー，廃棄用ビニール袋，紙製ちりとり，ペーパータオルなどがセットになっていて使いやすい．個々の施設でこれらの用具をまとめておき，処理の際に利用しやすいようにしておけば，その分コストを削減できる．

▶ **薬物投与について**

おなかのかぜであるウイルス性胃腸炎に対し特異的な薬物療法は存在しない．嘔吐や下痢に関しても，時間が経過すれば収まるので，薬物投与をしなければいけないという疾患ではない．ただし，頻回の嘔吐に対して，制吐薬が使われることがある．海外での臨床研究から，オンダンセトロンの有効性が確定している．

しかしこの薬剤は，日本において抗悪性腫瘍薬投与に伴う消化器症状の場合のみ使用可能とされていて，日本国内ではウイルス性胃腸炎の嘔吐に対して使用できない．このため，ほかの制吐薬，メトクロプラミドとドンペリドンが国内では頻用されている．国内外の臨床研究で急性胃腸炎に対して有効であるとする研究はあるが，錐体外路系の副反応や心電図異常が認められることもあり，注意が必要である．漢方薬の五苓散が有効という報告もある．注腸や坐薬といった剤形の使用は保険適応外使用に当たるので，保護者に十分説明のうえで使用する必要がある．

下痢に対しても止痢薬使用に関するエビデンスは乏しい．ロペラミドは6か月未満児には禁忌であり，6か月から2歳児には原則禁忌とされている．このため，乳酸菌製剤（プロバイオティクス）などで経過をみるのが無難である．下痢が遷延した場合には二次性の乳糖不耐症の可能性があり，乳糖除去乳の有効性が示されている．

⊃ **文献**

1) 衞藤義勝監修．ネルソン小児科学．原著第19版．東京：エルゼビア・ジャパン；2015．
2) 牛島廣治ほか．急性胃腸炎の病原微生物診断．外来小児科 2015；18：164-70．
3) Li BU, et al. North American Society for Pediatric Gastroenterology, Hepatology, and Nutrition consensus statement on the diagnosis and management of cyclic vomiting syndrome. J Pediatr Gastroenterol Nutr 2008；47：379-93.
4) King CK, et al. Managing acute gastroenteritis among children oral rehydration, maintenance, and nutritional therapy. MMWR 2003；52：RR-16.

⊃ **参考文献**

- 黒崎知道専門編集．プライマリ・ケアの感染症—身近な疑問に答えるQ&A．田原卓浩総編集．総合小児医療カンパニア．東京：中山書店；2013．
- 花田卓也ほか．周期性嘔吐症．小児科 2004；45：1593-7．

〈中村　豊〉

症状から診断を絞り込む

届出が必要な感染症
—外来で遭遇する五類感染症

> **！これだけは見落としてはいけない**
> ▶感染力や罹患した場合に重篤性のある疾患 "麻疹"
>
> 麻疹は，感染力が非常に強く，生命に関わる合併症や後遺症を残すことも少なくない．近年，日本における患者数は激減し，まれな疾患となりつつある．一方，ワクチン接種者でも経年的にその免疫効果が低下した状態（secondary vaccine failure）となり，修飾麻疹として発症することもある．これらは非典型的な症状のため，診断が困難となる．軽症のこともあるが，感染性を有するため免疫的弱者である乳児などへ感染を拡大させる原因となりうる．
> 　感受性者には，患者との接触後 72 時間以内であれば麻疹ワクチン緊急接種により，また 4 日以上 6 日以内であれば，ガンマグロブリンの投与によって，発症予防または症状の軽減が期待できる．二次・三次感染予防のためには，医療機関のみならず，保育所・幼稚園・学校などでの接触者への対応が必要となる．このため最寄りの保健所への届出はただちに（24 時間以内）に行わなくてはならない．

「感染症の予防及び感染症の患者に対する医療に関する法律（感染症法）」により，届出が必要な感染症を診断した医師は，最寄りの保健所に届け出る必要がある．すべての医師が届出を行う感染症（全数把握感染症）と，指定された医療機関のみが届出を行う感染症（定点把握感染症）がある（❶）．感染力や罹患した場合の重篤性などに基づいて一類から五類に分類されている．なお，五類全数把握感染症のうち，侵襲性髄膜炎菌感染症および麻疹はただちに（24 時間以内に）届出を，その他の感染症は 7 日以内に（風疹はできるだけ早く）届出をする．指定された小児科またはインフルエンザ定点医療機関では，当該の定点把握感染症を週単位で報告する．感染症法では，麻疹，風疹，突発性発疹をそれぞれ「麻しん」「風しん」「突発性発しん」と表記している．

本項では五類感染症のうち，小児科外来において遭遇する頻度の高い疾患と，現在まれな疾患となったが，疾患の重篤性や公衆衛生上早期対応が求められる疾患について概説する．

発疹性発熱疾患の鑑別

届出が必要な感染症のうち，外来で遭遇する頻度の高い疾患で，かつ鑑別が容易でないものとして発疹性発熱疾患があげられる．発疹は紅斑，水疱・膿疱，点状出血斑・紫斑に分類できる．原因としては，ウイルス性，細菌性が多いが，地域によってはリケッチア性（日本紅斑熱など）も考慮する．多くの場合，検査による診断の確定には時間がかかる．これら疾患の重症度は軽症（突発性発疹症）から致死的疾患（髄膜炎菌性髄膜炎）が含まれるため，入院，隔離，エンピリックセラピーを含めた抗菌薬治療の必

> **✓ 感染症の届出基準**
>
> 小児科またはインフルエンザ定点医療機関に求められる定点把握感染症のうち，検査による診断の確定を求めているのは RS ウイルス感染症のみである．つまり，他の疾患は届出基準にある特徴的な臨床症状を満たせば，臨床診断例として届出ができる．届出基準の詳細は，厚生労働省のホームページを参照されたい（http://www.mhlw.go.jp/stf/seisakunitsuite/bunya/kenkou_iryou/kenkou/kekkaku-kansenshou/kekkaku-kansenshou11/01.html）．

❶ 五類感染症

全数把握感染症	定点把握感染症
・アメーバ赤痢 ・ウイルス肝炎（A型・E型を除く） ・急性脳炎（ウエストナイル脳炎，日本脳炎を除く） ・クリプトスポリジウム症 ・クロイツフェルト・ヤコブ病 ・劇症型溶血性レンサ球菌感染症 ・後天性免疫不全症候群 ・ジアルジア症 ・髄膜炎菌性髄膜炎 ・先天性風しん症候群 ・梅毒 ・破傷風 ・バンコマイシン耐性黄色ブドウ球菌感染症 ・バンコマイシン耐性腸球菌感染症	・RS ウイルス感染症 ・咽頭結膜熱 ・インフルエンザ（高病原性鳥インフルエンザを除く） ・A 群溶血性レンサ球菌咽頭炎 ・感染性胃腸炎 ・急性出血性結膜炎 ・クラミジア肺炎（オウム病を除く） ・細菌性髄膜炎 ・水痘 ・性器クラミジア感染症 ・性器ヘルペスウイルス感染症 ・成人麻しん ・尖圭コンジローマ ・手足口病 ・伝染性紅斑 ・突発性発しん ・百日咳 ・風しん ・ペニシリン耐性肺炎球菌感染症 ・ヘルパンギーナ ・マイコプラズマ肺炎 ・麻しん（成人麻しんを除く） ・無菌性髄膜炎 ・メチシリン耐性黄色ブドウ球菌感染症 ・薬剤耐性緑膿菌感染症 ・流行性角結膜炎 ・流行性耳下腺炎 ・淋菌感染症

要性を判断する．以下のポイントに留意して鑑別する．

病歴：発疹性発熱疾患の診断においては，詳細な問診が重要となる．発症後の時間経過，随伴症状，シックコンタクト，既往歴，予防接種歴，海外渡航歴，服薬歴を聴取する．季節や疾患の流行も考慮する．

身体所見：発疹の種類を理解することで正確な評価と重症度と進行具合を判定できる．病変の分布，形状，広がりを把握することが大切である．バイタルサインや全身状態の評価に加えて，リンパ節腫脹，口腔・陰部・結膜病変，肝脾腫，擦過傷・刺し口，圧痛や項部硬直，神経学的異常所見の有無を診察する．

検査：初診の段階では検査による確定診断に至らないことが多い．血算，分画，CRP，生化学検査，血液培養は病原体同定や疾患の経過予測において有用である．

▶ **丘疹性発疹症（紅斑）**

丘疹性発疹症（紅斑）はウイルス感染症に伴うことが多いが，実際は細菌性，薬剤性を含む広範囲な原因による．流行がない場合には，全身性に皮疹が分布する感染性発疹症の鑑別は困難となることが多いが，疾患によっては家族などの濃厚接触者のみならず，地域への感染拡大など公衆衛生上の対応としても大切となる．しばしば鑑別が必要となる感染性発疹症には，麻疹，風疹，伝染性紅斑，突発性発疹，猩紅熱があげられる．これらの皮疹は頭部・頸部から始まり，その後，徐々に末梢性に拡大することが多い．

麻疹：発熱，咳嗽・鼻汁などのカタル症状より始まり，いったん解熱したのち再び体温が上昇する第4病日ごろに発疹が出現する．頭部か

ら始まり，手掌・足蹠へと広がり，癒合傾向を示す．発疹は，出現した順に徐々に消退し，色素沈着を残す．口腔粘膜のコプリック斑が特徴的である．

風疹：麻疹と似たような症状であるが，発熱と同時に発疹が出現し，一般的に軽症で皮疹の持続期間は短い（2～4日間のため三日はしかともよばれる）．耳介後部のリンパ節腫脹が特徴的である．

伝染性紅斑：前駆症状は軽微だが，発熱，食欲不振，咽頭痛，腹痛などがある．いったん解熱したのちに頬がりんごのように真っ赤になる．その後，発疹は上肢を中心に四肢・体幹に数日かけてレース状または網状に広がる．6～8週間程度，寛解増悪を繰り返す．

突発性発疹：3歳未満の小児で発症する．3～5日程度高熱が持続し，解熱後に発疹が出現する．頸部・体幹部から四肢に拡大するびまん性紅斑で，2，3日程度で消退する．

猩紅熱：発熱，咽頭痛とともに，びまん性紅斑，またはサンドペーパー様紅斑を伴うA群溶血性連鎖球菌感染症である．発疹が消退した後に落屑を伴うのが特徴である．

1st line で考える疾患

RSウイルス感染症，咽頭結膜熱，A群溶血性連鎖球菌咽頭炎，感染性胃腸炎，水痘，手足口病，伝染性紅斑，突発性発疹，百日咳，ヘルパンギーナ，流行性耳下腺炎，インフルエンザのうち，毎年流行時期がある程度決まっているもの，数年ごとに全国的に流行するものを把握しておく．同時に，保育所・幼稚園・学校などでの流行状況についても情報を収集する．

▶ RSウイルス感染症

冬季に流行する呼吸器感染症である．終生免疫が獲得されないため，何度でも罹患する．学童児の場合は，普通感冒様の症状であることが多いが，とくに乳児期早期に罹患した場合は，鼻汁，喀痰などの分泌物の貯留，喘鳴を伴い急性細気管支炎へと進展し，呼吸障害を併発することが多い．さらに，早産児，先天性心疾患や慢性肺疾患を基礎疾患にもつ児の場合は，重症化しやすいため注意が必要である．

診断は鼻腔吸引液や鼻咽頭ぬぐい液を用いた迅速抗原検査による．

▶ 咽頭結膜熱

アデノウイルスの感染により，発熱，咽頭炎，結膜炎をきたす．高熱に始まり，頭痛，咽頭痛，眼痛，羞明などが3～7日程度持続する．咽頭発赤や結膜充血などの所見を認める．幼児から学童期を中心に夏季に流行する．プールでの感染も多くみられることから，プール熱ともよばれる．潜伏期間は主に5～7日である．

診断は咽頭ぬぐい液による迅速診断検査による．主要症状が消失した後2日経過してからの登園・登校を許可する．

▶ A群溶血性連鎖球菌咽頭炎

発熱，咽頭痛が主な症状であるが，一般的に咳嗽は伴わない．発症数週間後にリウマチ熱や急性糸球体腎炎などを合併することがある．発疹を伴うものを猩紅熱とよぶが，発熱と同時または半日ほど遅れて，頸部・腋窩・鼠径部などを中心にびまん性紅斑，またはサンドペーパー様紅斑を伴う．発疹が消退した後に落屑を伴うのが特徴である．

咽頭ぬぐい液での迅速診断検査，もしくは細菌培養検査で確定する．適切な抗菌薬を投与することにより24時間以内に感染性は消失するため，治療開始後1日経過してからの登園・登校を許可する．

▶ 感染性胃腸炎

主にウイルスや細菌による消化器感染症で，嘔吐，下痢，腹痛，発熱を主症状とする．通常，数日から1週間程度の経過で治癒する．ウイルスではロタウイルス，ノロウイルス，アデノウイルス，細菌ではカンピロバクター，非チフス性サルモネラ，腸管出血性大腸菌（ベロ毒素産生性O157など）が原因となることが多い．ノロウイルスは初冬に，ロタウイルスは冬季から初春にかけて流行する．いわゆる食中毒菌は年

間を通して発生するが，夏季における報告が多い．ウイルス性では水様便であることが多く，粘血便や強い腹痛の場合は細菌性を考慮する．

ウイルス性胃腸炎（ロタウイルス，ノロウイルス，アデノウイルス）は便中抗原迅速診断検査で，細菌性胃腸炎は便培養検査で診断する．腸管出血性大腸菌（ベロ毒素〈Vero toxin：VT〉を産生する腸管出血性大腸菌）を検出した場合には，ただちに（24時間以内に）保健所に報告する（三類感染症）．

▶水痘

水痘・帯状疱疹ウイルスの感染により，紅斑，丘疹，水疱，痂皮の順に変化する発疹が全身に出現する．軽症の場合が多いが，時に肺炎，脳炎などを引き起こすこともある．白血病患者などの免疫抑制状態の者が水痘に罹患すると致死的であることが知られている．潜伏期間は主として14～16日である．

地域的流行や特徴的な発疹のため臨床的に診断できることが多いが，水痘ワクチン接種者の軽症例（breakthrough水痘）では診断が難しいこともある．すべての発疹が痂皮化するまで登園・登校は禁止する．

▶手足口病

コクサッキーウイルスA16型，エンテロウイルス71型の感染により，口腔粘膜と手掌・手背や足底・足背を中心に水疱性発疹を生じる．頰粘膜，舌にできた口内炎による疼痛のため流涎を伴い，経口摂取不良から脱水に至るケースもある．一般的に手足の水疱は隆起せず，かゆみや痛みはない．夏かぜの代表で，乳幼児において流行することが多い．

2011年以降，コクサッキーウイルスA6型による手足口病の流行がある．従来の手足口病と比較して，大きな発疹や手足に限定しない広範囲な病変などの特徴をもつ．また，治癒数週間後に爪が変形したり剝がれたりすることもある．

▶伝染性紅斑

パルボウイルスB19の感染による．頰がりんごのように真っ赤になるため，りんご病ともよばれる．発熱，食欲不振，咽頭痛，腹痛などの感冒症状のあとに，両側の頰を中心に紅斑が出現する．その後，四肢伸側にレース状の紅斑が出現する．血液疾患がある場合の重症貧血，妊婦が感染した場合の胎児水腫は合併症として重要である．学童期に好発する．

血清IgM抗体検査による診断が可能であるが，妊婦以外は保険診療適応外となることもあり，臨床的に診断されることが多い．

▶突発性発疹

主として，ヒトヘルペスウイルス6型の初感染による．3～5日程度高熱が持続し，解熱後に発疹が出現する．頸部・体幹部から四肢に拡大するびまん性紅斑で，2, 3日程度で消退する．咳嗽・鼻汁などの呼吸器症状は伴わず，軟口蓋に永山斑を認めることがある．一般的に，高熱の割に全身状態は良いが，不機嫌な場合や熱性けいれんを合併することもある．3歳未満の小児で発症するが，乳児期後半から幼児期早期に好発し，"生まれて初めての高熱"として発症することも多い．年齢，症状，所見から臨床的に診断することが一般的である．

▶百日咳

百日咳菌の感染によって起こり，年齢や過去の予防接種歴などによって症状が異なる．潜伏期間は7～10日程度で，典型的には①カタル期（かぜのような症状が1～2週間続く），②痙咳期（咳き込み後にヒューという笛声を伴う咳などがあり，2～6週間持続する），③回復期に分けられる．全経過はおおむね2～3か月で，発熱はほとんどない．生後6か月未満児ではしばしば重篤となり，合併症としては肺炎，けいれん，脳症などがある．

確定診断のための検査としては，①百日咳菌選択培地を利用した鼻咽頭培養検査や②抗百日咳毒素抗体（抗PT抗体）の検出が一般的である．培養検査による検出率は高くはなく，結果判定に7～10日かかる．血液検査では2回の採血を基本として，2～3週間の期間を要するため迅速性に欠ける．さまざまな理由により診断が

容易でないことに加え，治療を受けなくともたいていは時間経過とともに自然軽快するため，気づかれないままに百日咳が蔓延する原因となる．

かつては子どもの病気と考えられていたが，近年思春期・成人患者を中心に増加傾向にあり，注意が必要である．適切な抗菌薬服用後5日を経過していれば登校は可能である．

▶ヘルパンギーナ

主にコクサッキー A 群ウイルスの感染による．発熱のほかに，口蓋弓部に直径1，2 mm ほどの水疱や潰瘍を形成する．発熱，咽頭痛が主な症状で，咳や鼻水などの感冒症状は伴わないことが多い．手足口病同様に乳幼児において夏季に流行することが多い．

▶流行性耳下腺炎（ムンプス）

ムンプスウイルスの感染により，耳下腺の腫脹・疼痛などを主な症状とする．30％程度は，感染してもまったく症状の出現しない不顕性感染となる．たいていは1週間程度で軽快するが，1～2％に入院を要する無菌性髄膜炎を合併するほか，0.1％に不可逆的な難聴が起こる．思春期以降では，精巣炎や卵巣炎の合併もある．潜伏期間は主に16～18日である．

耳下腺腫脹をきたす原因としては，ムンプスウイルス以外の感染症や反復性耳下腺炎などもあり，症状や身体所見のみで診断を確定することはできない．通常診療としては，血清IgM抗体価による診断確定が可能である．多くは軽症でありかつ特異的治療法がなく治療方針に決定的な影響を与えないこともあって，検査による診断の確定を行うことは多くないと考えられる．

耳下腺，顎下腺または舌下腺の腫脹が発現した後5日を経過し，かつ，全身状態が良好であれば登園・登校可能となる．

▶インフルエンザ

冬季に流行する呼吸器感染症で，普通感冒に比べて全身症状を伴い，肺炎や中耳炎，熱性けいれんなどを合併することが多い．咳嗽，鼻汁などの感冒症状のほかに，急激な発熱，頭痛，筋肉痛，全身倦怠感などの全身症状を伴うものをインフルエンザ様疾患という．このうちインフルエンザウイルスによるものをインフルエンザという．一部，嘔吐や下痢などの消化器症状を伴うこともある．インフルエンザ H1N1 2009，A 香港（H3N2）型インフルエンザ，B 型インフルエンザの3種類が流行している．

鼻咽頭ぬぐい液を用いた迅速診断検査によって確定される．発症した後5日を経過し，かつ，解熱した後2日（幼児にあっては，3日）を経過するまでに登園・登校は禁止する．

2nd line で考える疾患

▶麻疹

麻疹ウイルスの感染により，発熱，咳，鼻汁，結膜充血，眼脂などの上気道症状・結膜症状が出現し，次第に増強する（カタル期）．発熱3日目ごろから頬粘膜に白色粘膜疹（コプリック斑）が出現する．このころ，いったん解熱傾向がみられるものの39～40℃の高熱となり（二峰性発熱），同時に顔面から体幹，四肢へと足側に向かって発疹が出現する（発疹期）．発疹は出現後4，5日で消退し始め，色素沈着を残しながら消えていく（回復期）．発熱期間は通常7～10日間である．潜伏期間は，主に8～12日である．

咽頭ぬぐい液，血液，髄液からの分離・同定による病原体の検出もしくはPCR法による病原体の遺伝子の検出，または血清抗体の検出などの検査により確定診断される．麻疹は患者が発生するたび，診断した医師が，ただちに（24時間以内に）最寄りの保健所に届け出なければならない全数届出感染症である．PCR法による病原体遺伝子検査は保険診療適応外となるが，麻疹を臨床的に疑った際に保健所に依頼して行政検査として行われるのが一般的である．解熱した後3日を経過するまで登園・登校は禁止する．

▶風疹

麻疹と比較して軽い疾患と考えられているが，風疹に対する免疫がない妊娠早期の妊婦が

感染すると胎児が先天性風疹症候群を発症することがあり、流行をコントロールすべき重要な疾患である。まれに急性脳炎や特発性血小板減少性紫斑病（idiopathic thrombocytopenic purpura：ITP）を合併する。発熱と同時に発疹が出現するのが特徴である。発疹は顔面から始まり、その後全身に広がっていくことが多い。3～5日程度で消失するため三日はしかともよばれる。耳介後部などのリンパ節腫脹を伴うことが多い。潜伏期間は主に16～18日である。

他のウイルス性発疹症と見間違うことも多く、臨床症状のみの診断は難しく、血清IgM抗体などの検査による診断確定がより望ましい。発疹が消退するまでは登園・登校を禁止する。

治療のポイント

本項で取り上げた感染症のうち特異的治療法があるのは、A群溶血性連鎖球菌咽頭炎、百日咳、インフルエンザのみである。その他の疾患に対しては、対症療法が中心となるが、ワクチンによる発症もしくは重症化予防が可能な疾患である麻疹、風疹、水痘、流行性耳下腺炎（ムンプス）、百日咳、インフルエンザに対しては、適切な時期に十分な回数のワクチン接種が重要となる。麻疹、風疹では、当該ワクチン未接種である感受性者に対しても、ワクチン緊急接種などの対応が可能である。

麻疹ワクチン未接種者の場合、麻疹患者との接触後72時間以内であれば麻疹ワクチン緊急接種により、また4日以上6日以下であれば、ガンマグロブリンの投与によって、発症予防または症状の軽減が期待できる。

水痘未罹患者やワクチン未接種者の場合、接触後72時間（おそくとも120時間）までに水痘ワクチンを接種すれば、発症予防もしくは症状軽減に役立つ。

参考文献

- 伊東宏明ほか. 子どもの感染症・アレルギー. 東京：労働教育センター；2012. p.95.
- McKinnon HD Jr, et al. Evaluating the febrile patient with a rash. Am Fam Physician 2000；62：804-16.

（伊東宏明）

症状から診断を絞り込む　咳

> **！ これだけは見落としてはいけない**
> ▶呼吸困難
>
> 　小児の咳嗽のうち，圧倒的多数を占めるのは気道感染症であり，かぜである．しかし，一部には呼吸困難を伴うような感染症やアレルギー性疾患，気道異物が原因となることがある．また，目の前の子どもが呼吸困難を起こしていないかを見極める目は最低限必要である．

子どもの咳嗽の考え方

▶現在の乳幼児が非常に多く咳をするのはなぜか

　ヒトは進化の過程でコミュニケーション能力を高めるために，喉頭の位置を下げ，他の動物に比べて咽頭が広くなっている（❶）．そのために飲み込むごとに喉頭をもち上げて，喉頭以下に食物が入らないように蓋をする機構をもっている．これが嚥下である．

　嚥下の際に食物が気道に入れば窒息の危険があるため，喉頭内に食物が入ると触覚センサーが刺激され，ただちに声門を閉鎖し胸壁の呼吸筋が収縮し，ほぼ同時に気管支平滑筋を収縮させて気道内圧を高めた直後，声門を開放し爆発的に空気を外に出す．こうして，喉頭に入った異物を空気の力で咽頭へ戻すための反射が発達した．これが咳嗽反射である．ヒトは複雑な音声を出すことができるようになった代わりに，誤嚥による窒息のリスクが高まり，それを防ぐために咳嗽反射を発達させてきたといえる．そのため，ヒトはほかのあらゆる動物よりも発達した咳反射をもっており，それゆえに"咳をしやすい"ことになる．

　呼吸をしている間には，喉頭は開いているために，常に異物の侵入に備える必要がある．咽頭や喉頭粘膜は粘液を分泌しており，その量が一定量を超えると病的でなくても咳嗽反射が引

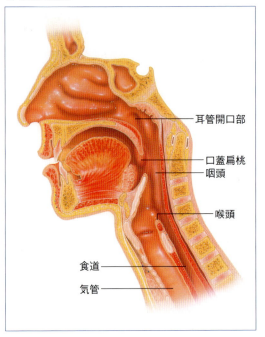

❶ 咽頭と喉頭

耳管開口部
口蓋扁桃
咽頭
喉頭
食道
気管

き起こされる．健康な児でも日に何度かは必ず咳が出ることにも注意が必要である．

▶なぜ咳を引き起こす感染症が蔓延しているのか

　乳幼児の病的咳嗽のほとんどは感染症である．なぜ，これほど"咳"を引き起こす感染症が蔓延しているのだろうか．

　人類がアフリカで発生して以来，現在まで，乳幼児が集団で生活をするということはなかった．文明とともに都市化が進み，徐々に感染症の流行がみられるようになったが，当時も流行

の中心は社会生活をする成人であり，乳幼児は成人から感染することが多かっただろう．

しかし，現在は多くの乳幼児が集団生活を行っている．保育所の入所児は年々増加しており，2013～2014年に行った筆者の診療所（大阪府柏原市）の調査では，0歳児の23％，1歳児の44％がすでに集団生活を行っていた．保育所では乳幼児数十人が同じ集団で生活しており，多くのウイルスや細菌に対し感受性が高いため，容易に感染症が流行する．感染は乳幼児から成人へと広がり，社会全体にも影響している．

ウイルスや細菌などの微生物は常に変異を続けており，また個体から個体へと広がっていくなかで，感染力の高いものほど自らのコピーを残すことができる．気道に感染した微生物は，生体の咳を惹起すると他の個体へと感染しやすいために，集団ではそういった遺伝子をもつ株が生き残りやすいような選択圧がかかることになる．

現在のような人口密度の高い社会，とりわけ

❷ 小児と成人の副鼻腔の構造

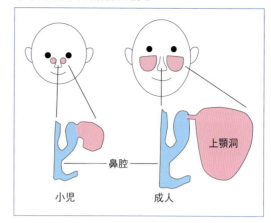

乳幼児の集団生活が一般化することは，咳を引き起こす遺伝子をもつ微生物が発生しやすく，感染は容易に広がっていくことになる．それが現在の乳幼児の咳嗽につながっている．

小児の鼻副鼻腔の構造と鼻副鼻腔炎

小児のなかでも，とりわけ乳幼児の咳嗽を考えるとき，鼻副鼻腔の構造を理解しておく必要がある．

ほとんどの気道ウイルスは鼻腔の粘膜に感染し，細胞の中で増えていくことになる．ウイルスは粘膜から粘膜へと広がっていくが，このときに副鼻腔の構造が問題になる．❷のように，成人は副鼻腔と鼻腔は別々の部屋になっているが，乳幼児の副鼻腔は鼻腔との交通がよく，ほぼ一体になっている．

乳幼児の鼻腔にウイルス感染が起こると❸A→Bのように，ウイルスは粘膜から粘膜へと次々にうつっていく．構造的に副鼻腔内部には分泌物がたまりやすく，たまった分泌物の中の水分は粘膜から徐々に吸収されていく．感染のステージが進むと，❸Cのように粘度が上がった分泌物がたまっていくことになる．この分泌物が鼻腔に出て，前に流れれば膿性鼻汁に，後ろに流れれば後鼻漏と判断される．なお，分泌物の大半は後ろに流れる．ふだんは嚥下でそれを処理しているが，深睡眠のときには嚥下回数が減少し，咽頭に分泌物がたまるので湿った咳が出やすくなる．とくに乳児は口腔が狭く，鼻呼吸への依存が大きいので，鼻副鼻腔炎の症状は強い．

これまで，多くの小児科医は耳鼻咽喉科疾患の教育を受ける機会がなかったため，鼻副鼻腔炎の病態を把握しないままに治療を行っているのが現状である．鼻副鼻腔炎は症状が長引くために，喘息や気管支炎といった診断で，多くの治療的介入がなされることが多い．しかし，ほとんどの投薬には効果はなく，過剰な治療が保護者の不安感を増すことにつながってしまっている．

❹に典型的なウイルス感染の経過を示す．最初に発熱し，その後気道症状が続くが，鼻副鼻腔に貯留液を認める期間とほぼ一致する．投薬ではこの経過を変えることはできないが，症状が続く間はほかに合併症がないか，慎重に経過観察を行う．

❸ ウイルス感染による小児の鼻副鼻腔炎

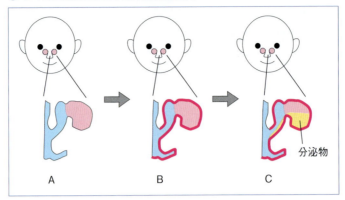

❹ ウイルス感染症の自然経過

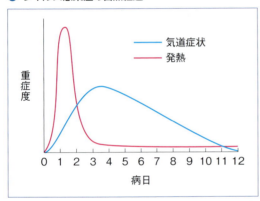

(Wald ER, et al. 2013[1])

咳嗽の鑑別

咳嗽は必ずしも疾患が原因というわけではなく、健康時でも分泌物の量が咳嗽レセプターの閾値を超えれば咳嗽反射が誘発される。健康な小児は日に平均10回程度の咳反射が出る[2]。そのため日に何度かの咳嗽は正常と考える。

咳嗽の質的・量的な異常を認めるときに病的咳嗽と考える。質的異常は過剰な分泌物を伴う咳嗽や犬吠様咳嗽などの疾患特異的な咳嗽であり、量的異常は咳嗽の回数が健康時に比し過剰に増えた場合である。

▶咳嗽の性状による分類

咳嗽は主に湿性咳嗽と乾性咳嗽に分類される。湿性咳嗽は、咳反射のときに痰の排出を伴うもので、気道分泌物が多い場合にみられる。いわゆる「空せき」で、濁った音のないものが乾性咳嗽である。湿性咳嗽と乾性咳嗽は単に気道分泌物の量を反映しているもので、明確に分類できるものではなく、湿性か乾性かのみでは咳嗽の原因を突き止めることはできないことにも注意が必要である。

レセプターの局在から考えると、咳嗽の閾値が下がって出る咳嗽の場合には乾性咳嗽、分泌物による触覚レセプターの刺激によるものは湿性咳嗽になると理解される。触覚レセプターは喉頭から気管上部に多く、湿性咳嗽の多くはこの部分の刺激である。湿性咳嗽は咽頭刺激によって嘔吐反射を伴うことも多い。

その他にも、発作性咳嗽や犬吠様咳嗽などと表現される咳がある。発作性咳嗽は百日咳が有名だが、ほかにも強い咳嗽反射をきたす疾患でもみられることは多々あるために、疾患特異的なものではない。唯一、犬吠様咳嗽は喉頭炎や仮性クループに特異的にみられるもので、咳嗽の性状だけからほぼ診断が可能である。

❺に、咳嗽の性状から考える疾患の概念図を示す。

▶咳嗽の持続期間による分類

咳嗽の症状は遷延化することが多く、とくに乳幼児では感冒による咳嗽が2～4週間続くこともまれではない。❻は、学童前の子どもの咳

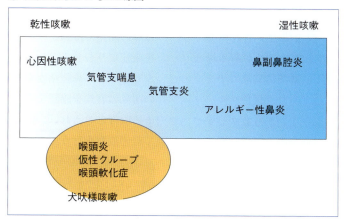

❺ 咳嗽の性状から考える原因

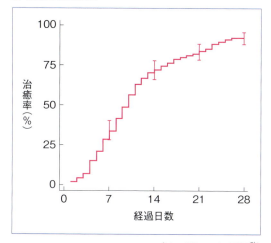

❻ 咳嗽の自然経過

(Hay AD, et al. 2003³⁾)

POINT

咳嗽は気道の異物や過剰な分泌物を外に排出するための反射であるために，咳嗽を止めることは生体にとって不利益となる．"咳を止めること"に主眼において治療すべきではない．原因を確かめるのが先決であると思われる．

がどのくらい続くかをみたグラフである（喘息の子どもは除外されている）[3]．2週間で約70％，4週間で約90％の治癒率となっている．逆に考えると，2週間たっても咳が続く子は30％，4週間たっても10％くらいは咳嗽が続くということであり，長引く咳は普通にみられることがわかるだろう．

海外では4週間以上続く咳嗽を慢性咳嗽とよび，区別している．また，日本小児呼吸器学会のガイドラインでは，8週間以上続く咳嗽を慢性咳嗽，3〜8週間未満は遷延性咳嗽としている．しかし，日本のプライマリケアは医療制度の問題から早期受診が多く，長期の経過観察は実情に合わない．便宜上，持続期間が2週間未満であれば急性咳嗽，2週間以上続く咳嗽を遷延性咳嗽とし，4週間以上を慢性咳嗽と分類するのが実際的である．2週間以上を区別するのは，プライマリケアで多い鼻副鼻腔炎の治療に関係するためである．

急性咳嗽

1st line で考える疾患

深部感染症や呼吸困難を伴わない咳嗽の多くはかぜによるものである．咳嗽が強くなると，しばしば保護者は不安を訴えるが，咳嗽の強さと疾患の重症度は必ずしも相関しない．急性咳嗽の対応は，肺炎などの深部感染症と呼吸困難のリスクの評価をすることが最も重要である．

2nd line で考える疾患

　高熱で全身状態が不良な場合，血液検査でCRPなどの炎症反応の急激な上昇がある場合には胸部X線検査を行い，肺炎の有無のチェックを行う．咳嗽が犬吠様であれば仮性クループを考え，夜間の呼吸困難がないか注意が必要となる．軽度の呼吸困難は診察のみでは診断できないこともあり，酸素飽和度（SpO_2）の値も参考にしたほうがよい．また，異物誤飲のエピソードがないかにも留意が必要である．

治療のポイント

　呼吸困難のリスクが高くなければ，原則として急性咳嗽を治療する必要はなく，経過観察のみでよい．乳幼児に効果のある鎮咳薬はない．最も大切なのは保護者の不安感をとることである．

　湿性咳嗽が強い場合には，ハチミツを使用すれば咳嗽がやや軽減される．保護者が自身で子どもの咳嗽に対処できる点でも，ハチミツは有用であると思われる．なお，乳児ボツリヌス症の危険があるために，1歳未満ではハチミツ投与は禁忌である．

　鼻副鼻腔炎の咳嗽であれば，鼻汁の吸引と生理食塩水の点鼻を指導する．

遷延性咳嗽

1st line で考える疾患

　まずは丁寧な診察により，咳嗽の原因を探り，患児の生活歴を確認する．乳幼児の遷延性咳嗽の多くはウイルス感染症とそれに続発する鼻副鼻腔炎によるものである．保育所などで集団生活を送っている乳幼児は，肺炎球菌，インフルエンザ菌の保菌があり，症状が長引く．

2nd line で考える疾患

　細菌性鼻副鼻腔炎と診断すれば，アモキシシリンを5日間投与する．集団生活を行っており，除菌を行う意義が少ない場合には，生理食塩水の点鼻をしたうえで，乳児では鼻吸引を，3歳以降の幼児では鼻かみを指導する．学童児では感染症よりむしろアレルギーによる咳嗽が多くなってくる．鼻腔粘膜を確認し，アレルギー様の所見の有無を確認する．アレルギー性鼻炎による咳嗽と考えれば，抗アレルギー薬を投与して経過観察を行う．

慢性咳嗽

　原因不明の咳嗽が4週間以上続けば慢性咳嗽とする．まずは結核の鑑別が必要である．接触歴の確認を行い，場合によっては胸部X線検査，血液検査，ツベルクリン反応の検査が必要になる．結核以外の感染症ではマイコプラズマやクラミジア，百日咳菌の感染を鑑別する．これらは血液検査で診断することになるが，抗体価が上がっていることは単に過去の感染を示すだけで，その結果でただちに咳嗽の原因と診断すべきではない．診断は周囲の流行状況や臨床経過などを考慮し，総合的に行う必要がある．診断がつけば，マクロライド系の抗生物質を1週間投与する．

　アレルギーによる咳嗽のなかでは，アレルギー性鼻炎，アレルギー性喉頭炎や気管支喘息によるものがある．湿性咳嗽はアレルギー性鼻炎による咳嗽，犬吠様であればアレルギー性喉頭炎，発作性の喘鳴や呼吸困難の症状があれば気管支喘息と診断できる．なお，気管支喘息の診断は慎重にすべきである．喘鳴を伴わない場合は慢性咳嗽の原因が気管支喘息であることは少ない．

　感染症やアレルギーのほかにも，気道異物，胃食道逆流現象，家庭内の喫煙による咳嗽などを鑑別する必要がある．成人と異なり，腫瘍性疾患，心不全，薬物（ACE-Iなど）などが原因となることはほとんどないが，鑑別診断の一つとして忘れてはならない．

　器質的疾患が除外される場合，心因性咳嗽や

チックによる咳嗽を考える．これらの咳嗽は日常診療でも頻繁にみられる．乾性咳嗽であり，夜間睡眠時には消失することで容易に診断ができる．

最終的に診断がつかない場合，治療的診断を行う．咳嗽が湿性なら抗菌薬を投与，乾性なら吸入ステロイドを使用し，経過観察を行う．

治療のポイント

・咳嗽症状を引き起こすのはさまざまな原因があるが，最も必要なのは呼吸困難のリスクがないかの判断である．
・子どもに適応のある"咳止め"の薬はあるが，いずれも効果は証明されたものではない．とくに，乳幼児の咳には"咳止め"を投与すべ

✓ 反復する気管支炎

乳幼児は喘息様の喘鳴を伴う気管支炎を起こすことがある．喘息性気管支炎とよばれる病態であるが，その実態はウイルスによる下気道炎であり，気管支の内腔が狭くなるために起こる喘鳴である（❼）．とくにRSウイルス感染症は粘膜の腫れが強く，強い喘鳴や呼吸困難を伴う場合がある．呼吸困難が強い場合には細気管支炎と診断する．

ある群の子どもはウイルス感染に弱く，下気道感染が起こりやすい．たとえばRSウイルスの感染で入院や酸素投与が必要になる子どもは，その後も下気道感染症が起こりやすいことがわかっている．IgG抗体をもつと下気道感染のリスクは下がるため，2度目，3度目の感染では症状が軽くなる．学童児まで喘鳴を反復しやすいのは，ライノウイルスである．RSウイルスが検出されない喘鳴のほうが，将来まで喘鳴が長引きやすい．

問題は気管支喘息との鑑別である．気管支喘息の最大のリスクは気道の慢性炎症であり，喘鳴を繰り返す児では，アレルギーや大気汚染，タバコなど，気道粘膜の炎症を起こす原因がないかを探っておく必要がある．なお，喘鳴そのものは将来の気管支喘息の大きなリスクではない．

筆者らの調査（外来小児科 2014；17：145-51）[4]では，喘鳴が就学まで続く最大のリスクは，入院歴であった．入院が必要になるほどの呼吸障害があり，ダニやハウスダストなど，気道の慢性炎症を引き起こすような原因があれば，気管支喘息の発症に留意する必要がある．

✓ なぜ反復する喘鳴児が増えたのか

現在社会は乳幼児が大規模な集団生活を行っているが，人類の歴史のなかで乳幼児が同様の生活環境におかれたことはない．乳幼児の繰り返す咳や喘鳴は，ヒトが環境に適合するために獲得した遺伝子と，現在の生活環境がミスマッチを起こしているから起こると考えると理解しやすい．

具体的には，肺炎球菌やインフルエンザ菌をはじめとするさまざまな細菌の鼻副鼻腔への保菌がある．乳幼児は肺炎球菌の莢膜抗原に対する抗体を自らつくることはできないために，集団生活において容易に保菌者となる．肺炎球菌はさまざまな酵素をもつが，それを利用してウイルス感染が重症化することがわかっている．細菌がウイルスを増殖させる環境をつくり，ウイルスが咳嗽を誘発し，細菌を飛散させる．微生物同士の相互作用が，乳幼児の集団で起こっていることになる．

これに対抗するためには，鼻副鼻腔の病原性細菌を減らすことである．ただし，肺炎球菌やインフルエンザ菌などの病原性細菌は，高度に耐性化が進んでいる．抗菌薬の投与は，病原性細菌の選択につながり，かえって保菌者を増やしてしまうことになる．

最大の解決策はワクチンである．しかし，現在のワクチンはすべての肺炎球菌，インフルエンザ菌に効果があるわけではなく，菌交代現象により，ワクチン株以外の血清型の菌が増えてしまうことも理解しておかねばならない．細菌の共通抗原に対するワクチンが開発されれば，乳幼児の成育環境は大きく改善するだろう．

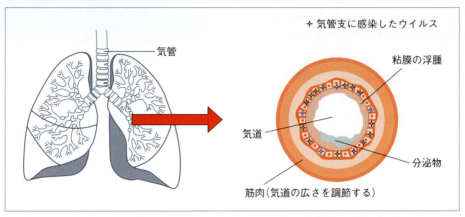

❼ 下気道炎による喘鳴のメカニズム

下気道感染による喘鳴のメカニズムを模式的に示す．ウイルスが気管支まで到達し，粘膜細胞に感染すると，粘膜の浮腫や分泌物によって気管支内腔（気道）が狭くなる．そのために気流に乱流が生じ，喘鳴を聴取することになる．

きではない．
- 気管支拡張薬は一部の喘鳴に効果があるかもしれない．しかし，心血管系に作用するため副作用が強いことや，気管支収縮を妨げることで，咳嗽の本来の生理作用である異物除去の効果を弱めてしまうことに注意が必要である．
- プライマリケアでは治療が必要な咳はほとんどない．咳は原則として気道を守るものであり，症状を止めることにこだわるべきではない．対症療法のみの治療は，子どもにとって有害であるばかりではなく，保護者が"咳を意識しすぎる"ことから，子育てのストレスにつながる．
- 原因が判明した場合は，それに応じた治療を行う．

⮕ 文献

1) Wald ER, et al. Clinical practice guideline for the diagnosis and management of acute bacterial sinusitis in children aged 1 to 18 years. Pediatrics 2013；132：e262-80.
2) Munyard P, et al. How much coughing is normal? Arch Dis Child 1996；74：531-4.
3) Hay AD, et al. The duration of acute cough in preschool children presenting to primary care：a prospective cohort study. Fam Pract 2003；20：696-705.
4) 西村龍夫．就学前の小児を対象にした喘鳴の疫学的調査．外来小児科 2014；17：145-51.

⮕ 参考文献

- Chang AB, et al. Guidelines for evaluating chronic cough in pediatrics：ACCP evidence-based clinical practice guidelines. Chest 2006；129：260S.
- Paul IM, et al. Effect of honey, dextromethorphan, and no treatment on nocturnal cough and sleep quality for coughing children and their parents. Arch Pediatr Adolesc Med 2007；161：1140-6.
- 西村龍夫ほか．小児科外来を受診した軽症気道感染症の経過に影響する因子について．外来小児科 2014；17：137-44.

（西村龍夫）

鼻漏

症状から診断を絞り込む

⚠ これだけは見落としてはいけない
▶急性副鼻腔炎の合併症

　小児の鼻漏の原因の大半はアレルギー性鼻炎と急性副鼻腔炎であり，緊急性を要する経過をたどることはあまり多くはない．しかし急性副鼻腔炎は，時として頭蓋内や眼窩内などに重篤な合併症をきたすことがあり注意を要する．

　頭蓋内合併症の代表的なものは細菌性髄膜炎や脳膿瘍であり，発熱，嘔吐，けいれん，意識障害などの前に膿性鼻漏が先行していることが多い．診断は，髄膜炎の診断に併せ，鼻咽腔内視鏡を用いた鼻腔内の観察や鼻・副鼻腔CT検査も行う必要があるため，耳鼻咽喉科専門医の診察も必須である．

　眼窩内合併症としては，眼窩蜂窩織炎，眼窩膿瘍などがある．症状は，膿性鼻漏に続いて眼瞼の発赤腫脹，眼周囲の疼痛，結膜充血などであり，増悪すると眼球転位や突出をきたすこともある．

　いずれも診断には血液検査，鼻咽腔内視鏡検査や鼻・副鼻腔CT検査が必須である．

　また治療は，すみやかな抗菌薬の点滴静注の開始とともに，鼻内視鏡手術や穿頭ドレナージなどの外科的処置も必要な場合があり，耳鼻咽喉科専門医・脳神経外科専門医との連携治療が重要である．

診断・治療のポイント

1st line で考える疾患

▶急性副鼻腔炎

　急性副鼻腔炎は急性上気道炎などに続いて起こる鼻・副鼻腔の急性炎症であり，膿性鼻漏，後鼻漏，鼻閉，湿性咳嗽などの症状がみられる．原因は細菌感染であり，起炎菌の多くは中耳炎同様に肺炎球菌，インフルエンザ菌，*Moraxella catarrhalis* が主である[1]．昨今の耐性菌増加もふまえ適正な抗菌薬選択がきわめて重要であり，中鼻道分泌液などの細菌培養検査は必須である．またアレルギー性疾患合併の有無，保育園児か否か，1か月以内に抗菌薬投与を受けたか否かなども重要である．

● 診断：鼻咽腔内視鏡で膿性鼻漏や後鼻漏を認めることでなされる．湿性咳嗽の有無も重要である．また原則，小児には画像検査は行わないが，まれに鼻ポリープ（鼻茸）（❶）を認める場合や合併症が疑われる場合もあり，重症度に

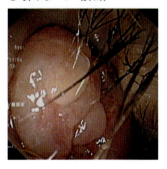

❶ 鼻ポリープ（鼻茸）

よっては小児でも鼻副鼻腔CT検査などを行うことがある．

● 治療：日本鼻科学会による「急性副鼻腔炎診療ガイドライン」2010年版（試案）に準じて重症度やリスクファクターを考慮しながら，原則的には保存的治療すなわち適正な抗菌薬や粘液融解薬の投与を行う[2]．抗菌薬の第1選択は中耳炎と同様，アモキシシリン（AMPC）である．重症例では抗菌薬の高用量投与も行うことがある．アレルギー性鼻炎合併例も多く，抗アレルギー薬を併用することも少なくない．また，鼻茸などに対して手術的治療を行う場合もある．

2nd line で考える疾患

▶ アレルギー性鼻炎

アレルギー性鼻炎は鼻粘膜におけるⅠ型アレルギーであり，水様性鼻漏，鼻閉，くしゃみを3主徴とする[3]．診断において家族歴と患児のアレルギー性疾患既往歴の聴取はきわめて重要である．小児ではハウスダストやダニを抗原とする通年性アレルギー性鼻炎のほうが，スギ，ヒノキ，カモガヤなどの植物花粉を抗原とする季節性アレルギー性鼻炎よりも多くみられ，有病率は年々増加し，発症年齢は低下している．

● **診断**：鼻鏡や鼻咽腔内視鏡を用いた診察による鼻粘膜の肥厚，蒼白，腫脹，水様性鼻漏などの鼻内所見，鼻汁好酸球検査，血清総IgE値，特異的IgE抗体値などの検査所見，また鼻漏による鼻すすり癖，外鼻を手で上下にこするような習癖（allergic salute）の有無などから総合的に判断する．気管支喘息，喘息様気管支炎，アトピー性皮膚炎，アレルギー性結膜炎などとの合併も非常に多く，小児科・耳鼻咽喉科専門医のみならず皮膚科，眼科専門医との連携治療も不可欠である．

また，シラカバなどの花粉症罹患児が，時にバラ科植物の果実などに対して食物アレルギーを呈する口腔アレルギー症候群にも注意が必要である．

● **治療**：原則はアレルゲンからの回避であり，とくに小児では予防的配慮からもこの点は重要である．居住環境の整備や動物飼育の中止などが必要になる場合もあり，保護者の啓発や指導の可否が問題となる．併せて薬物療法も行う．

抗アレルギー薬としては第2世代の抗ヒスタミン薬やメディエーター遊離抑制薬があるが，けいれん性疾患の既往のある小児には抗ヒスタミン薬投与は慎重を期さなければならず，メディエーター遊離抑制薬を選択することが多い[4]．点鼻薬の外用を併用することも多い．鼻噴霧用ステロイド薬は重篤な副作用の報告もないとされ，最近は小児用の開発も進んでおり，

❷ **小児急性副鼻腔炎において推奨される薬剤の選択の注意点**

- ウイルス感染が発端になることが多く，軽症例では抗菌薬非投与で経過観察を行う
- 第1選択薬はペニシリン系抗菌薬であり，ペニシリンアレルギーのない症例にはアモキシシリンが第1選択薬として推奨される
- インフルエンザ菌感染症にはセフジトレン投与が推奨される
- マクロライド系薬については，マクロライド耐性菌が多い本邦では第1選択とはなり難く，ペニシリンアレルギー症例に対して投与すべきである
- カルバペネム系抗菌薬，キノロン系抗菌薬など抗菌活性の高い抗菌薬の使用は，耐性化の進行などの観点から厳格なルールに基づいた適正使用が必要であり安易な使用は厳に慎まねばならない

（急性鼻副鼻腔炎診療ガイドライン2010年版〈試案〉[3]）

❸ **小児の鼻アレルギーの治療・薬物療法のポイント**

治療のポイント
・医師と親とのコミュニケーションが大切である． ・小学校高学年以上では，患児の自覚，納得を得るように指導する． ・漫然とした通院を避ける（発育とともに寛解する傾向にあるが，小児アレルギー性鼻炎は一般に難治で，治療に長期間を要するため）． ・かぜ症候群によるアレルギー性鼻炎の悪化に注意する． ・小児ではダニアレルギーが多いため，ダニ駆除，回避を指導し，ペットに近づかないようにも指導する．

薬物療法のポイント
・小〜中学生への投与量は，成人の半量が基準となる． ・抗ヒスタミン薬の中枢抑制性副作用は成人に比べて少ないが，ときに興奮状態を誘発することもある． ・局所用スプレーは，親の助けが必要な場合があり，鼻をかませた後に行うのが効果的である． ・点鼻用血管収縮薬は倍量に希釈して用いるが，5歳以下には使用しないほうがよい． ・鼻噴霧用ステロイド薬は，小児には慎重に投与する． ・ステロイド内服薬は極力避ける．

（鼻アレルギー診療ガイドライン2016年版．2016[4]）

内服薬との併用でより有効な効果を得られる場合が多い．多くは長期継続服用が必要となるため保護者の協力は不可欠であり，十分な指導や説明を行わなくてはならない．

薬物療法で十分な効果が得られない場合などでは免疫療法が検討されることもあるが，まれにアナフィラキシーショックを起こすこともあ

るため，救急対応を含め十分な人員と設備を有する機関で，あるいは連携したうえで行われることが望ましい．

関連各科で連携して，抗アレルギー薬の適切な投与と日常生活上の指導を併せ行うことが必要である．

鼻科学領域に関しては東邦大学医療センター佐倉病院准教授太田康先生にも御助言を賜りました．また鼻ポリープ写真は東京北医療センター耳鼻咽喉科野村有理先生に御提供いただきました．ここに深甚の謝意を表します．

副鼻腔炎，アレルギー性鼻炎治療に際して

副鼻腔炎

副鼻腔炎における鼻漏の治療の基本は薬物療法であるが，適切な薬剤を選択するためには正確な鼻腔内所見を得ることが必要である．

膿性鼻漏に対する抗菌薬の選択はとくにきわめて重要である．日本鼻科学会による「副鼻腔炎診療の手引き」に準じて第1選択薬は原則アモキシシリン（AMPC）とし，その後は細菌培養検査の結果をみて薬剤感受性を配慮した薬剤選択を行う．

小児急性副鼻腔炎の治療については，「副鼻腔炎診療の手引き」では「症状及び鼻内所見による重症度の診断と難治化・耐性菌のリスクファクターの情報が有用である」とされる．このリスクファクターとは①2歳未満の乳幼児，②集団保育児（保育園児），③感染を繰り返している，④1か月以内に抗菌薬投与を受けている，であり，これらのいずれかの条件を有している場合には薬剤耐性菌による副鼻腔炎の可能性が高いとされ，推奨される薬剤選択が記載されている（❷）．

アレルギー性鼻炎

「鼻アレルギー診療ガイドライン2016版」には小児の鼻アレルギーについての記載もあり有用である（❸）．アレルギー性鼻炎は男児に多く，アトピー性皮膚炎や気管支喘息の合併率が高い．鼻の痒み，鼻閉が強いため，鼻こすりや顔面運動，顔面皮膚の変化などをしばしば認める．アレルギー性鼻炎の治療が気管支喘息症状や気道過敏性の改善に寄与することが知られており，小児科や皮膚科と連携しての総合的な治療と管理が重要である．

薬物療法は成人に準じ，小中学生への投与は成人の半量が基準となる．最近は抗アレルギー薬も点鼻薬も開発が進み，小児に使用できるものが増えた．生育環境やほかのアレルギー疾患の有無に配慮しつつ治療法や薬剤を選択し，日常生活上の指導も行って管理を持続させることが望ましい．

➡ 文献

1) 日本小児耳鼻咽喉科学会編．小児耳鼻咽喉科診療指針．東京：金原出版；2009．p.187-91．
2) 日本鼻科学会編．副鼻腔炎診療の手引き．東京：金原出版；2007．p.47-8．
3) 日本耳科学会編．2010年版 急性鼻副鼻腔炎診療ガイドライン（試案）．
4) 鼻アレルギー診療ガイドライン作成委員会編．鼻アレルギー診療ガイドライン2016年版．東京：ライフサイエンス社；2016．p.90-5．

（星野志織，飯野ゆき子）

症状から診断を絞り込む　耳漏

これだけは見落としてはいけない

▶真珠腫性中耳炎

　耳漏をきたしうる疾患のなかで緊急性がある小児の疾患としては，真珠腫性中耳炎があげられる．真珠腫性中耳炎には先天性と後天性とがある．先天性真珠腫は胎生期の外胚葉組織が鼓室内に遺残したことにより発生し，後天性真珠腫は急性中耳炎の反復などなんらかの理由で扁平上皮が鼓室内に侵入して発生したものであり，いずれも白色塊状をなして進展し，骨破壊をきたす[1]．耳漏を生じるのは後天性真珠腫に多いが，先天性真珠腫は急性中耳炎などの耳漏発生時に鼓膜を観察され発見されることも少なくない．

　真珠腫は骨破壊などにより内耳炎をきたして，めまいを起こすことがある．また耳性髄膜炎，脳膿瘍，S状静脈血栓症，静脈洞炎などの重篤な合併症をきたすこともあり，早急な診断と治療開始が必要である．

　症状は，難治で反復する膿性耳漏や血性耳漏と伝音難聴が主である．進行すると耳痛，頭痛，めまい，顔面神経麻痺などもみられる．診断は，手術用顕微鏡や内視鏡を用いた正確な鼓膜所見の把握と側頭骨CT検査，聴力検査などで判断する．治療は，小児でも手術的治療以外にはなく，合併症の危険も考慮し，疑われる場合にはすみやかに耳鼻咽喉科専門医への依頼が必要である．

診断・治療のポイント

1st line で考える疾患

▶急性中耳炎

　急性中耳炎は日本耳科学会・日本小児耳鼻科学会などが提唱している「小児急性中耳炎診療ガイドライン2013年版」において，「急性に発症した中耳の病原微生物による感染症であり，耳痛・発熱等の臨床症状あるいは鼓膜の発赤，膨隆，症例によっては耳漏等の鼓膜所見を伴うことがある疾患」と定義されている[2]．上気道感染症に続発することが多く，鼻咽腔から経耳管的に感染が波及して発症する．起炎菌は小児上気道感染症の3大起炎菌である肺炎球菌，インフルエンザ菌，*Moraxella catarrhalis* などである．RSウイルス感染やアデノウイルス感染が先行することもある．

　臨床症状はまず耳痛があげられる．大半に膿性鼻漏，鼻閉，後鼻漏を伴う咳嗽の先行がみられ，発熱を伴うことも多い．

● **診断**：ガイドラインに詳説されているが，手術用顕微鏡や内視鏡，気密性耳鏡などの機器を用いて鼓膜の発赤・膨隆・水疱，中耳腔貯留液，耳漏，鼓膜穿孔の有無など鼓膜所見の把握が不可欠である[3]．

　適正な治療の遅延は鼓膜穿孔の残存や急性乳様突起炎などの合併症に至ることがあるほか，反復性中耳炎や難治性中耳炎への移行をきたす場合もあり，中耳炎を疑う場合にはできるだけ早期の耳鼻咽喉科専門医受診が望ましい．

● **治療**：ガイドラインが非常に有用である（❶❷）．治療に臨むにあたっては，重症度の判定とともに起炎菌の同定が重要であり，鼻咽腔もしくは耳漏，あるいは中耳貯留液の細菌培養検査，薬剤感受性検査は不可欠である．

　治療の原則は抗菌薬投与であり，第1選択薬はアモキシシリン（AMPC）である．発熱や耳痛に対してはアセトアミノフェンを併用し，鼻・副鼻腔炎やアレルギー性鼻炎を併発している場合にはその対応も行う．重症例に対しては鼓膜切開術や抗菌薬の点滴による投与なども行う．可能な年齢（4〜5歳）であれば聴力の検査

❶ 急性中耳炎の重症度分類

		スコア		
年齢条件	24か月未満	0（24か月以上）	3（24か月未満）	
臨床症状	耳痛	0（なし）	1（痛みあり）	2（持続性の高度疼痛）
	発熱（腋窩）	0（37.5℃未満）	1（37.5℃から38.5℃未満）	2（38.5℃以上）
	啼泣・不機嫌	0（なし）	1（あり）	
鼓膜所見	鼓膜発赤	0（なし）	2（ツチ骨柄あるいは鼓膜の一部発赤）	4（鼓膜全体の発赤）
	鼓膜膨隆	0（なし）	4（部分的な膨隆）	8（鼓膜全体の膨隆）
	耳漏	0（なし）	4（外耳道に膿汁あるが鼓膜観察可能）	8（鼓膜が膿汁のため観察できない）

重症度のスコアによる分類　軽症：5点以下，中等度：6〜11点まで，重症：12点以上

（小児急性中耳炎診療ガイドライン2013年版．2013[2]）

❷ 小児急性中耳炎症例の治療アルゴリズム（軽症：スコア5点以下）

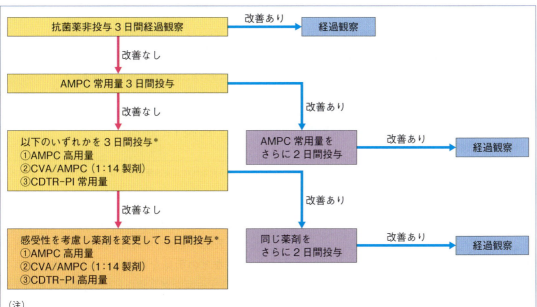

（注）
・耳痛，発熱（38.5℃以上）ではアセトアミノフェン10〜15 mg/kg（頓用）使用可．
・鼻所見がある場合には鼻処置も併用する．
・上咽頭（鼻咽腔）あるいは耳漏の細菌検査を行う．
・抗菌薬投与時の下痢には耐性乳酸菌や酪酸菌製剤が有効な場合がある．
・＊で経過が思わしくない場合には肺炎球菌迅速診断なども参考のうえ，抗菌薬の変更を考慮する．
・ピボキシル基を有する抗菌薬の長期連続投与については，二次性低カルニチン欠乏症の発症に十分注意すること．
・抗菌薬投与量は下記の用量を超えない．
　　AMPC　　：1回500 mg, 1日3回1,500 mg
　　CDTR-PI：1回200 mg, 1日3回600 mg
・経過観察は初診時より3週までとする．

（小児急性中耳炎診療ガイドライン2013年版．2013[2]）

❷ 小児急性中耳炎症例の治療アルゴリズム（中等症：スコア6～11点）

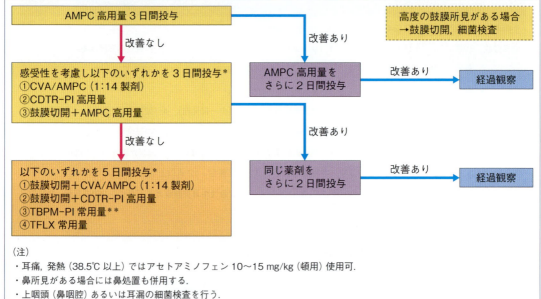

(注)
- 耳痛，発熱（38.5℃以上）ではアセトアミノフェン10～15 mg/kg（頓用）使用可．
- 鼻所見がある場合には鼻処置も併用する．
- 上咽頭（鼻咽腔）あるいは耳漏の細菌検査を行う．
- 抗菌薬投与時の下痢には耐性乳酸菌や酪酸菌製剤が有効な場合がある．
- ＊で経過が思わしくない場合には肺炎球菌迅速診断なども参考のうえ，抗菌薬の変更を考慮する．
- ピボキシル基を有する抗菌薬の長期連続投与については，二次性低カルニチン欠乏症の発症に十分注意すること．
- ＊＊保険診療上の投与期間は7日間である．
- 抗菌薬投与量は下記の用量を超えない．
  AMPC　　：1回500 mg, 1日3回1,500 mg　　TBPM-PI：1回300 mg, 1日600 mg
  CDTR-PI：1回200 mg, 1日3回600 mg　　　TFLX　　：1回180 mg, 1日360 mg
- 経過観察は初診時より3週までとする．

(小児急性中耳炎診療ガイドライン2013年版．2013[2])

2nd line で考える疾患

▶滲出性中耳炎

滲出性中耳炎とは，日本耳科学会・日本小児耳鼻咽喉科学会より刊行された「小児滲出性中耳炎診療ガイドライン2015年版」において，「鼓膜に穿孔がなく，中耳腔に貯留液をもたらし難聴の原因となるが，急性炎症症状すなわち耳痛や発熱のない中耳炎」と定義されている[4]．中耳腔における感染の遷延と耳管機能低下による中耳貯留液の排泄障害や換気障害で起こる．

最も一般的な症状は難聴である．保護者が「聞き返しが多い」「呼びかけに反応しない」「言葉の発達が遅い」などから難聴を懸念して受診することも多い．

● 診断：顕微鏡や内視鏡による鼓膜の観察により，鼓膜の混濁や中耳腔の貯留液，気泡などの透見などの所見を得るとともに，気密性耳鏡（ブリューニング耳鏡など）で鼓膜の可動性を確認し，さらに聴力検査やティンパノメトリー検査も行って確定する．

長期にわたる滲出性中耳炎では，時に真珠腫を合併していることもあり，側頭骨CT検査などさらなる精査が必要となる場合もある[3]．

● 治療：「小児滲出性中耳炎診療ガイドライン2015版」に，難治化のリスクを伴わない一般的なケースで推奨される診療アルゴリズムが記載されている（❸）．

滲出性中耳炎は自然治癒率が高く就学年齢までには大半が治癒するといわれているため，定期的な諸検査や鼓膜観察を含めた耳鼻咽喉科で

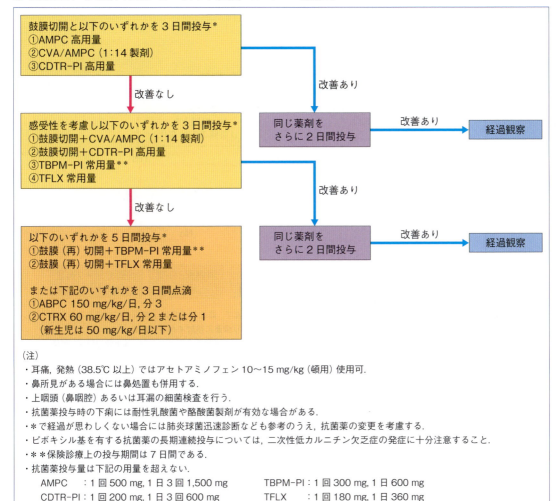

❷ 小児急性中耳炎症例の治療アルゴリズム（重症：スコア12点以上）

（小児急性中耳炎診療ガイドライン2013年版．2013[2]）

の十分な経過観察，すなわちwatchful waitingが推奨されている．しかし難聴をきたすことが多いため，経過観察の期間，治療開始の時期，観血的治療法の選択や期間がしばしば問題となる．

治療方針は鼓膜所見，難聴の程度などによって決定されるが，まずは保存的治療が行われることが多い．この場合，耳管機能の改善が重要な因子であるという観点から，合併する炎症性の鼻・副鼻腔疾患の治療や管理もきわめて重要となる．

アレルギー性鼻炎に対しては，抗アレルギー薬とくにメディエーター遊離抑制薬と鼻噴霧用ステロイド薬の併用，副鼻腔炎に対しては14員環マクロライド系抗菌薬の少量長期投与（マクロライド療法）と粘液融解薬の併用が有用とされる．上気道感染が終息していれば，ポリッツェル球などを用いた耳管通気処置やオトベントを用いた自己通気法も有用である．

また病的意義が指摘されている"鼻すすり"の習癖をやめさせる方向での指導や，鼻症状に対する対応も忘れてはならない．

手術的治療としては，鼓膜切開術，鼓膜換気チューブ留置術，アデノイド切除術などがあげられる．しかしチューブ抜去後は約2〜17％程

❸ 小児滲出性中耳炎の診療アルゴリズム

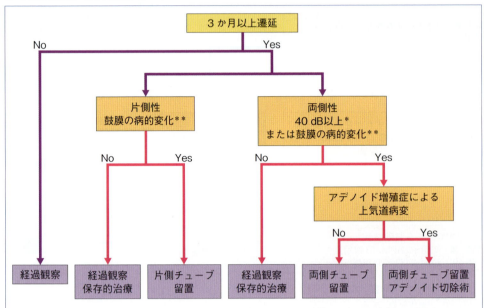

注：経過観察は，鼓室が含気化して，鼓膜所見と聴力が正常化するまで，最低3か月に1度行うべきである．
　＊：25〜39 dBでは，チューブ留置を行ってもよいが，適応をより慎重に検討すべきである．
＊＊：チューブ留置が有効な鼓膜の病的変化とは，鼓膜緊張部もしくは弛緩部の高度な内陥，耳小骨の破壊，癒着性の鼓膜内陥を指す．

（小児滲出性中耳炎診療ガイドライン 2015 年版．2015[4]）

真珠腫性中耳炎，急性中耳炎，滲出性中耳炎は耳鼻咽喉科専門医での検査・治療が不可欠

　真珠腫性中耳炎の治療は手術的治療以外にはないため，的確に診断をつけ，すみやかに手術の可能な機関へ診療依頼を行うことが治療の要といえる．
　急性中耳炎の治療は「診療ガイドライン」にもあるように，重症度判定と細菌培養検査結果に沿った適正な抗菌薬投与が基本である．
　滲出性中耳炎については，自然治癒が期待できる疾患であることから，正確な聴力検査結果と鼓膜所見をみながら経過を判断し，内服治療期間や鼓膜切開術，中耳換気チューブ留置術の適否を判断していくことが治療の根幹となる．
　いずれも，耳鼻咽喉科専門医での検査や診療が不可欠である．

度に鼓膜穿孔が残るとの報告がある[4]．またチューブ留置例の約1％に，合併症として真珠腫が発生するともいわれており，適否の判断は慎重に行う必要がある．

🔗 文献

1) 日本小児耳鼻咽喉科学会編．小児耳鼻咽喉科診療指針．東京：金原出版；2009．p.121-4．
2) 日本耳科学会，日本小児耳鼻咽喉科学会，日本耳鼻咽喉科感染症・エアロゾル学会編．小児急性中耳炎診療ガイドライン．東京：金原出版；2013．
3) 星野志織，飯野ゆき子．耳鼻咽喉科疾患．小児科臨床 2014；67 増刊：1857-64．
4) 日本耳科学会，日本小児耳鼻咽喉科学会編．小児滲出性中耳炎診療ガイドライン 2015 年版．東京：金原出版；2015．

（星野志織，飯野ゆき子）

症状から
診断を絞り込む
発熱

> **これだけは見落としてはいけない**
> ▶ 乳幼児のウイルス感染症―まずcommon diseaseを想定し，そこから逸脱するものに留意する
>
> 小児科の日常診療で，「発熱」は最も多い主訴と思われる．受診する小児のほとんどが乳幼児で，38℃以上の体温を認めると養育者は「熱が出ました」と言って来院する．
> その多くはウイルス感染症によるもので，母体から胎盤を通して付与された移行免疫が消失する生後6か月以降に頻度が増加する．したがって，外来を担当する小児科医は，まず乳幼児の市中感染症，とくにウイルス感染症について理解しておく必要がある．

子どもの「発熱」を訴えて受診した養育者への対応

POINT
「発熱」だけで安易に「かぜ」と言わない．臨床診断を明確にし，「結果性制御」に基づく説明を行い，養育者の不安を軽減・払拭させる．

まず，日常の診療において，臨床診断をするうえで筆者が心がけていることを述べる．

ふだん，発熱を訴えて受診した子どもの養育者に，「かぜですね」とは言わないように努めている．後期研修医や若手スタッフにも，「安易にかぜと言わないこと」と，いつも伝えている．その理由は，「耐性菌をつくらない抗菌薬の適正使用を行う」ためである．当たり前のことだが，ウイルス感染症に抗菌薬は不要である．急性上気道炎，いわゆる「かぜ」が細菌によって生じたという報告はない[1]．米国小児科学会（AAP）は耐性菌をつくらないことを理念に，発熱だけで，また鼻漏の色が黄緑色であるだけで，抗菌薬を処方してはならないと提言してきた[2]．

子どもの養育者も，われわれ小児科医も，考えて行動する．すなわち，「認知行動」で，医療はすべて認知行動的な行為である．発端は，医療を受ける側，養育者の認知行動である．発熱を認めた子どもの養育者は，「熱が出た．どうしよう」「熱性けいれんが怖い」「高い熱で頭に影響しないだろうか」「髄膜炎だったらどうしよう」などと不安を感じ，不安を払拭するために外来を受診する．つまり，「子どもの発熱＝不安→行動＝医療機関受診」となり，われわれ小児科医が対応することになる．

したがって，この行動の契機となった養育者が認知した「子どもの発熱＝不安」を軽減することこそが，発熱にまつわる日常の診療の本質で，小児科医の責務は養育者の不安を軽減・払拭させることにある．そのために必要なのは，適切な臨床診断と，それを導いた背景の詳しい説明である．

発熱の定義・メカニズム

発熱の定義

POINT
38℃以上に上昇した体温を「発熱」とする．

日常診療では「微熱が続く」という訴えも少なくない．明確な定義があるわけではないが，一般的には37.0～37.9℃で体に熱感のある場合をさすと思われる．しかし，予防接種が容認さ

「結果性制御」による養育者への説明

診療の際，いつも意識している心理学用語がある．それは「結果性制御」という認知行動療法に関する言葉である．対をなす用語は「刺激性制御」である．

「お母さん，お子さんはかぜですね．薬を出しておきますから飲んでくださいね」というのが「刺激性制御」である．

一方，「お母さん，お子さんの発熱の原因は季節のウイルス感染症と思われます．ウイルスには抗菌薬は効きません．ですが，おおかた3日のうちに熱は下がると思います．その間は，解熱薬もできるだけ使用を控えて，様子をみませんか．発熱はウイルスと戦って，ウイルスを排除して，ウイルスのことを記憶するために必要な生理的な現象ですから．ただ，もし丸3日を超え4日目を迎えても38℃以上の発熱があれば再受診してください．それから，丸3日以内でも，食事がとれない，夜間ほとんど眠れない，あるいは新たな症状が加わった場合には，すぐに受診してください」というのが「結果性制御」である．

日常診療で大切なことは，子どもの養育者に明確な臨床診断を提示することである．多くは推定診断になるが，推定した臨床診断を明確に伝え，その背景を解説し，予想される経過・展開についても説明したうえで，どのような場合に再受診すべきか，指示・指導することが大切である．

れる37.5℃未満は生理的に正常ととらえ，養育者に説明するのが適切と思われる．一方で，体温が38℃以上であれば，おそらく子どもの養育者も関わる医師も，発熱ありととらえるはずである．

体温の調節は，熱の産生と放出によって行われている．両者の機能の均衡が保たれて，はじめて体温調節が円滑に行われる．熱の産生は食物の化学分解によって行われ，多量の熱を発生するのは骨格筋である．一方，熱の放散は，輻射，蒸発などによって行われ，輻射によって失われる熱量は全放散量の60％を占める．また，蒸発には不感蒸泄と発汗があるが，不感蒸泄は全放散量の20～30％を占め，さらに発汗により多量の熱量を失う．したがって，発汗は大切な解熱への導線である．

これらを規制し体温を調節するのは，体温調節中枢のある視床下部と情報を送る自律神経である．視床下部は正常体温のセットポイントを設定しており，自律神経を介し交感神経が興奮すると皮膚血管収縮により熱の放散が減少し，代謝亢進・戦慄により熱の産生が増加し体温は上昇する．一方，副交感神経が興奮すると末梢血管拡張，発汗促進，代謝抑制により体温は低下する．

発熱は「体温がその個人にとって，正常な日内変動を逸脱して上昇した状態」と定義される．したがって，37.5℃以上でも正常の場合はあると思われ，日常診療では，「38℃以上の体温上昇」を発熱とし，養育者にもそのように説明すればよいと思われる．

発熱のメカニズム

POINT
環境要因が背景にある「高体温」を除外する．
いたずらに解熱薬を使用しないよう指導する．

▶ 発熱は発熱物質から始まる

小児科日常診療における発熱の背景のほとんどは感染症である．その病原性微生物，すなわちウイルスや細菌や真菌などそのものや菌体成分，それらから産生されるトキシンを「外因性発熱物質」という．

外因性発熱物質が自然免疫系細胞（マクロファージ，樹状細胞，脳内では小膠細胞）に働くと，多様な生理活性物質をもつサイトカインが放出され，血流によって脳に運ばれ，血液脳関門のない脳室周囲器官の細胞に作用し，プロ

スタグランジン E_2（PGE_2）を産生させる．PGE_2 は脳の小膠細胞の PGE_2 受容体を活性化し，cyclic AMP が遊離，これは神経伝達物質として視床下部に伝えられ，体温のセットポイントを上昇させる．その結果，自律神経を介して体温が上昇する[3]．

この発熱には，体内に侵入し病巣を形成しようとする細菌の増殖至適温度よりも体温を上昇させ増殖を抑止する作用や，免疫系の活性化を促進する作用がある．すなわち，発熱には生体防御として合目的的な「生理学的意義」があり，いたずらに解熱薬を使用することは，このような生体の防御機能を弱めることにつながることを理解しておく必要がある．

▶ 高体温

高体温（hyperthermia）は，発熱とは異なる背景をもつ体温上昇である．体温が「非生理学的」に，外的な熱曝露や熱放散の障害，あるいは熱産生の異常な増加によって調節可能な範囲を超えて上昇した状態をさし，しばしば 42℃ を超える．この場合，外因性発熱物質の関与はなく，体温調節中枢である視床下部の体温設定は正常である．

高体温の原因の一つに，熱中症がある．近年，猛暑となった夏に多く遭遇するようになった．直射日光下・高温環境下での長時間の遊びや運動の結果，体温が調節可能な状態を超えて上昇した状態で，高体温と体内の水・電解質異常をきたし受診してくる．この場合には，ただちに二次医療機関に転送する．

診床診断のポイント

1st line で考える疾患

ウイルス感染症

POINT

乳幼児では，まずウイルス感染症を想起する．季節性があることも参考に，発熱と同期して鼻漏を認めた場合には呼吸器ウイルス感染症を，鼻漏がない場合には呼吸器ウイルス以外の感染症を想起する．

▶ 発熱の原因

高体温でない場合，発熱の原因として最も多いのは，やはり市中感染症である．したがって，まず市中感染症を想定し，そこに当てはまるか

❶ 市中感染症以外の注意すべき発熱の原因

分類	疾患	診断の要点
膠原病	若年性特発性関節炎	除外診断
	リウマチ熱	移動性関節炎，舞踏病，扁桃炎の既往
	川崎病	5日間の発熱と目・口・頸部リンパ節・手足・皮膚所見
自己炎症性症候群	PFAPA	一定周期の発熱，扁桃炎・口内炎・頸部リンパ節炎
免疫疾患	壊死性リンパ節炎	白血球減少，有痛性頸部リンパ節腫脹
アレルギー疾患	新生児消化管アレルギー	発熱，嘔吐，血便
中枢神経系障害	頭蓋内出血	新生児の遷延する発熱
内分泌疾患	甲状腺機能亢進症	落ち着きがない，頻脈，体重減少
	腎性尿崩症	多尿・多飲，夜間も飲水，成長障害
血液疾患・悪性腫瘍	白血病	貧血，出血斑，芽球，LDH・尿酸値の上昇
	悪性リンパ腫	リンパ節腫大
	神経芽細胞腫	多彩な症状，尿中 VMA・HVA

PFAPA：周期性発熱・アフタ性口内炎・咽頭炎・リンパ節炎症候群．

を判断することから始め，経過観察するなかで非感染性疾患を判別すればよい．❶に示すような比較的頻度の高い非感染性疾患である，腫瘍，膠原病およびその類縁疾患，アレルギー疾患，自己炎症性症候群などを見逃さないためにも，まず市中感染症を想定することから始める．

養育者には，小児市中感染症の背景に，ウイルス感染症と細菌感染症があることを，一度は説明しておくとよい．一般外来・救急外来で発熱を主訴に受診した1歳未満の乳児の養育者や，幼児でも初めて受診した養育者には，筆者はいつも次のように話をしている．

養育者へのウイルス感染症と細菌感染症についての説明

①発熱を認めた場合，感染症を発症したとまず考えます．背景にはウイルス感染症と細菌感染症があります．ウイルス感染症には，季節性と年齢依存性があり，抗菌薬は無効です．細菌感染症にも年齢依存性がありますが，こちらは抗菌薬が有効です（❷）．

②ウイルス感染症のウイルスは，最低気温が20℃以下になる秋〜冬〜春に流行を認めるウイルスと，最低気温が20℃以上となる夏に流行を認めるウイルスに大別されます（「季節ごとのかぜ症候群」❶〈p.62〉参照）．

③また，ウイルスは，飛沫や接触により鼻道に感染し発熱と同期して鼻漏を認める呼吸器ウイルス群と，接触により経口感染し小腸で増殖するウイルス群に分かれます．後者には冬〜春に流行し嘔吐・下痢を発症するノロウイルスやロタウイルスなどの胃腸炎ウイルスと，夏に流行し手足口病やヘルパンギーナなどを発症するエンテロウイルスがあります．鼻漏が発熱と一緒に多く認められるかどうかが，大切な点です．

④生後6か月までは，母体からの受動免疫によりウイルス感染症の頻度は高くありません．しかし，その後，季節ごとに1年を通してウイルス感染の洗礼を受けて発症し，ウイルスを記憶するために，排除するために戦う結果として発熱を認めるようになります．

⑤1歳を超えて接種する生ワクチンのMRワクチン，水痘ワクチンはいずれも2回接種すると感染防御の免疫が終生得られるように，多くのウイルス感染症は3歳までに2回経験すると記憶し，その後発症しなくなります．それまでに経験しなかった場合にも，おおかた6歳に至るまでに経験して記憶していきます．

⑥ただ，かぜの原因ウイルスであるライノウイルスや真冬に流行するインフルエンザウイルス，胃腸炎のノロウイルスは記憶できず，小学生以降，大人になってからも毎年感染し発症します．

⑦多くのウイルス感染症の発熱は，3日以内に自然に解熱します．普通感冒を基本にすると，丸3日以内には解熱します（この場合，呼吸器症状の鼻漏・咳嗽は解熱後に最も強くなり，10日を超えず9日以内に軽快します：10 day mark）（❸）．

⑧例外的に，発熱が4日を超えるウイルス感染症もあります．春から梅雨にかけて5日に至る発熱と咳嗽を認めるヒトメタニューモウイルスと，1年を通して認められ発熱が7日間にも及ぶアデノウイルスです．

⑨一方，ヒトの身体には600兆もの細菌が共存しており，ヒトはいわば「糠どこの糠漬け」と同様で，細菌こそがヒトをよく活かしてくれています．

⑩細菌との出会いは，産まれた直後の母親との接点にあります．生後すぐに母親が子どもを抱くと皮膚に表皮ブドウ球菌が伝播し，初乳を授乳すると口腔内の常在菌叢が形成され始め，さらに大腸に腸内細菌叢も形成されていきます（❹）．

⑪とびひ（伝染性膿痂疹）の原因菌である黄色ブドウ球菌は1か月齢児の鼻前庭にすでに定着しています．また，3歳までの乳幼児は主に鼻呼吸で，上咽頭には肺炎や中耳炎，そして細菌性髄膜炎の原因となる肺炎球菌とインフルエンザ菌が定着します．3歳を超えると口呼吸も加わり，4歳から口蓋扁桃が大きくなり始め，同期して扁桃炎の原因となるA群連鎖球菌（GAS）が定着します（❺）．

⑫しかし，これらの自分を守る細菌が，時にいてはいけないところに侵入し，不条理なことに細菌感染症を発症します（❹）．

⑬例外として，細菌性腸炎の原因菌であるサルモネラや病原性大腸菌，カンピロバクターと，呼吸器細菌感染症の百日咳と肺炎マイコプラズマは外からやってきて感染します（❷）．

✅「かぜですね」と言わないために

まず，小児の市中感染症についての知識を整理しておきたい．そうしないと臨床診断はいつも不鮮明なものとなってしまい，安易に「かぜですね」と言ってしまうことにつながる．その結果，明確に説明できない自分（医師）のほうにある不安を養育者に引き受けさせてしまい，もともと「発熱のあるわが子は大丈夫なのか」と不安で受診した子どもの養育者の不安を，かえって増幅させてしまうことになる．曖昧でなく適当でなく，適切な情報を伝えることが大切である．

❷ 養育者に伝えるウイルス感染症と細菌感染症の基本

原因微生物	ウイルス	細菌
由来	外からやってくる	自分の体にいる 例外①：細菌性腸炎（サルモネラ，カンピロバクター，病原性大腸菌） 例外②：百日咳，マイコプラズマ
抗菌薬	無効	有用
年齢依存性	あり	あり
季節性	あり	あり

❸ 乳幼児の普通感冒の自然歴

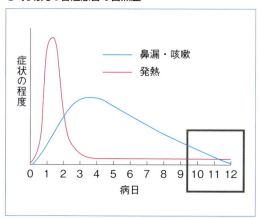

鼻漏・咳嗽の持続はほとんどが9日までに軽快し，10日を超えない（10 day mark）．それでも，約10％が気道症状が10日を超えて遷延する（黒枠）．

（Wald ER, et al. 2013[2]）

❹ 出生後ヒトと細菌との出会い

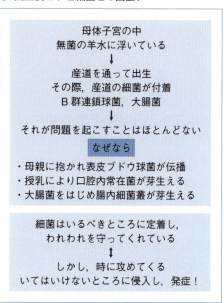

ヒトはいわば「糠床の糠漬け」と同じであり，細菌が共存し，よく活かしてくれる．

❺ 発熱を伴う小児市中細菌感染症の原因菌定着部位

感染部位	感染症	代表的原因菌	定着部位
中枢神経	細菌性髄膜炎	肺炎球菌	上咽頭
上気道	扁桃咽頭炎	A群連鎖球菌	中咽頭（口蓋扁桃）
	中耳炎	肺炎球菌，インフルエンザ菌	上咽頭
下気道	肺炎	肺炎球菌，インフルエンザ菌	
上部尿路	腎盂炎	大腸菌，腸球菌	大腸
皮膚軟組織部	蜂窩織炎	黄色ブドウ球菌	鼻前庭
		A群連鎖球菌	中咽頭（口蓋扁桃）

❻ 6か月以降乳幼児の3日以内の発熱を呈するウイルス感染症

症状		想起すべき ウイルス	季節性	臨床診断	留意事項
鼻漏	嘔吐・下痢				
あり	なし	呼吸器ウイルス	初秋～梅雨	普通感冒	・吸気性喘鳴，犬吠様咳嗽（＋） 　→喉頭気管支炎（クループ） ・呼気性喘鳴（＋） 　→1歳未満初発：細気管支炎 　　2回目：喘息性気管支炎 　　3回以上：喘息発作
なし	あり 下痢：3回/日≦	ノロウイルス ロタウイルス サポウイルス アストロウイルス アデノウイルス	晩秋～春	ウイルス性胃腸炎	・アデノウイルス（血清型40・41）による胃腸炎は遷延する傾向あり ・ロタウイルス胃腸炎はワクチン導入で減少傾向にある
なし	あり 下痢	HHV6B	通年	突発性発疹	・脳炎・脳症の原因として注意：発熱，けいれん，意識障害
なし	なし	エンテロウイルス	初夏～秋	手足口病 ヘルパンギーナ 咽頭炎	・コクサッキーBグループは，新生児を含め小児期全般の心筋炎の原因となる：顔色不良，不穏，呼吸障害

▶ ウイルス感染症の臨床診断のポイント

　まず，母体からの移行免疫がある乳児期早期，それが消失しウイルス感染症の頻度が増加する乳児期後半から幼児期，多くのウイルス感染症に対して免疫を獲得した学童期以降，これらの3つに年齢を層別化する．多くのウイルス感染症は，細菌感染症と異なり病巣・臓器症状を伴わない．

● **生後6か月まで**：母体からの受動免疫によりウイルス感染症の頻度は低い．ただ例外があり，RSウイルス（respiratory syncytial virus：RSV）感染症とヒトパレコウイルス（human parechovirus：HPeV）3型（HPeV3型）感染症について理解しておく必要がある．

　RSV感染症：生後2か月までは無呼吸を呈して入院する場合もある．通常，発熱とともに鼻漏・鼻閉，湿性咳嗽で発症し，多くは普通感冒の病型を示すが，一部は3〜4病日ころに多呼吸・陥没呼吸・呼気性喘鳴の細気管支炎に至り，哺乳不良，睡眠障害を生じ入院を要することになる．なお，1歳未満の初発呼気性喘鳴例の臨床診断が細気管支炎であり，その約80%の原因呼吸器ウイルスがRSVである．

　HPeV3型感染症：新生児から生後3か月未満の乳児に認められ，発熱とともに腹部膨満・発疹を呈し，不機嫌・哺乳不良を主訴に入院する[4]．全身状態が不良のことが少なくなく，細菌感染症との判別は容易ではない．

● **生後6か月以降6歳まで**：乳幼児のウイルス感染症は，①季節性，②「鼻漏」の有無，③嘔吐とともに下痢の有無（3回/日以上認められればウイルス性胃腸炎）を想起する．6か月以降の乳幼児のウイルス感染症を鼻漏，嘔吐・下痢の有無，季節性から分け，❻にまとめた．

インフルエンザ

➕ POINT

インフルエンザ流行シーズンに前日午後以降または受診日当日に38℃以上の発熱を認めた症例はインフルエンザと臨床診断する．

　インフルエンザに罹患した小児の有熱期間は，A型・B型ともに，無治療の場合は約40%が2日，約60%が4日，A型であればオセルタミビル（OSV）服用によりほぼ全例2日以内で解熱し，B型にOSVは無効であることが明らか

❼ 当科の平日一般外来におけるインフルエンザ診療指針

診断
1．前日午後・当日未明に，突然，38℃以上に発熱 2．気道症状：咳，鼻漏 3．全身症状：倦怠感，頭痛，関節痛，筋肉痛 4．消化器症状：嘔吐，下痢
↓
1±2，3，4のいずれか：臨床診断インフルエンザ
↓
簡易検査施行 陽性：その型と診断，陰性：臨床診断インフルエンザ

治療				
簡易検査	陽性（特定）		陰性（臨床診断）	
	A型	B型	A想定	B想定
9歳以下	OSV, LNV	LNV, 麻黄湯	OSV, LNV, 麻黄湯	LNV, 麻黄湯
10歳以上	LNV，麻黄湯			

オセルタミビル（OSV）：4 mg/kg/日，分2，3日間
ラニナミビル（LNV）：9歳以下1本，10歳以上2本（吸入可能な学童以上）
麻黄湯：乳幼児1～2包/日，分1～2，学童2～3包/日，分2～3，中学生3包/日，分3，いずれも3日間

にされている[5]．

当科では，インフルエンザ診療指針を❼のように統一し診療を行ってきた．インフルエンザ流行シーズンに前日午後以降または受診日当日に38℃以上の発熱を認めた症例はインフルエンザと臨床診断し，迅速検査で型が特定された症例だけでなく，陰性でも治療の対象としている．呼吸器ウイルスであるが，必ずしも鼻漏が多いわけではないことに留意しておく必要がある．

2nd line で考える疾患

臓器症状・病巣症状がある場合には細菌感染症を想定する

▶ 分娩施設退院後の新生児，3か月齢未満の乳児

POINT

生後28日までの新生児や3か月未満の乳児の発熱は，原則，入院対応とする．

まず，分娩施設を退院したあとの28日齢までの新生児や3か月未満の早期乳児の発熱では，臓器症状や病巣症状がなくても細菌感染症を想起し，二次医療機関への照会と入院対応が適当である．

男児においては病巣症状のない尿路感染症の頻度が高い．幸いなことに，Hibワクチンや7価肺炎球菌結合型ワクチン（PCV7）接種の導入・普及，13価肺炎球菌結合型ワクチン（PCV13）への移行により，0歳児に集中して発症していた細菌性髄膜炎が，2014年度にインフルエンザ菌b型（Hib）髄膜炎の発症報告がゼロになり，また，肺炎球菌髄膜炎も6割減少した（乳児よりも幼児に多く認められていたHibによる喉頭蓋炎もみられなくなった）[6]．

しかし，肺炎球菌は血清型の置換（serotype replacement）を生じ非PCV13血清型の肺炎球

✓ 3か月未満児の発熱には特別な注意を

3か月未満の乳児が，「何となくおかしい」という状態は「not doing-well」と表現され，「活気がない，反応がおかしい，顔面蒼白，チアノーゼ，努力呼吸」は「toxic appearance」と表現される．いずれの場合にも，即，紹介・入院適応となる．

緊急性が高いと認識し，入院→必要な検査→加療の導線を短くするように心がけることが大切である．

> **✓ 3か月未満児の発熱**
>
> 　発熱を主訴に受診した3か月未満の乳児の診療で大切なことは，全身状態の把握である．参考となる基準は複数あるが，いずれにも「全身状態が良く，身体所見に異常所見を認めない」場合は低リスクとNelsonの教科書にも記載されている．生後60日未満の発熱児のlow risk判定基準に「Rochester Criteria」がある（❽）[7]．元気で機嫌もよく病巣症状・臓器症状がなければ外来で経過を追うことも可能とされている．しかし，おおかた養育者には不安が強く，医師自身にも不安があるはずで，やはり入院対応が適当である．

菌による髄膜炎や菌血症の報告が散見されている．また，遅発型（生後7日以降）B群連鎖球菌（group B streptococcus：GBS）感染症による髄膜炎や菌血症も認められており，早期乳児では尿路感染症以外にも重症細菌感染症があることを覚えておく必要がある．

▶3か月齢以上の小児

　3か月以上の乳幼児，学童児で注意すべき市中細菌感染症について，発熱に伴う臓器症状・病巣症状と原因菌を❾にまとめた．原因菌は，下気道感染症の肺炎マイコプラズマ，細菌性腸炎を惹起するサルモネラ，カンピロバクター，病原性大腸菌以外は体内に定着する細菌である．

　頻度が低くないものに，A群連鎖球菌（group A streptococcus：GAS）による扁桃咽頭炎がある．臨床診断は，①発熱を認めること，②鼻漏・咳嗽を認めないこと，③扁桃腫大と発赤・白苔を認めること，④前頸部のリンパ節腫脹と圧痛を認めること，⑤年齢が3歳以上15歳未満であること，で行う．

　抗菌薬を投与する前に，抗原定性検査あるいは培養検査を行うことが望ましい．3歳未満ではGASの咽頭定着頻度が低いこと，リウマチ熱はまれであることから，シックコンタクト（保育園児，4歳以上の幼児の同胞の存在）がな

❽ 生後60日未満の発熱児のlow risk判定基準—"Rochester Criteria"

1. 元気そう，"toxic"ではない
2. これまで健康
3. 正期産
4. 出産前後に母体への抗菌薬投与がない
5. 母親よりあとに分娩施設を退院していない
6. 退院後，入院歴がない
7. 抗菌薬処方を受けていない
8. 細菌感染症を疑う病巣症状，臓器症状がない（皮膚・軟部組織，骨・関節，耳）

❾ 6か月齢以降の乳幼児，学童児の臓器症状・病巣症状を認める細菌感染症

臓器	発熱以外の臓器症状・病巣症状	疾患	原因菌
中枢神経	頭痛，意識障害	脳膿瘍	口腔内常在α連鎖球菌
	意識障害，けいれん	髄膜炎	肺炎球菌
上気道	頸部の腫脹，経口摂取不良，流涎，口蓋垂の偏位	咽後膿瘍	A群連鎖球菌 口腔内常在α連鎖球菌
下気道	深夜の就寝中にも認める咳嗽	細菌性肺炎	湿性咳嗽：肺炎球菌，インフルエンザ菌 乾性咳嗽：肺炎マイコプラズマ
	胸痛	膿胸（胸膜炎）	肺炎球菌，黄色ブドウ球菌
消化器	腹痛，下痢，血便	細菌性腸炎	サルモネラ，カンピロバクター，病原性大腸菌
	嘔吐，腹痛，歩行困難	虫垂炎	腸内細菌（嫌気性菌，大腸菌，緑膿菌）
骨，関節	下肢を動かさない，歩行障害（股関節，足首）	関節炎，骨髄炎	黄色ブドウ球菌
皮膚，軟部組織	局所の腫脹・発赤	蜂窩織炎	黄色ブドウ球菌，A群連鎖球菌

ければ，GAS 扁桃咽頭炎を想起する必要はなく，したがって抗原定性検査も培養検査も不要である[2]．

丸3日を超え，4日目を迎えた 38℃以上の発熱の小児への対応

> **POINT**
> 鼻漏・咳嗽症状に乏しく白血球増多，炎症反応上昇を認める場合には，アデノウイルス感染症と川崎病を鑑別診断にあげて経過を追う．

多くのウイルス感染症は3日以内に自然軽快し解熱する．例外として4日を超える発熱を認め，遭遇する機会が多いのはヒトメタニューモウイルス（human metapneumovirus：hMPV）感染症とアデノウイルス（adenovirus：AdV）感染症である．

▶ hMPV 感染症

hMPV は，2001 年に RSV 感染症と類似した下気道症状を呈する乳幼児から初めて検出された呼吸器感染症ウイルスで，流行時期は RS ウイルス感染症が終息していくのと入れ替わるように，毎年3〜7月の春から梅雨が明けるまでである．移行抗体が消失したのち生後6か月から感染し，1歳以上の幼児ではインフルエンザ様の高熱を認め，初期に熱性けいれんを生ずる場合も少なくない．発熱期間は3日を超え4〜5日間と比較的長い．

現在，抗原定性検査が保険収載されており，春から梅雨にかけて発熱が丸4日を超えて呼吸器症状が明らかな乳幼児には，保険請求上は「肺炎」という病名をつけたうえで，養育者への説明と抗菌薬の投与の可否を決めるために行うとよい．

▶ AdV 感染症

AdV は，1953 年に普通感冒のウイルスを探るなかで咽頭のアデノイド細胞から検出されたように，咽頭に飛沫・接触感染する．血清型は約60種類ある．ほとんどは5歳までの幼児の感染症で，最も多いのは生後6か月以上3歳までである．初感染で感染防御的に働く特異的中和抗体は生涯持続する．男女比は3：1と，性差が認められる．欧米の温帯地域では最流行期は冬季だが，国内では季節性はなく通年認められる．

症状は，発熱が遷延する咽頭炎で，眼球結膜の充血と咽頭の発赤が著しい場合には咽頭結膜炎と診断する．39℃以上の発熱が主症状となり，発熱直後の熱性けいれんの頻度も低く，人種差があると思われるが約8％に認められたという報告がある[8]．4日を超える発熱は約60％の症例で認められ，その際，血液検査を行うと，平均白血球数は約 20,000/μL，CRP 値も約 6 mg/dL と，細菌感染症との判別が困難なことが少なくない[8]．抗菌薬を投与せず経過をみるため抗原定性検査を行った場合でも，感度は70％で判断の難しいことがある．

▶ 川崎病

感染症以外で発熱が遷延する疾患としては，川崎病が重要である．周知のように，5日間の発熱のなかで順次出現する，眼球結膜充血，口唇紅潮・イチゴ舌，頸部リンパ節腫脹，手足の腫脹・手掌足底の紅潮，発疹をみた場合には診断はそう難しくはない．鼻漏を伴わない乳幼児例の発熱では，発熱以外の主要症状を1つでも認めた場合，川崎病を念頭におき，経過を追っていくことが大切である．それでも，5日を超えてもすべての症状がそろわない症例がある．しかし，いわゆる不全型で，疑い例であっても治療の遅れにより患児が冠動脈障害を残さず暮らせるように，ガンマグロブリン大量療法の適応とするのが妥当と思われる．

⇨ 文献

1) Kronman MP, et al. Bacterial prevalence and antimicrobial prescribing trends for acute respiratory tract infections. Pediatrics 2014；134：e956-65.
2) Wald ER, et al. Clinical practice guideline for the diagnosis and management of acute bacterial sinusitis in children aged 1 to 18 years. Pediatrics 2013；132：e262-80.
3) Powell KR. Fever. In：Behrman RE, et al, editors. Nelson Textbook of Pediatrics. 17th ed. Philadelphia：Saunders；2004. p.839-41.

❿ 発熱小児に用いる迅速診断キットの診療報酬点数と適用条件，当科での実施状況と評価

項目名称 （抗原定性）	点数	算定実施上の留意事項 （抜粋）	当科での実施条件・実施状況
インフルエンザウイルス	149	発症後48時間以内に実施した場合に算定	・流行期に前日・当日に発熱を認めた症例 ・流行期に発熱を認める入院症例
RSウイルス	146	①入院患者，②1歳未満の乳児，③パリビズマブの適応となる患者	・呼気性喘鳴を認める乳児 ・呼気性喘鳴を認める入院乳幼児
ヒトメタニューモウイルス	150	6歳未満の患者で，かつ画像診断で肺炎が強く疑われる患者 インフルエンザウイルス定性やRSV定性と同時に行った場合，算定は2項目のみに限定	・春〜梅雨に4日以上の発熱と咳嗽を認める外来症例 ・入院を要した下気道感染乳幼児症例．ただし呼気性喘鳴を認める場合にはRSV定性を優先し，陰性の場合に実施
アデノウイルス（糞便除く）	204	—	・4日以上の発熱遷延例
A群β溶連菌迅速試験定性	136	細菌培養同定検査を同時に実施した場合は，迅速試験定性の所定点数のみを算定．結果が陰性の際，引き続き細菌培養同定検査を実施した場合にも，迅速検査定性の所定点数のみを算定	・培養検査を行うため実施していない
免疫学的検査判断料	144	—	—

感染症迅速診断キットは賢く使う
— 不要な検査や抗菌薬投与をしないため，臨床経過の予測説明のために

　感染症迅速診断キットは，病原微生物の抗原定性を行う point of care testing（POCT）で，その簡便さと有用性から日常診療の現場で急速に普及した．良い点は，判定結果が陽性となった場合，①原因微生物の早期特定により治療方針が決定しやすくなり不要な検査や不要な抗菌薬投与を少なくすることができること，②臨床経過の予測ができるようになること，③公衆衛生・院内感染対策において適切な対応ができるようになること，があげられる．「検査ができるからする」というのではなく，目的をもって実施することが大切である．

　発熱を主訴とする小児においては，❿にあげるように，1歳未満の細気管支炎症例でのRSV関与の判定，インフルエンザ流行期における診断特定，4日以上の発熱・鼻漏・咳を認める症例でのhMPV関与の特定，同じく4日以上発熱が遷延する乳幼児例でのAdV関与の特定，そして4歳以上の扁桃咽頭炎症例でのGAS関与の特定に，また養育者への説明と不要な抗菌薬投与を行わないために，外来で行ってもよいと思われる．

---

4) Bangarole H, et al. Abdominal distension, an important feature in human parechovirus infection. Pediatr Infect Dis J 2011；30：260-62.
5) 日比成美ほか．インフルエンザに対するノイラミニダーゼ阻害薬の有効性とその適正使用．日児誌 2009；113：1111-7.
6) 菅　秀ほか．小児における侵襲性インフルエンザ菌，肺炎球菌感染症：2013年．IASR 2014；35：233-4.
7) Jaskiewicz JA, et al. Febrile infants at low risk for serious bacterial infection：an appraisal of the Rochester Criteria and implications for management. Pediatrics 1994；94：390-6.
8) Tabain I, et al. Adenovirus respiratory infections in hospitalized children：clinical findings in relation to species and serotypes. Pediatr Infect Dis J 2012；31：680-4.

（成相昭吉）

発熱を繰り返す

症状から診断を絞り込む

> **これだけは見落としてはいけない**
> ▶感染症
>
> 「発熱を繰り返す」ということで紹介される患者の多くは，易感染性を背景にした環境要因による感染症か，治療不十分な感染症である．

診断のポイント

1st line で考える疾患

▶環境要因による感染症

乳幼児を保育施設に預けるようになると，数か月発熱やかぜ症状を繰り返す子がでてくる．調べてみると，かぜのウイルス感染による1～2週間のかぜ症状の繰り返しだけでなく，サイトメガロウイルス，EBウイルスなどヘルペス系のウイルスの初感染があって数か月，鼻粘膜の炎症状態が併存している場合がある．

また，細菌としては，集団生活数か月でインフルエンザ菌や肺炎球菌などが保菌状態となって，中耳炎や副鼻腔炎が悪化・改善を繰り返していることもみられる．とくに，2歳前はこういった細菌の莢膜抗原に対する液性免疫の反応が遅れるため，血清IgG2が低下していないかなどの免疫学的なチェックが必要なことがある．

▶治療不十分な感染症

日常診療では，しばしば上気道炎に中耳炎が合併し，耳痛などの訴えが不明確だと適切な治療が受けられていないことがある．また，溶連菌感染も除菌が不十分なため発熱が繰り返されることがあり，早期の抗菌薬投与により抗体産生が不十分になり，流行下で周囲から再感染を起こすともいわれる．

尿路感染症も，軽微な尿路奇形，膀胱尿管逆流が背景にある場合は見逃されやすく，年長児

> **✓ 自己炎症性疾患**
>
> 1999年Kastnerらによって提唱された，①誘因が明らかではない炎症所見，②高力価の自己抗体や自己反応性T細胞が存在しない，③先天的な自然免疫の異常，の3項目によって定義づけられた新たな疾患概念である[1]．
>
> 現在では，原発性免疫不全症候群に分類される遺伝子変異が想定される疾患で，免疫能力に欠陥があって感染症にかかりやすいというこれまでの免疫不全と異なり，主に自然免疫の炎症機序に異常があって，感染症とは直接の関係なしに発熱や皮膚，粘膜，関節，漿膜などの炎症が起きる疾患群と理解されている．

になって発見されることもある．

2nd line で考える疾患

感染症ではない「発熱を繰り返す」病態として，自己炎症性疾患に属する周期性発熱症候群（❶）[2]を考える（❷）．

▶PFAPA

PFAPA（periodic fever, aphtous stomatitis, pharyngitis and adenitis；アフタ性口内炎，咽頭炎，頸部リンパ節炎を伴う周期熱症候群）では遺伝子異常は確認されていない．

症例のなかには，反復性扁桃炎として対応されている場合も含め，かなり多いと想定されている．

● **診断基準**[3]：①規則的に反復する発熱が5歳以前に出現，②上気道感染症がなく，アフタ性口

❶ 周期性発熱症候群の発熱期間と周期

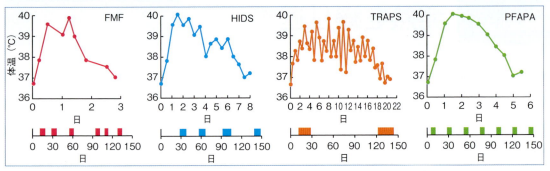

(Hoffman HM, et al. 2009[2])

❷ 周期性発熱症候群の基本的な病状

①血液検査上，炎症反応の高値を伴った高熱を繰り返す．炎症反応は非特異的で，好中球数（著増はまれ），CRP，赤沈（フィブリノーゲンを反映），血清アミロイドA（SAA），補体（C3），免疫グロブリンなどの上昇がみられる．インフラマソームの活性化からIL-1βを介しての炎症が主体と考えられるが，検査結果から疾患を特定することは困難である．
②発熱の期間や経過が毎回似ている．
③咽頭炎，腹膜炎，関節炎といった炎症は認められても有意な起因菌は同定されず，抗菌薬は無効で，使用とは関係なく解熱する．
④発熱時以外は症状が消失する（炎症反応は陰性化するとは限らない）．

❸ FMFの診断フローチャート

必須項目
12～72時間続く38℃以上の発熱を3回以上繰り返す．発熱時には，CRPや血清アミロイドA（SAA）などの炎症検査所見の著明な上昇を認め，発作間欠期にはこれらが消失する．

補助項目
・発熱時の随伴症状として，以下のいずれかを認める．a 非限局性の腹膜炎による腹痛，b 胸膜炎による胸背部痛，c 関節炎，d 心膜炎，e 精巣漿膜炎，f 髄膜炎による頭痛 ・コルヒチンの予防内服によって発作が消失あるいは軽減する．

必須項目と，補助項目のいずれか1項目以上を認める症例を臨床的にFMF典型例とする．

（京都大学「自己炎症性疾患サイト」[4]）

内炎，咽頭炎，頸部リンパ節炎のうち，少なくとも1つを伴って全身症状がみられる，③周期性好中球減少症の除外，④エピソード間欠期は完全に症状を欠く，⑤成長発達は正常．
- **特徴**：発症間隔は25～40日で，年長につれて長くなって消失するが，その後も周期的に倦怠感などが残る場合もある．周期は規則性が強いが，インフルエンザなど発熱性感染症で攪乱される．遺伝子異常は確認されておらず，長期的予後は良好で，発育発達は正常である．
- **治療**：扁桃摘出が有効（報告では50～90％）とされている．プレドニン1～2 mg/kgの1～2回投与で発作を頓挫できるが，その後の間隔が短縮することもある．シメチジンも60％程度有効だが，症状消失までは期待できない．

▶ FMF

　FMF（familial Mediterranean fever；家族性地中海熱）は，日本では500例以上と推定されている．
- **診断**：診断フローチャートを❸[4]に示す．
- **特徴**：漿膜炎を伴って短期間の発熱を，月に1～2度やや不規則に繰り返す疾患である．家族歴が確認されることが多く，MEFV遺伝子の変異が証明されれば診断に有用だが，典型例，非典型例があり，臨床的診断と治療が重要である．コルヒチンの内服が有効で長期的予後は改善されたが，腎アミロイドーシスの合併に厳重に注意する必要がある．
- **治療**：発作時には有効な治療はなく，発作予防として，コルヒチン1～2 mg/日（小児0.02～0.03 mg/kg/日）によって症状は消失するか改善する．5％に無効例があるが，アミロイドーシスの予防は可能とされている．

▶ CAPS

CAPS（cryopyrin-associated periodic syndrome；クリオピリン関連周期性発熱症候群）は，じんま疹様皮疹，結膜炎，関節炎などを特徴とする優性遺伝形式をとる疾患で，重症度で軽症から①家族性寒冷じんま疹，②Muckle-Wells（マックル・ウェルズ）症候群，③CINCA症候群（chronic infantile neurologic cutaneous and articular syndrome）/NOMID（neonatal-onset multisystem inflammatory disease），の3型があり，日本ではそれぞれ10〜30家系が報告されている．いずれも$NFRP3$遺伝子異常からインフラマソームの調節異常をきたしてIL-1β産生と炎症症状を引き起こす．

● 診断：新生児期〜乳児期から発症し，とくに寒冷に誘発されるやや浸潤性のじんま疹と結膜炎，四肢の関節痛を合併し，発熱期間は家族性寒冷じんま疹，Muckle-Wells症候群では半日から1週間程度，CINCAは髄膜炎や骨格異常も合併して持続的になる．それぞれ特徴的な症状の組み合わせをもって，結局は遺伝子診断とせざるをえない．

● 治療：有効な治療はなく，アミロイドーシスや感染症を合併して予後不良であったが，抗IL-1β受容体拮抗薬が有効と報告もあり，今後予後の改善が予想される．

▶ TRAPS

TRAPS（TNF receptor-associated periodic syndrome；TNF受容体関連周期性症候群）は，1週間以上持続する弛張熱，結膜炎，腹膜炎など漿膜炎，遠心性紅斑と筋炎・筋痛などを年数回繰り返すことを特徴とした優性遺伝形式の疾患で，日本では10〜20家系が推定されている．

● 診断：しばしば耐えがたい筋痛や特徴的な皮疹などに気づかれて，TNF-αの受容体であるTNF receptor 1の遺伝子$TNFRSF1A$の異常で診断される．

● 治療，予後：長期的にはAAアミロイドーシスが生命予後を決定する．ステロイドが有効だが依存性は強い．最近はTNF受容体への伝達阻害薬であるエタネルセプトの有効例，ステロイド減量効果も報告され，予後の改善が期待されている．

▶ 高IgD症候群（HIDS）

嘔吐などの消化器症状，関節症状，丘疹様紅斑などを伴って5〜7日程度の発熱が1〜2か月の周期で反復する．メバロン酸キナーゼをコードするMVK遺伝子の異常のため，結果的にIL-1βの産生が亢進する機序が想定されている．日本ではまだ数家系の報告しかない．

● 診断：症状とともに，血中IgDの高値をもって疑い，尿中メバロン酸も高値であれば，MVK遺伝子の解析で診断する．高IgD血症は特徴的だが，ほかの周期性発熱症候群でもしばしばみられ，また，幼少期には低値のこともあり鑑別には注意する．

● 治療，予後：ステロイドや非ステロイド性抗炎症薬（NSAIDs）も一部有効で，スタチンなど高脂血症治療の有効例も報告されている．また，エタネルセプトやアナキンラも試みられているが，まだ治療法は確立されていない．

重症例はあるが，多くの場合年齢とともに改善し，AAアミロイドーシスの合併はまれとされている．

🔗 文献

1) McDermott MF, et al. Germline mutations in the extracellular domains of the 55 kDa TNF receptor, TNFR1, define a family of dominantly inherited autoinflammatory syndromes. Cell 1999；97：133-44.
2) Hoffman HM, et al. Recurrent febrile syndromes：what a rheumatologist needs to know. Nat Rev Rheumatol 2009；5：249-56.
3) Thomas KT, et al. Periodic fever syndrome in children. J Pediatr 1999；135：15-21.
4) 京都大学の自己炎症性疾患サイト．http://aid.kazusa.or.jp/2013

（奥山伸彦）

症状から診断を絞り込む

不機嫌
―夜間救急，いつもと違う

> ⚠ **これだけは見落としてはいけない**
> ▶ **不機嫌のパターンとその質から鑑別する**
>
> 　不機嫌の内容・質を分類すると，❶意識障害パターン：グッタリしている，反応が悪い，視線が合わない，意味不明な異常言動などの症状が認められる．❷意欲・活気障害パターン：活気がない，ほとんど飲み食いしない，遊ばない，ごろごろしている，周囲に興味を示さない，笑顔がないなどの症状が認められる．❸発語・発声障害パターン：ⅰ）泣き声が弱々しい，声が出にくい，喋りづらい，喋らない，ⅱ）激しく泣き続ける，泣きやまない，身体を動かすと泣き出す，などの症状が認められる．
> 　以上のように不機嫌を分類し，❶では，中枢神経感染症，頭蓋内出血，ショック状態を，❷では septic shock，心不全，イレウス，呼吸障害，消化器疾患，代謝性疾患などを，❸ⅰでは，肺炎や喘息などの呼吸障害，髄膜炎などの中枢神経感染症初期，あるいは腸重積などイレウスを，❸ⅱでは，いわゆる痛みや痒みを生じる中耳炎，じんま疹，肘内障，精巣捻転，腸重積初期，鼠径ヘルニア嵌頓など，呼吸循環が保たれている疾患を考慮すべきである（❶）．

確定診断にたどり着くために

　「不機嫌」はとくに夜間救急では最も重視すべき徴候の基本症状であり，不機嫌＋嘔吐などのように症状が波及していく際の基本症状である．すなわち，すべての傷病（体調不良）時は不機嫌に陥るのが通常である．ただ，心の不安定さでも不機嫌になるのは乳児でも同じである．不機嫌の背景に心身両面があることを考慮する必要があるが，とくに「いつもと違う，何となくおかしい，不機嫌」は重要な身体的傷病のシグナルと考えるべきである．すなわち，「not doing well」と表される状態を一括りにしたのが「不機嫌」といえる．

　単なる「不機嫌」を主訴に救急受診したとしても，重篤な疾患が隠されている可能性があることは周知の事実であるが，軽症疾患が圧倒的に多いために，緊急性の高い疾患の見落とし・看過を起こしかねない．看過防止の大原則は，真摯な病歴の聴取と丁寧な身体所見の把握にはかならない．このことを再認識して救急医療を提供する必要がある．すなわち，思いつく頻度の高い疾患名に安易に依存した診療ではなく，病歴・身体所見を重視し，確定診断にたどり着くべきである．

緊急性のある疾患（❷）

▶ **中枢神経系**

- **細菌性髄膜炎**：肺炎球菌ワクチン，Hibワクチンの普及で激減しているが，B群溶連菌，大腸菌による髄膜炎が相対的に増加している印象がある．髄膜炎は高熱でなくても不機嫌が強く，❶の❸ⅰから❷，そして❶という不機嫌さの質の変化（進行）がみられる．古典的には「甲高い泣き声」が特徴とされるが，実際には不機嫌でごろごろして，視線が合わない・合いにくい，易刺激性がある，けいれんが起こるなどの場合には本症を考慮すべきである．
- **急性脳炎・脳症**：インフルエンザウイルスに代表されるが，ヒトヘルペスウイルス6型（HHV-6），ロタウイルスなどほかのウイルスでも起こってくるので注意が必要である．いきなり❶の状態となったり，❷と❸ⅰの症状が混じって認められたりと種々である．

不機嫌

❶ 不機嫌のパターンとその質，鑑別すべき疾患

不機嫌のパターン		不機嫌の質	考慮すべき疾患		
			発熱（＋）	発熱（±）	発熱（−）
❶意識障害パターン		・ぐったりしている ・反応が悪い ・視線が合わない ・意味不明な言動	中枢神経感染症 （細菌性髄膜炎・ 脳炎） 敗血症性ショック		頭蓋内出血
❷意欲・活気障害パターン		・活気がない ・ほとんど飲み食いしない ・遊ばない ・笑顔がない ・ごろごろして喋らない	脱水など循環不全 呼吸・換気障害	イレウス 消化器疾患	出血性ショック 心不全 内分泌疾患 代謝性疾患
❸発語・発声障害 パターン	パターンⅰ （❸ⅰ）	・泣き声が弱々しい ・喋りづらい・喋らない ・声が出にくい	肺炎など呼吸障害 消化器疾患 熱中症	腸重積 脱水	イレウス 代謝性疾患
	パターンⅱ （❸ⅱ）	・ずっと泣き続ける ・激しく泣く ・なだめても泣きやまない ・身体を動かすと泣く ・間欠的になく ・泣き方がいつもと違う	中耳炎	じんま疹 腸重積初期 蜂窩織炎 虫刺症 口内炎	鼠径ヘルニア 精巣捻転 外傷（肘内障など） おむつかぶれ ターニケット症候群

❷ 不機嫌の鑑別診断アルゴリズム

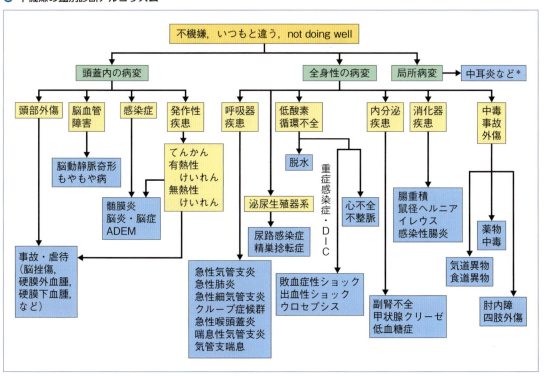

＊口内炎，扁桃腫脹，鼻閉，おむつかぶれ，ターニケット症候群，虫刺症，じんま疹などが含まれる．
ADEM：acute disseminating encephalomyelitis（急性散在性脳脊髄炎）．

- 急性散在性脳脊髄膜炎：感染後や予防接種後に発症してくる脱髄性疾患であり，❷や❸iの症状を認めて発症してくる．ほかに筋力低下など脱髄部位に応じた巣症状が特徴である．
- 頭蓋内出血：第三者の目撃者がいるか，いないかで社会的対応が異なるので，眼底出血の有無を含めて，しっかり押さえておく．

  硬膜外血腫：頭蓋骨骨折を伴いやすいが，いわゆる直達力での外傷であり，自然外傷がほとんどである．症状としては程度によって，❶と❷と❸iに加えて頭痛・嘔吐を認めることが多い．

  硬膜下血腫（❸）：骨折を伴うことはまれであり，慣性力が受傷機転であり，いわゆる虐待による頭部外傷（abusive head trauma：AHT）の頻度が低年齢ほど高率となる．症状としては程度次第であるが，❶と❷と❸iに加えてミオクローヌスや間代性けいれんなどがみられる．重症AHTはショックや心肺停止で搬入されることが多いが，軽症AHTは不機嫌のみが症状ということもあるので，丁寧な診察と保護者を含めた十分な観察が必要である．

▶ 呼吸器感染症
- 急性喉頭蓋炎：もともと遭遇頻度の高い疾患ではないが，Hibワクチンの普及でさらに減少すると予想される．吸気性喘鳴を中心に不機嫌が❸i→❷→❶の順に進行し，咽頭痛，流涎，発語困難が特徴的な症状となる．
- 急性細菌性気管炎：喉頭蓋炎よりさらに頻度が低いが，インフルエンザなどのウイルス感染後に起こりやすく，吸気性喘鳴を中心に喉頭蓋炎とほぼ同様の症状がみられる．
- 咽後膿瘍：頻度は決して低くはなく，吸気性呼吸困難を中心に，やはり喉頭蓋炎と同様に病勢の進行に応じた不機嫌さの変化が生じてくる．
- 気管支喘息：大発作近くなると，不機嫌を通り越して異様な興奮状態を示すので，❸iiに近い症状を呈することがある．尿失禁などはかなり危険な徴候ととらえるべきである．

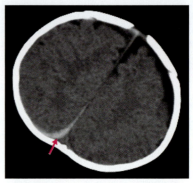

❸ abusive head trauma（急性硬膜下血腫→）

生後4か月，男児．「不機嫌（ぐずる，❸iのように元気がない泣き方）」に加えて，「ぴくつき」が認められたため救急受診．第一印象は悪くなく，GCS 15点，身体所見も異常を認めなかったが，いつもと違うという母親の心配が強いため，頭部CT検査施行で判明．父親によるAHTとわかった．
（北九州市立八幡病院小児救急センター）

▶ 消化器疾患
- 絞扼性イレウス：間欠的不機嫌で発症してくるが，病勢の進行とともに❸ii→❸i→❷→❶へと，症状の推移を示すことが多い．最終的には意識障害をきたすことはよく知られている．これらの不機嫌さに嘔吐（とくに胆汁様）や腹部膨満を伴うことが多い．
- 腸重積：絞扼性イレウスと同様の不機嫌さの推移と症状を認めるが，好発年齢を中心に診断に至ることが多い．血便陽性は半数例程度であるので，診断否定の症状とはならない．

▶ 泌尿生殖器疾患
- 尿路感染症：上部尿路感染症では❸iから❷の不機嫌さが認められやすい．予防接種がなされていて，いわゆるtoxic appearanceを認める場合にはとくに腎盂腎炎，巣状細菌性腎炎を考慮すべきで，高度の膀胱尿管逆流症を伴うことが多く，その際には血液培養陽性率も高い．
- 精巣捻転症：思春期だけではなく，乳幼児期も若干の好発時期であるので，❸iiを訴える場合には考慮する必要がある．おむつを外して診察することが最も重要な確定診断のコツである．
- 卵巣茎捻転症：卵巣嚢腫を伴った捻転が多

く，幼児期では❸iiや❸iを訴えるが，急性虫垂炎を否定して安心してしまい，本疾患を見逃すことがあるので注意が必要である．

誤診しやすい疾患

▶中枢神経系
- **皮膚洞などからの直達性細菌性髄膜炎**：血行性ではない直達性の場合，いくらか症状が軽度（❸iiや❸i 程度）であり，血液の炎症所見も軽度のために看過されやすく注意が必要である．
- **頭部外傷**：❸iiや❸i 程度の不機嫌で前頭部以外の皮下血腫を認める場合には，頭蓋骨骨折や頭蓋内出血の危険率が高くなるため，画像診断が必要である．

▶呼吸器疾患
- **急性細気管支炎**：興奮した形での❸iiから❷の不機嫌を認めるが，鼻水・鼻閉が強いことにより不機嫌を強めているケースが多い．喘息性気管支炎や気管支喘息との鑑別が必要である．
- **クループ症候群**：❸iiや❸i 程度の不機嫌で吸気性呼吸障害，吸気性喘鳴を呈する最も高頻度の疾患である．このため，緊急性のある疾患の呼吸器感染症のうち，急性喉頭蓋炎や急性細菌性気管炎を本症と安易に診断してしまうことがある．それらの疾患では，本症と比較して不機嫌さの程度が強いことを常に考慮する．

▶消化器疾患
- **感染性腸炎**：❸iiや❸i 程度の不機嫌が多いが，程度が強くなると❷から❶の不機嫌さも出現してくる．とくに細菌性腸炎では腹痛の程度が強く，ぐったり感が出やすい．合併する脱水症の程度で不機嫌の質が変化すると思われる．
- **鼠径ヘルニア嵌頓**：鼠径ヘルニア嵌頓は❸iiから❸iの不機嫌さが認められ，腹満や嘔吐が引き続き出現することが多い．不機嫌な乳幼児は必ずおむつを外した観察が求められる．

▶泌尿生殖器疾患
- **間欠性水腎症**：突然の発症が多く，❸iiから❸iの不機嫌に嘔吐を伴うことが多い．点滴でスーッと解消されることも多く，自家中毒などと誤診されることが多い．発作時の尿所見で潜血陽性であることが特徴である．
- **急性陰嚢症**：精巣捻転症以外にも副精巣炎，精巣上体捻転などがあり，❸iiから❸iを認めることが多い．

問診のポイント，検査のポイント

1st line で考える疾患

外表・局所疾患が最も頻度が高く，身体所見の丁寧な観察・診察は不機嫌の主訴では不可欠である．発熱疾患と非発熱疾患とに分けて鑑別を考慮しながら診察すべきである．

▶外表・局所疾患
- **中耳炎**：不機嫌をきたす疾患で最も頻度が高いと考えられる．とくにカタル症状を有している症例では本症を鑑別する必要がある．
- **おむつかぶれ**：少なくない不機嫌の原因疾患ではあるが，よく聴くと，排尿・排便などでおむつが濡れる際に不機嫌になることが多い．
- **アトピー性皮膚炎（❹），じんま疹**：痒みのせいで不機嫌になることが多い．見た目がひどいため，家族の不安を助長し，受診が多い．
- **蜂窩織炎**：化膿性リンパ節炎を含めて，痛みを伴う場合には不機嫌の原因になり，受診頻度が高い．
- **鼠径ヘルニア（嵌頓），急性陰嚢症（精巣捻転）**：不機嫌の主訴の際には必ず鼠径部と陰嚢の観察が必要である．急性陰嚢症は幼児でも多い疾患であり，不機嫌を主訴に来院する症例において，常に念頭においておくべき疾患である．
- **外傷**：肘内障や鎖骨骨折などが多いが，捻挫なども少なくない．これらの疾患は家族からの訴えで診断に迷うことは少ない．身体的虐待の看過に気をつける必要はいうまでもない．

▶中枢神経系疾患
- **頭部外傷**：頭蓋骨骨折だけでは一時的な不機嫌のため，頭血腫などが軽い場合は看過されや

❹ 重症アトピー性皮膚炎の顔面写真

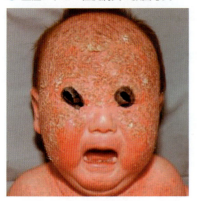

生後7か月，男児．不機嫌で眠らないと夜間救急受診した．
不機嫌の質は❸iiの状態であり，心肺機能などの身体所見には問題を認めなかった．精査にて強い食物アレルギーを認めたが，民間療法で逆に悪化・増悪して不機嫌が増悪した症例．
脂漏性湿疹の悪化のように見えるが，顔面の重症アトピー性皮膚炎と診断．
（北九州市立八幡病院小児救急センター）

❺ ターニケット（tourniquet）症候群

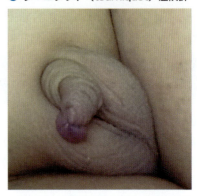

6歳，男児．陰茎先端部．身体の先端部に髪の毛や糸くずが巻き付いて起こる循環不全症候群．足や手指は2歳ぐらいまでが好発年齢，外陰部は小学生ぐらいまである．❸iiを中心とした不機嫌が認められる．
（北九州市立八幡病院小児救急センター）

すいので注意が必要である．

- **無菌性髄膜炎**：ウイルス性髄膜炎は頻度が高いが，4〜5歳以降に発症頻度が高くなるため，不機嫌よりも，吐き気や頭痛などを正確に訴える．もう一つの好発年齢である3か月未満児の場合は，不機嫌より何となくおかしい（not doing well）だけのことが多いので注意を要する．

▶ **呼吸器系疾患**

不機嫌の原因として気管支炎〜肺炎の頻度はウイルス性〜細菌性を問わず多いが，鼻閉などの症状を伴う場合ほど不機嫌が強い．クループ症候群，細気管支炎，喘息性気管支炎などでは，睡眠障害に伴って❸iiから❸iの不機嫌が目立つ．急な扁桃肥大（急性扁桃腺炎）で呼吸がしづらく，口呼吸などによる不機嫌も経験される．

▶ **消化器系疾患**

腹痛を伴う急性腸炎などでは，❸iiから❸iの不機嫌が多いと予想される．下痢などによる「裂肛」「おむつかぶれ」も不機嫌の一因となる．5歳以下の急性虫垂炎は多くはなく，とくに3歳未満では少ない．不機嫌（腹痛）や嘔吐で発症するが，確定診断は穿孔しないとつかないこ

とが多いので，丁寧な腹部の触診が不可欠である（腹部触診を嫌がる若年幼児ほど）．

▶ **泌尿生殖器疾患**

膀胱炎，尿道炎，腟炎，包皮炎などでは不機嫌のみが唯一の症状であるため，局所の観察を怠らないことが必要である．

2nd line で考える疾患

▶ **外表・局所疾患**

- **乳突洞炎**：中耳炎よりも不機嫌が強く，耳介部を痛がる，耳介屹立などを見逃さずに本症の診断を行うが，画像検査，専門医診療が必要となる．
- **ターニケット（tourniquet）症候群（❺）**：指趾先端部，陰部（陰茎）が糸くず・髪の毛などで縛られて虚血・うっ血して，腫脹〜壊死を生じるものであり，乳幼児に多いが，就学前後までみられる．

▶ **中枢神経系疾患**

もやもや病の出血，脳動静脈奇形の出血などは突然の発症であるが，❸iiから❸iの不機嫌を機に発症し，一気に❶の症状まで認める．

▶ **呼吸器疾患**

- **気道異物**：緊急性のある疾患の呼吸器感染症で述べたような疾患を鑑別疾患におくべきであ

❻ 特発性肺ヘモジデローシスの胸部単純X線写真

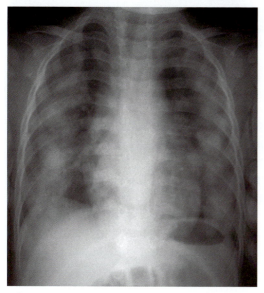

1歳1か月，男児．1か月以上続く咳嗽のため近医受診していたが，徐々に不機嫌（❸ⅱから❸ⅰへ進行）が強くなり，心配なため救急受診．
第一印象はそんなに悪くなく，GCS 15点，SpO_2 96%であったが，❷の不機嫌もみられ，胸部X線などの精査で異常を認めた．両側肺野に広範に斑状影を認める．
（北九州市立八幡病院小児救急センター）

るが，突然の咳き込みなどが認められる場合には，気道異物（気管異物，気管支異物）を考慮する必要がある．

- **気胸・縦隔気腫**：低年齢児には少ないので，不機嫌が受診主訴となることは少ない．しかし，痛みを伴うため，不機嫌に陥りやすい．
- **その他**：特発性肺ヘモジデローシス（❻）などはまれではあるが，発熱，鼻汁などのカタル症状が少なく，咳嗽と不機嫌が主訴であることが多い．また，発熱がなくて咳がひどくて不機嫌となると百日咳なども鑑別疾患に入る．

▶ 消化器疾患

- **メッケル憩室炎・穿孔**：不機嫌（❸ⅱから❸ⅰ）と食欲不振，血便（ブルーベリージャム様）がみられるが，発症直後は不機嫌（腹痛をいえずに）のみが主症状である．
- **潰瘍性大腸炎，クローン病などの炎症性腸疾患**：低年齢での発症も散見されるため，長引く不機嫌（❸ⅱから❸ⅰ）と下痢，食欲不振では

考慮すべきである．急性よりも亜急性の経過で診断されるので，体重減少の有無を見極める．

▶ 泌尿生殖器疾患

時に停留精巣の捻転を経験するので，❸ⅰや❸ⅱなどの不機嫌が主訴の場合は，必ず鼠径部の観察が不可欠である．

▶ その他

問診や身体所見から器質的疾患が想定できない場合には薬物中毒を念頭に，再度詳細な問診を聴取（保護者が知らない，患児が一人で誤飲していたりする場合もあるが）すべきである．時に麻薬・覚醒剤中毒なども経験されるので，なんら器質的な検査異常ない不機嫌（❸ⅰや❸ⅱなどが多い）の場合は，薬物中毒を疑って，トライエージ®を行う必要がある．

治療のポイント

一般的に現疾患の治療に専念すべきであり，それにより不機嫌は解消される．すなわち，不機嫌が主訴であるが，ほかの随伴症状の有無，詳細な問診（急な発症か，だらだらした訴えか，日内変動などの変化など）を行うことと全身の丁寧な診察にて確定診断を行うことが治療の第一歩・ポイントである．ただし，家庭では不機嫌だったのに，受診したら（車に乗る，違う環境にいるなどで），不機嫌がよくなる症例は少なくない．このレベルの不機嫌は「1st line で考える疾患」で解説した疾患を否定して観察する方針でよいと思われる．

いずれにせよ，疑われる疾患を推定～確定診断し，それぞれの治療を行う必要がある．

➡ 参考文献

- 市川光太郎編著．危急疾患の見分け方．小児救急イニシャルマネージメント．第2版．東京：中外医学社；2009．p.6-17．
- 宮坂勝之翻訳・編著．第2章 患者評価．日本版PALSスタディガイド小児二次救命処置の基礎と実践—改訂版．東京：エルゼビア・ジャパン；2013．p.33-68．

（市川光太郎）

症状から診断を絞り込む：乳児早期の体重増加不良

⚠ これだけは見落としてはいけない

▶ 器質的体重増加不良

乳児早期の体重増加不良のほとんどは児自身に異常がない非器質的原因によるものである．しかし頻度は低いが，先天性心疾患，消化器疾患，腎疾患，先天異常などの器質的原因による体重増加不良があるので，これを見逃してはならない．通常の栄養指導で体重増加がなくて，嘔吐，下痢，発熱，呼吸障害，消耗状態持続の症状があるならば，器質的異常の可能性がある．このような場合には理学的所見を丁寧にとり，疑わしい場合は確定のための検査を躊躇してはならない．

また，子宮内発育遅滞児で複数の形態異常を有するケースでは，染色体異常，奇形症候群，TORCH症候群診断のための精査が必要となる（❶[1]）．

体重増加不良の基準

体重増加不良とは，本来得られるはずの体重増加が減速ないし停止した状態で，身体発育曲線にプロットすると3パーセンタイル以下，または下方への大きな移動（たとえば，75パーセンタイル以上だった体重が25パーセンタイル以下になること）が認められる．

新生児期から乳児早期における体重増加不良の原因[1]は，❷にあげるものがある．

乳児では1日あたりの平均的な体重増加が，1～3か月で25～30g，4～6か月で20～25g，7～9か月で10～20g，10～12か月は7～10gが目安となっているので，これを下回る場合は体重増加が不十分と考えてフォローする．

診断のポイント

■ 1st line で考える疾患

▶ 非器質的体重増加不良

乳児早期は内臓器の異常を有さない非器質的体重増加不良が多い．多くは母乳やミルク不足によるもので，まれに母親のうつ，貧困など心理・社会的因子によるものがある．

産科病院と連携して1か月健診を行っている当院の調査（2015年1～6月まで）では，1か月健診時での体重測定で1日あたりの体重増加が20g未満の頻度は614例中12例（約2％）であった．12例の内訳は，母乳栄養と母乳主体の混合栄養がそれぞれ6例で，共通点は授乳回数が少ないことであった．全例が栄養指導で体重増加が良好となった．

目安となる体重増加が得られていない症例においては，母子健康手帳の産科記録から在胎週数，出生体重，分娩方法，アプガースコア，産科退院時体重の情報を収集し，栄養方法（母乳，混合・人工栄養），授乳回数，授乳時間，混合栄養ではミルク追加量と回数などを聴き取って，十分な栄養が摂取できているか評価する（❸[2]）．さらに嘔吐の有無とその回数，排便，排尿回数も尋ねる．

当院の経験では，体重増加が十分でない乳児のほとんどが，授乳後や夜間に連続して5～6時間も眠ってくれる手のかからない育てやすい乳児であった．このような場合，母乳栄養なら10回以上，混合栄養なら8回以上の授乳機会を確保するよう指導して，1週間後の再診で体重増加が改善していることを確認する．

乳児早期の体重増加不良 | 119

❶ 体重増加不良診断のフローチャート

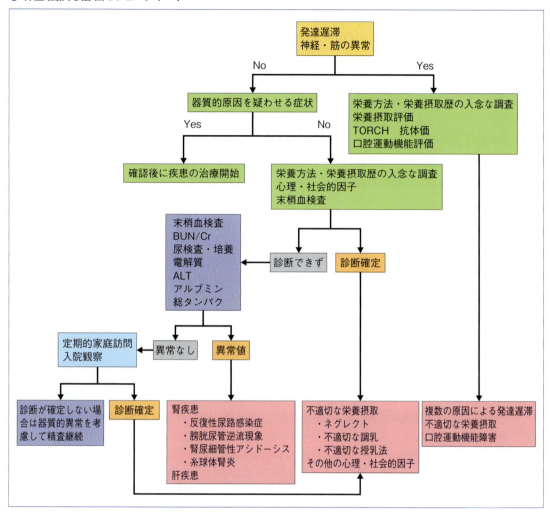

❷ 新生児期から乳児早期における体重増加不良の原因

新生児期	乳児早期
・母乳の不適切な飲ませ方 ・間違った調乳方法 ・心理・社会的な原因 ・先天奇形症候群 ・胎児期感染症 ・催奇的曝露	・心理・社会的な原因 ・母親のうつ状態 ・不適切な人工栄養 ・先天性心疾患 ・神経学的異常 ・ネグレクト ・反復感染

(Bauchner H. 2007[1]))

❸ 赤ちゃんが十分に母乳を飲んでいるサイン

・安定して体重が増えている
・24時間に少なくとも8回母乳を飲んでいる
・授乳の際，母乳が出てくると吸啜のリズムはゆっくりとなり，嚥下の音や母乳を飲み込む音が聞こえる
・赤ちゃんが元気で肌の張りもよく，健康である
・授乳後，次の授乳まで機嫌が良い（ただし，赤ちゃんが十分に母乳を飲んでいるにもかかわらず，別の理由で機嫌の悪い場合に母乳不足と思い込むこともある）
・尿が薄い色で，24時間におむつを6～8枚濡らす
・24時間に3～8回排便がある（1か月を過ぎると便の回数が減ることがある）
・母親の乳房が授乳前に張っているような感じがあり，授乳後にはやわらかくなっている（ただし，すべての女性がはっきりと認識するわけではないので注意する）

(佐藤和夫ほか．2012[2]))

里帰り分娩などで再受診できないケースでは，近医での体重測定を必ず受けるように指導する．眠っている赤ちゃんを起こすのが可哀想と感じる母親もいるので，ラ・レーチェ・リーグ日本が発行しているインフォメーションシート「眠りがちな赤ちゃん―新生児を起こすためのヒント」[3]を提供するとよいであろう．

以上の指導で改善しないケースでは，親の因子（母親のうつ，家庭内暴力，社会的孤立，貧困など）を疑い地域の二次病院や自治体と連携して対応すべきである．

2nd line で考える疾患

▶ 母乳至上主義と偏った栄養指導

母乳が至適な栄養であることには疑念の余地がないが，それにこだわりすぎた指導を受けた場合には重篤な体重増加不良がもたらされる．

母親のホルモン性，乳腺の解剖学的異常による真の母乳分泌不全の頻度は0.4〜2.4%[4]と推測されている．このような母親に母乳だけの栄養法を強いると栄養不足による体重増加不良が引き起こされる．数か月にわたり体重がまったく増えないか逆に減少する．頭囲は正常域に保たれているが，身長の伸びが鈍ってくる．特定の助産院や助産師で指導を受けているのが特徴である．多くは自治体の健診でピックアップされるが，母乳至上主義を信じ込んでいるため母親の病識が希薄で治療に難渋することがある．

このようなケースでは，母親の今までの努力を認める一方で，体重増加が今後の発育・発達にいかに重要であるかを根気よく説明することが大切である．入院が必要なケースもあるので，こちらも二次病院や自治体と連携しての治療が望まれる．

乳児期の体重増加の意義

乳児期は一生のうちで最も発育の著しい時期であり，生後3〜4か月で出生体重の2倍，12か月では約3倍になる．

発育という現象は，細胞レベルでみると分裂による細胞数の増加とその肥大であり，発育の著しい時期ほど細胞分裂は活発で細胞数は増加する．この著しい増加によって，寝たままだった新生児が1歳ごろには自立歩行が可能となる筋肉・骨格系の成長と脳の成熟がもたらされる．

この時期に栄養供給が不十分であると運動発達や知覚発達の遅れを招くことになるので，体重の経時的観察は児の健康を守るうえで重要である．さらに順調な体重増加は母親に安心と育児への自信をもたらすので，折々での体重測定は well being を確認する手段として大切である．

🔗 文献

1) Bauchner H. Failure to thrive. In：Kliegman RM, et al. editors. Nelson Textbook of Pediatrics. 18th edition. NewYork：Saunders；2007. p.184-7.
2) 佐藤和夫ほか．正期産新生児の望ましい診療・ケア．未熟児新生児誌 2012；24：419-41.
3) ラ・レーチェ・リーグ日本．眠りがちな赤ちゃん―新生児を起こすためのヒント．http://www.llljapan.org/infosheet.html
4) 大山牧子．母乳が出ない人がいるのは本当？　周産期医学 2004；34 増刊号：740-3.

（門井伸暁）

けいれん，失神，意識障害

症状から診断を絞り込む

⚠ これだけは見落としてはいけない
▶ 中枢神経疾患，全身性急性疾患，心・循環器疾患，子ども虐待

　一刻も早い原因への気づきで治療が変わり，開始時期の遅れが予後に関与する病態がある．問診・周囲の状況とでただちに否定できる状況にない限りは，過剰検査を恐れずに，必ず鑑別する．年齢によって鑑別すべき疾患は異なるが，乳幼児では急性症候性けいれんが多いため，急いで鑑別すべき疾患は多い（❶）．必ず実施すべき検体検査（❷）で確認後，問診・診察所見で検査を追加する．

けいれんや意識障害を起こした患者への対応

　日本では熱性けいれん（febrile seizure）や急性脳症の頻度が欧米に比べて高いとされ，けいれん重積や意識障害への対応はプライマリケアの現場を含めた小児救急で大きな比重を占める．多くは予後良好な熱性けいれんであるが，適切な診断と治療が予後に大きく関わる疾患が含まれており，基本に忠実な診察と丁寧な問診が常に要求される．

　小児でけいれんと意識障害を起こす疾患群は大部分が共通しており，けいれんでは意識障害の有無が病態の鑑別に重要であるし，意識障害を起こす疾患で経過中にけいれんをみることも多い．

▶ けいれんを主訴に来院した児の診断へのプロセス（❸）

　けいれんが継続している場合には，まず止める必要がある．止まっているようにみえても意識障害がある場合は，発作後睡眠（postictal sleep），部分発作の遷延・重積，熱性けいれん後の non-epileptic twilight state with convulsive manifestation と，発作の遷延・重積を鑑別する．

　緊急脳波検査は通常不可能なので，以下の徴候などで判断する．

鑑別に必要な徴候：
・開眼しているが焦点が合わない
・眼球偏位
・瞳孔散大
・対光反射消失
・意識レベル
・頻脈・血圧上昇
・発汗
・顔色不良

▶ 意識障害の評価ポイント

　意識障害には，覚醒の障害（意識が清明であるかどうか）と意識内容の障害（高次脳機能障害）があり，通常救急現場での意識障害は覚醒の障害をさす．

　意識障害の評価としては，Glasgow Coma Scale（GCS）および Japan Coma Scale（JCS）を使用することで，救急隊を含めて共通の認識をもてる．❹[1]のGCSとJCSの対照表は有用である．ただ，いずれのスケールも軽度の意識障害や意識の変容を評価する部分は乏しく，とくに有意語のない乳幼児の軽度の意識障害では判断に迷う．その際は，どこが「ふだんと違う」かを尋ね，家族の言葉で記載する．乳幼児が母親に抱っこをせがまず「ベッド上安静」が保てることや，鎮静なしで検査ができることも目安になる．

　脳炎・脳症の意識障害は徐々に進行するた

❶ 小児にけいれん・意識障害を起こす疾患群

	新生児〜乳児期	幼児期	学童期
必ず除外すべき病態	中枢神経感染症 ・髄膜炎，脳炎，脳症 頭蓋内出血 ・外傷 ・ビタミンK欠乏 急性代謝異常 ・低血糖 ・電解質異常 ・脱水，水中毒 循環器疾患 ・不整脈（QT延長症候群，洞不全症候群など） ・心不全（心筋炎など） ・先天性心疾患（TOF） 子ども虐待 ・揺さぶられ症候群，外傷，低栄養など	中枢神経感染症 ・髄膜炎，脳炎，脳症，脳膿瘍 頭蓋内出血 ・外傷，脳動脈奇形 急性代謝異常 ・低血糖 ・電解質異常 ・脱水，水中毒 循環器疾患 ・不整脈（QT延長症候群，洞不全症候群など） ・心不全（心筋炎など） ・先天性心疾患 子ども虐待 ・外傷，低栄養など	中枢神経感染症 ・髄膜炎，脳炎，脳症，脳膿瘍 頭蓋内出血 ・外傷，脳動脈奇形 急性代謝異常 ・低血糖 ・電解質異常 ・脱水，水中毒 循環器疾患 ・不整脈（QT延長症候群，洞不全症候群など） ・心不全（心筋炎など） ・先天性心疾患 子ども虐待 ・外傷，低栄養など
1st line 高頻度	周産期脳障害 ・低酸素性虚血性脳症（HIE） 機能性けいれん性疾患 ・熱性けいれん ・軽症胃腸炎に伴う良性乳児けいれん てんかん ・良性乳児てんかん	機能性けいれん性疾患 ・熱性けいれん ・軽症胃腸炎に伴う良性乳児けいれん ・溶血性尿毒症症候群 てんかん ・特発性（中心・側頭部棘波を伴う良性小児てんかんなど）	循環器疾患（けいれん性失神） ・起立性調節障害 てんかん ・特発性（中心・側頭部棘波を伴う良性小児てんかんなど）
2nd line 低頻度	先天異常 ・脳形成異常・染色体異常 ・先天性感染症（TORCH） ・神経皮膚症候群 先天代謝異常 ・有機酸代謝異常，アミノ酸代謝異常，ミトコンドリア病など てんかん ・早期乳児てんかん性脳症，West症候群，Dravet症候群など ・症候性局在関連てんかんなど 脳血管障害 ・脳梗塞，脳動静脈奇形など ・急性小児片麻痺 薬剤性 ・新生児：禁断症状（麻薬，催眠薬，向精神薬） ・薬物中毒	先天異常 ・脳形成異常，染色体異常 ・神経皮膚症候群 先天代謝異常 ・有機酸代謝異常，アミノ酸代謝異常，ミトコンドリア病など てんかん ・Lennox-Gastaut症候群，症候性局在関連てんかんなど 脳血管障害 ・脳梗塞，脳動脈奇形，静脈洞血栓症 ・急性小児片麻痺 神経変性疾患 ・白質変性症（Krabbe病，Alexander病など） 脳腫瘍 薬剤性 ・テオフィリン製剤，抗ヒスタミン薬 ・薬物中毒 ・ぎんなん中毒	先天異常 ・脳形成異常，染色体異常 ・神経皮膚症候群 先天代謝異常 ・有機酸代謝異常，アミノ酸代謝異常，ミトコンドリア病など 循環器疾患（けいれん性失神） ・高血圧 ・心筋梗塞（川崎病後） 脳血管障害 ・脳梗塞，脳動脈奇形，もやもや病，静脈洞血栓症 神経変性疾患 ・白質変性症（副腎白質ジストロフィー，亜急性硬化性全脳炎など） 脳腫瘍 腎疾患 ・溶連菌感染後急性糸球体腎炎 ・溶血性尿毒症症候群 薬剤性 ・テオフィリン製剤，抗ヒスタミン薬 ・薬物中毒
けいれんと間違われやすい動き	悪寒・戦慄 Moro反射 非てんかん性発作 ・身震い発作 ・憤怒けいれん 乳児突然性危急事態（apparet life threatening event：ALTE） 自慰 胃食道逆流（Sandifer症候群） 良性新生児睡眠時ミオクローヌス 薬剤誘発性ジストニア	悪寒・戦慄 非てんかん性発作 ・身震い発作 ・憤怒けいれん 自慰 チック restless legs症候群 睡眠関連行動異常 代理によるミュンヒハウゼン症候群	悪寒・戦慄 心因性非てんかん性発作（PNES） 過換気症候群 自慰 チック restless legs症候群 睡眠関連行動異常 代理によるミュンヒハウゼン症候群

❷ けいれん・意識障害時の血液・尿検査

血液	血算（血液像を含む） CRP（プロカルシトニン） PT, FDP, フィブリノゲン 血液ガス分析 血糖 Na, K, Cl, Ca BUN, クレアチニン AST, ALT, CPK NH_3 服薬中の薬剤血中濃度 ☆残血清は凍結保存を依頼
尿	一般検尿（タンパク，血液，糖，比重，白血球） 尿中ケトン体 尿臭，色調

め，必ず経過を追う．数日後に意識レベルが低下する二相性脳症の可能性も念頭においての説明が必要である．

主要疾患のポイント

▶ **中枢神経疾患**
● 感染症および関連疾患：
　細菌性髄膜炎：

> **疑う症状・所見**：乳幼児の高熱または低体温，嘔吐，いつもと様子が違う，末梢血白血球上昇または低下，炎症反応高値

Hibワクチン・肺炎球菌ワクチンがスケ

❸ けいれん・非けいれん性発作―症状から診断へ

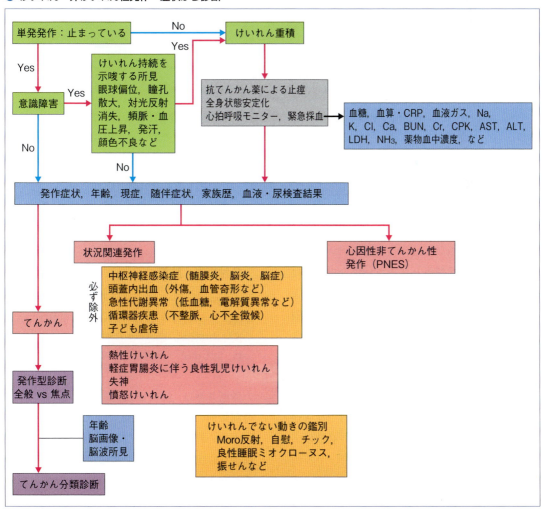

❹ 意識障害の評価法
a. AVPU スケール

分類	刺激	応答タイプ	反応
Alert 覚醒している	普通の環境	適切	年齢相応の正常な周囲への反応
Verbal 言葉刺激に反応する	簡単な指示 または音刺激	適切	名前に反応する
		不適切	非特異的または錯乱
Painful 痛み刺激に反応する	痛み	適切	痛みから逃れようとする
		不適切	無目的か,痛みの局在と無関係な発声や動き
		病的	病的な動きをみせる
Unresponsive 反応がない	どのような刺激にも 全く反応なし	病的	病的姿勢をとる

b. 3-3-9 度方式(Japan Coma Scale:JCS)と Glasgow Coma Scale(GCS)

3-3-9 度方式(JCS)		Glasgow Coma Scale(GCS)			
		Eye(開眼)	Voice(発語)	Movement(運動能)	計
Ⅰ	0	自発的に(4)	見当識あり(5)	命令に従う(6)	15
	1	↓	↓		
	2		会話混乱(4)		14
	3		↓		
Ⅱ	10	声かけにより(3)			13
	20	↓	不適正言語(3)		12
	30	疼痛により(2)	理解不明の語(2)	疼痛部認識(5)	9
Ⅲ	100	反応なし(1)	反応なし(1)		7
	200			逃避屈曲反応(4)	6
				異常屈曲反応[*1](3)	5
				四肢伸展反応[*2](2)	4
	300			反応なし(1)	3

*1:除皮質硬直肢位,*2:除脳硬直肢位

(市川光太郎. 2015[1])

ジュールどおり接種されていない場合はとくに注意が必要である.

新生児〜乳児では必ずしも高熱は伴わず,髄膜刺激症状(項部硬直やjoltサイン)を欠くことも多い.大泉門膨隆も,脱水時は不明瞭になる.特異的所見はないため,疑った段階で検査を行う以外には診断できない.さらに診断のgold standardである髄液検査も初回で異常がない場合が3%というデータがあり,必要に応じて再検査も考慮する.

急性脳炎・脳症:

疑う所見:ウイルス感染(インフルエンザ,突発性発疹など)による発熱・発疹,頭蓋内圧亢進による頭痛・嘔吐・大泉門膨隆,髄膜刺激症状,けいれん・意識障害・神経学的局所症状

診断基準は,24時間以上続く意識障害かつ72時間以内の38℃以上の熱に加えて,新たに発現したけいれん・神経学的局所徴候,髄液細胞数増加5以上,画像検査で病変,脳波で所見のいずれか1つである.

意識障害の進行には①発語の減少→閉眼→反

応性低下という経過と，②せん妄状態や混乱，幻覚の後に，けいれんを契機として昏睡状態となる場合がある．②の場合ではインフルエンザ脳症などの初期症状を考える．

脳膿瘍：中耳炎や副鼻腔炎，顔面の蜂巣炎などが先行するときには注意する．

- **頭蓋内圧亢進への緊急対応を要する疾患：**
 頭蓋内出血―完全母乳栄養児でのビタミンK欠乏性出血：現在多くの自治体で標準的に行われている出生時，退院時と1か月健診時の3回服用では，少ないながらも出血がある（0.44/10万人）．

 脳浮腫：脳ヘルニア徴候は予後不良．
 脳腫瘍：局在徴候の存在．

▶ **全身性急性疾患**

- **ショックによる意識障害**：PALS（pediatric advanced life support）に基づく迅速な対応を行いつつ次の原因検索を行う．

 > **ショックの原因：**
 > ・循環血液量減少（出血，脱水，腹膜炎，熱傷など）
 > ・血液分布異常性ショック（アナフィラキシー，脊髄損傷，敗血症など）
 > ・心原性ショック（心筋梗塞，弁膜症，重症不整脈，心筋症，心筋炎など）
 > ・心外閉塞・拘束性ショック（肺塞栓，心タンポナーデ，緊張性気胸など）

- **低血糖**：体格が小さい児が食事を摂れなかった場合にはしばしばみられる．ブドウ糖投与ですみやかに改善するため，積極的に治療する．治療で改善しない場合はほかの病態に合併している可能性を考える．
- **電解質異常，脱水，水中毒**：乳幼児では嘔吐・下痢などに伴って出現する頻度が高く，必ず除外する．
- **先天代謝異常，中毒**：これらの病態の頻度は低いが，それぞれに対応した治療を要するため，意識障害・けいれん重積が遷延する場合には，高アンモニア血症，代謝性アシドーシス，高乳酸・ピルビン酸血症などの有無を確認する．

▶ **心・循環器疾患**

失神発作で，意識障害・虚脱後にけいれんを示すことがある．心疾患（とくに肥大型心筋症，心筋炎など），不整脈（心室頻拍，QT延長症候群など）は，迅速な診断が必要である．

▶ **子ども虐待**

致死的かつ高頻度にみられ，疑いがあれば虐待対応チームに連絡する．死亡例は乳幼児に集中し，死因は頭部外傷（abusive head trauma：AHT）が最多である．

①揺さぶられ症候群：未頸定の乳児が主体だが2歳ごろまではありうる．眼底出血の確認．
②外傷が認められる場合には，全身骨X線写真で評価を行う．
③低栄養，脱水，飢餓によるショックもある．

問診ポイント，検査ポイント

1st line で考える疾患

▶ **熱性けいれん**

6～60か月齢，38℃以上（多くは39℃以上）の発熱に伴う発作性疾患で，その他の明らかな発作の原因がみられないもの．てんかんの既往のあるものは除外される．非けいれん性の発作（脱力，一点凝視，眼球上転のみなど）も5％程度に認められる．

日本では1歳台の発熱時けいれんの80％を占めるため，積極的に中枢神経感染症を疑う所見がなく，5分以内に収束した単純型熱性けいれんの場合は，検査・治療はせずに臨床診断し，経過観察でよいとされる[2]．

- **問診ポイント**：てんかん・熱性けいれんの家族歴，38℃以上の発熱，発病前の発達が正常か，発症時の状況，発作の状態（発作型，左右対称性，終了後の状態），持続時間，意識障害の状況．
- **検査ポイント**：全身状態不良で重症感染症を疑う場合や，けいれん後意識障害の遷延，脱水の疑いなどで，血清電解質，血糖値，白血球数，

血液培養を考慮する．髄液検査を積極的に行う対象は，30分以上の意識障害と大泉門膨隆などの中枢神経系感染症を疑う所見がある場合である．

てんかん移行の危険因子は複雑型熱性けいれん（4～12％がてんかんに移行する），発達遅滞，神経学的異常所見，てんかん家族歴で，これらがない単純性熱性けいれんでは繰り返しても脳波検査は推奨されない．熱性けいれんと断定できない場合は，脳症の鑑別に役立つ．

▶軽症胃腸炎に伴う良性乳児けいれん

良性乳児けいれん類縁疾患で，6か月から4歳の生来健康な児に出現する．東アジアに多い．ウイルス性胃腸炎の0.92％，ロタウイルス感染では2％に出現する．ほとんど再発はなく，予後良好で，カルバマゼピン（テグレトール®）少量投与が有効なため，早期の診断が重要である．

- **問診ポイント**：下痢を伴う胃腸炎症状に伴うものか，開始後1～5病日の発作か，持続は5分未満か，群発するか，発作型は二次性全般化を伴う部分発作か，24～48時間で収束するか．
- **検査ポイント**：血液髄液検査正常，発作時脳波の異常乏しく間欠期脳波は正常．

▶てんかん

大脳ニューロンの異常活動による発作症状（てんかん発作）を誘因なく繰り返す慢性疾患である．小児の無熱性けいれんの原因では最多である．有病率は全人口の1％．診断には問診が最重要で，詳細な問診で発作型を分類する．

- **問診ポイント**：開始年齢，発作の状況，誘因，発作型，持続時間，頻度，合併症状（嘔吐，頻脈，失禁など），家族歴．
- **検査ポイント**：てんかん患者の20～30％が発作間欠期脳波で異常がなく，正常児の3％でてんかん性脳波異常を認めるため，脳波異常＝てんかんではない．脳波異常が発作から推定される病型に合致した場合には，診断の決め手になる．発作のビデオ脳波同時記録が診断には有用だが，判読が難しい場合もあり，万能ではない．

▶血管迷走神経反射による失神

失神は脳への血液の流れが瞬間的に減少することによって起きる一過性意識障害で，姿勢緊張の消失を伴う．通常2～3分で回復，明らかな意識障害を残さない．すべての小児の15％が思春期までに経験するとされ，80％が神経調節性失神（血管迷走神経反射）である．欠神発作との鑑別点は，意識障害の有無である．

- **問診ポイント**：前兆の有無，発症の状況（立位，突然姿勢緊張が虚脱して転倒，短時間で突然意識が回復），生活リズム，疲労の有無，既往歴（川崎病，心疾患，てんかん），家族歴．
- **検査ポイント**：心筋梗塞，心不全，不整脈など致命的疾患の除外のため，12誘導心電図は必須．状況により，ホルター心電図，脱水・低血糖評価のための採血，新起立試験，傾斜試験（傾斜台による負荷をかけて失神発作を誘発させる試験）．

▶憤怒けいれん

憤怒けいれん（breath-holding spells：BHS）は，大啼泣後に呼気のまま呼吸を止め，顔色不良となり，意識消失，全身脱力またはけいれんを起こす病態である．強い啼泣で胸腔内圧が上昇，心拍出量が減少して起きるチアノーゼ型と，痛み・怒り・驚愕などで迷走神経が刺激され，心拍停止・脳血流減少から失神する蒼白型の2種類の発作型があるが，顔色変化がない場合もある．好発年齢は6か月から3歳．

自然治癒するが，鉄剤投与が勧められる．乳児ではまれに死亡例の報告があり，重症例では鉄欠乏性貧血を確認する．Hb 10.5 g/dL未満かつMCV 75 fL未満で貧血がない児でも有効例の報告があり，積極的に考慮する．有効な場合は16週間程度継続，漸減中止する．

- **問診ポイント**：誘因，激しく泣いた後・覚醒時のみ・持続は1分以内，家族歴．
- **検査ポイント**：鉄欠乏性貧血の有無．

❺ 心因性非てんかん性発作の特徴的な症状

- けいれん様運動のパターンが単一でなく，持続が長い（平均5分）
- 自動症：目的性をもった複雑な行為を一定期間継続
- その他：発作中の閉瞼，発作中に泣き出す，先行して1分以上閉瞼・動作停止の擬似睡眠
- 特定の人と言い争った後など特別な情動的負荷と関連して発作が起こり，発作の様子がてんかんとしては非定型的な場合

❻ 熱性けいれんに対するジアゼパム予防投与の適応

1) 持続時間＞15分の遷延性発作，または
2) 次の①～⑥のうち2つ以上を満たした熱性けいれんが2回以上反復した場合
 ①焦点発作（部分発作）または24時間以内に反復する
 ②熱性けいれん出現前より存在する神経学的異常，発達遅滞
 ③熱性けいれんまたはてんかんの家族歴
 ④12か月未満
 ⑤発熱後1時間以内の発作
 ⑥38℃未満での発作

2nd line で考える疾患

▶ 心因性非てんかん性発作

心因性非てんかん性発作（psychogenic non-epileptic seizure：PNES）は思春期にてんかん患者に合併することも多く，てんかんセンター紹介例の15～20％にみられる．最終的な鑑別には発作時脳波が必要だが，❺に示す特徴的な症状が役立つ．

治療方針

①けいれん重積では，まずけいれんを止める．5分以上のけいれんが抗てんかん薬（ジアゼパムなど）による治療介入の基準．同時に，PALSに従って呼吸・循環・全身状態を評価，その安定を図る．各施設の人的物的医療資源により，どのレベルの専門施設への搬送をいつ行うかを考える．

②原因となる病態に合わせた治療を行う．乳幼児では急性症候性疾患が多く，けいれん重積の原因となりうる複数の病態を併せ持つ可能性があることを念頭におく．低血糖の有無は必ずチェックする．

③意識レベルの経過を追う．新生児および発達遅滞児を除きGCS 15になるまで続ける．

④熱性けいれんに対するジアゼパム予防投与適応は❻のとおりである．

⑤熱性けいれん既往児には，発熱性疾患罹患中における鎮静性抗ヒスタミン薬使用は熱性けいれんの持続時間を長くする可能性があり推奨されない．

⑥一般にてんかんの薬物療法は，初回発作で開始しても，2回目以降で開始しても予後は変わらない．年齢とともに発作が消失する良性症候群の存在を意識し，本人家族と相談のうえ経過をみて決める．

⑦West症候群は，診断後すぐに治療を開始する．

⑧神経調節性失神には，薬物療法のみでなく，心理社会的療法・環境調整が必要である．

➡ 文献

1) 市川光太郎．小児救急外来トリアージ．市川光太郎編．内科医・小児科研修医のための小児救急治療ガイドライン．第3版．東京：診断と治療社；2015．p.10.
2) 日本小児神経学会監修．熱性けいれん診療ガイドライン2015．東京：診断と治療社；2015．

➡ 参考文献

- 小児てんかんの包括的GL．てんかん研究 2005；23：244-8．
- 塩見正司．意識障害の診断・治療の進め方．小児内科 2013；43：414-21．
- Hirts D, et al. Practical parameter：evaluating a first nonfebrile seizure in children. Neurology 2000；55：616-23.
- Riviello JJ Jr, et al. Practice parameter：diagnostic assessment of the child with status epilepticus（an evidence-based review）：report of the Quality Standards Subcommittee of the American Academy of Neurology and the Practice Committee of the Child Neurology Society. Neurology 2006；67：1542-50.

（村山恵子）

腹痛，腹部膨満

これだけは見落としてはいけない

▶急性虫垂炎，腸重積

緊急に対応する必要がある腹部疾患で最も多いのは急性虫垂炎で，次が腸重積である．絞扼性イレウス（嵌頓ヘルニア，中腸軸捻転など），精巣捻転，卵巣囊腫茎捻転も緊急性が高く注意が必要である．

生命に関わる腹痛の原因：急性虫垂炎，腸重積，嵌頓ヘルニア，外傷，腫瘍，敗血症，中腸軸捻転，子宮外妊娠，糖尿病性ケトアシドーシス，腹腔内膿瘍，溶血性尿毒症症候群，腸閉塞，急性膵炎，巨大結腸症，代謝性アシドーシス・先天代謝異常，大動脈解離，中毒（鉄，鉛，アスピリン）．

腹痛，腹部膨満の原因

▶腹痛の原因

腹痛の原因は，common disease に加えて，先天奇形，アレルギー性紫斑病，先天代謝異常，腹部片頭痛など多岐にわたり，「腹痛＝腹部の疾患」ではないため正確な診断，適切な初期対応が難しい．また，小児では腹痛の訴えが，不機嫌，啼泣，顔色不良，哺乳量減少，活気がないなど非特異的症状であることがある．

▶年齢ごとの腹部膨満の原因

- **新生児期**：先天性消化管奇形，哺乳運動の未熟性による空気嚥下症，胎便排泄の遅れ，ヒルシュスプルング病，鎖肛，肥厚性幽門狭窄など．
- **乳児期・幼児期**：便秘，腸重積，塩酸ロペラミドなどの薬剤，術後のイレウス，糖原病，肝脾腫（白血病，伝染性単核症など），神経芽細胞腫，ウィルムス腫瘍，肝芽腫，悪性リンパ腫，未熟奇形腫，腹水（ネフローゼ症候群，タンパク漏出性胃腸症，吸収不全症候群による低タンパク，腹膜炎）など．
- **学童期以降**：便秘，術後イレウス，ウィルソン病などの蓄積病，過敏性腸症候群・空気嚥下症などの機能性消化管障害，潰瘍性大腸炎による巨大結腸症，クローン病による鼓腸，全身性エリテマトーデス（SLE）など膠原病による腹水など．

診察のポイント

▶迅速な外観の評価を含めた一次評価

診察室に入る患者を見て診察するまでの数秒間で，意識・活動性，呼吸状態，循環状態（皮膚の循環）から緊急度を評価する．

最初に緊急性の有無を的確に判断することが外来対応のキーポイントである．

▶問診

- 痛みが始まってからの期間：いつから，反復しているか．
- 痛みの性質：どのような痛みか，痛みの程度，痛みの部位．
- 随伴症状：下痢，嘔吐，発熱，便秘，排便による痛みの変化．
- 家族歴：血族結婚の有無，同胞に同様の症状，家族内に乳児期死亡例があるか．
- 既往歴：腹部の手術歴，母親の手術歴，周産期異常，腹部打撲（鈍的外傷）．
- 薬物服用歴：抗コリン剤，塩酸ロペラミドなどの腸管蠕動を抑制する薬物など．

虐待も念頭におくべきである．また，5歳以下の年齢でも反復性腹痛症などがあり，心理的要因も考慮する必要がある．

❶ 救急に役立つ小児急性腹症の超音波診断

臨床症状・検査所見	+	超音波所見	=	診断
腹痛	+	便塊エコー	=	便秘
心窩部痛，嘔吐	+	胃粘膜肥厚	=	急性胃粘膜病変
間欠的腹痛，嘔吐，血便	+	target sign	=	腸重積症
嘔吐，右下腹部痛，WBC↑	+	虫垂腫大，糞石	=	急性虫垂炎
発熱，下痢，右下腹部痛	+	腸間膜リンパ節腫大	=	腸間膜リンパ節炎
発熱，腹痛，嘔吐，下痢	+	腸管壁肥厚，液貯留	=	急性腸炎
腹痛（紫斑が目立たない）	+	小腸壁肥厚	=	血管性紫斑病
腹痛，胆汁性嘔吐	+	whirlpool sign	=	中腸軸捻転
腹痛，嘔吐，アミラーゼ↑	+	膵腫大	=	急性膵炎
腹痛，黄疸，肝脾機能異常	+	胆道拡張	=	先天性胆道拡張症
腹痛（間欠的）	+	水腎症（腹痛時）	=	間欠性水腎症
腹部打撲後腹痛，血尿	+	腎臓描出不良	=	腎臓破裂
腹部打撲後腹痛，貧血	+	腹腔内大量貯留液	=	脾臓破裂
女児の下腹部痛，嘔吐	+	膀胱背側の mixed mass	=	卵巣嚢腫の茎捻転
男児の疼痛性陰嚢病変	+	精巣腫大，血流なし	=	精巣捻転症
男児の疼痛性陰嚢病変	+	精巣上体腫大，血流増加	=	精巣上体炎

赤線より上が日常診療でよく経験する疾患である　　　　　　　　　　　（内田正志．2005[1]）

▶ 系統的な診察

- HEENT（head, eyes, ears, nose, throat）：口臭（ケトン臭），咽頭発赤．
- 呼吸：多呼吸，胸痛，呼吸音異常（左下葉肺炎，膿胸）．
- 腹部：リラックスさせながら診察する．触診しながら表情や体動を注意深く観察して，圧痛の程度や筋性防御，ブルンベルグ徴候，腫瘤（腹部腫瘤，腸重積），肝脾腫，背部打撲痛（腎盂腎炎），鼠径ヘルニア，陰嚢部痛・腫瘤（精巣捻転）の有無を確認する．

聴診で腸蠕動音が低下していれば腸管麻痺による鼓腸，亢進し金属音であれば機械的イレウスを疑う．打診で鼓音は鼓腸や消化管穿孔を疑い，濁音は臓器腫大や充実性臓器，腹水貯留を疑う．腹壁に波動があれば腹水貯留が疑われる．

日常診療で有用な画像診断

▶ 腹部超音波検査

小児科の日常診療で超音波検査が最も役立つのは消化管疾患である．超音波検査は被曝や痛みもなく，診察室で問診と触診を行いながらリアルタイムに病変を描出し，血流も観察できる．大人と比べ小児は皮下脂肪も少なく，体表面から臓器までが近いので超音波検査が行いやすい．

急性腹症の診断に役立つ超音波所見（内田正志，2005）を❶に示す[1]．

音波検査の診断能は施行者の技量に左右されるため，多くの症例を経験することは超音波検査診断能の向上に不可欠である．日常診療で積極的に超音波検査を行うことで，一般小児科医の超音波診断率さらには診療の質も向上する．

▶ 腹部単純X線写真

超音波検査では評価が難しい腹腔内ガス貯留の評価に有用である．臥位と立位で撮影する．立位が困難であれば側臥位で撮影する．臥位では，腸管ガスの量や分布，消化管圧迫像，便塊を評価できる．

診断のポイント

1st line で考える疾患

- 乳児：便秘，急性胃腸炎．
- 幼児・学童・思春期：便秘，急性胃腸炎，急性虫垂炎，尿路感染症．

▶ 便秘
小児の腹痛の最も多い原因である．間欠的腹痛で寛解期には痛みが完全に消失する．浣腸で便塊を除去する．維持療法が必要なことも多い．

▶ 急性胃腸炎
小児の胃腸炎はウイルス性胃腸炎が多い．ウイルス性胃腸炎は下痢を主症状とすることが多く，腹痛が強い場合には，細菌性胃腸炎を考慮する必要がある．カンピロバクター腸炎では前駆症状として発熱，倦怠感，頭痛，筋肉痛などがあり，次いで吐き気，腹痛，その後に下痢がみられるため，前駆症状だけの時期には診断が困難である．

▶ 急性虫垂炎
教科書に記載されている症状では，臍周囲の腹痛で始まり，微熱，食欲不振，嘔気・嘔吐がみられ，右下腹部の痛みが限局してくる．しかし，実際は教科書どおりではない場合が多い．発熱がない，痛みの部位が非典型的，下痢がある，症状が長引く，膿尿，排尿障害など症状が非典型的であることも多く，圧痛の局在が最も信頼できる所見で，経過を注意深くみることが大切である．

急性胃腸炎との鑑別が最も重要であるが，典型的な虫垂炎では嘔吐の前に腹痛があり，頭痛・悪寒・筋痛などの全身疾患の症状はみられない．

発症する年齢は6歳以上が多く，2歳以下はまれであるが，穿孔する症例が多い．疑うことが重要である．

検査のポイント
- **白血球数・CRP**：初期には正常かやや増加で，穿孔すると著明に上昇する．
- **検尿**：尿沈渣では，虫垂の炎症の影響で白血球，赤血球がみられることがある．
- **超音波検査**：プローブの圧迫による圧痛と，虫垂の直径6 mm以上で虫垂炎と診断できる．熟練した検者が検査すれば感度90%，特異度97%である．
- **CT**：被曝の問題があるが，感度97%，特異度97%と報告されている．正常の虫垂が描出できれば，虫垂炎を除外することができる．
- **腹部単純X線写真**：sentinel loop sign（局所的なイレウス），側彎（腸腰筋のスパスム），虫垂の結石などがみられるが，半数は正常画像である．

▶ 尿路感染
上部尿路感染では，腹痛，発熱，悪寒，嘔気・嘔吐がみられ，下痢もみられることがある．膀胱尿管逆流は小児の1〜2%，尿路感染症の既往がある女性の30%，先天性に水腎症がある幼児の5〜15%にみられる．

超音波検査で水腎症，尿管の拡張がわかり，膀胱尿管逆流の観察も可能である．

2nd line で考える疾患

- 乳児：腸重積，嵌頓ヘルニア，胃食道逆流，外傷（虐待）．
- 幼児：腸重積，溶連菌感染，尿路感染，アレルギー性紫斑病，外傷（虐待）．
- 学童：溶連菌感染，尿路感染，慢性腹痛，精巣捻転，外傷（虐待）．
- 思春期：腎結石，消化性潰瘍，炎症性腸疾患，胃食道逆流，精巣捻転，卵巣嚢腫茎捻転，子宮外妊娠，外傷．

▶ 腸重積
1歳未満の乳児が半数以上で，3か月未満，6歳以上は少ない．病的先進部（ポリープ，メッケル憩室など）による腸重積は，1歳以下では5%前後であるが，5歳以上では約60%に増加する．

三主徴は腹痛，嘔吐，血便であるが，初診時に三主徴がそろうのは10〜50%程度で，早期受診例ほど典型的な症状がそろうことは少ない．

初発症状は，原因不明の不機嫌，啼泣を腹痛に含めると腹痛の頻度が最も多く，次いで反射性嘔吐である．数分間の腹痛の後，10〜20分程度の間欠期があり，機嫌良く遊べるくらいになることもある．初期の吐物は食物残渣であるが，イレウス状態が進行すると胆汁様となる．

来院時の浣腸による反応便を含めると，血便は70〜90％程度に認められるが，発症12時間以内に血便を自然排泄することはまれで，初発症状としては10％程度にしかみられない．

7か月以上の非観血的整復率は85％以上であるが，4〜6か月は74％，1〜3か月は54％と報告されている．

6か月以下，とくに3か月以下の腸重積には注意が必要で，いつもと違って「なんとなく元気がない」「泣いてばかりいる」などは，初期症状の可能性がある．血便出現以前に腸重積を診断するためには，常に疑って腹部エコーを行うことが重要である．

検査のポイント

- **超音波検査**：感度，特異度ともに100％に近く，スクリーニング検査に有用である．

回腸結腸型：腸重積の90％以上を占め，多くは右側腹部から右上腹部にかけて重積した腸管を認めるが，まれに先進部がS状結腸まで達することもあるため，結腸の走行に沿ってS状結腸まで腹部全体をくまなく観察する必要がある．短軸方向の断面は的状に描出されtarget signといわれ，長軸方向の断面は長円形に描出されpseudokidney signといわれる．感染性胃腸炎などで腸管の炎症・浮腫が著明な場合，腸管の横断像がtarget signのようにみえるが，pseudokidney signはみられないことで鑑別できる．

腸回腸結腸型：まれであり，超音波検査のみでは診断が困難であることが多い．

小腸小腸型：自然整復されることがあり，benign small bowel intussusceptionとよばれているが，症状を呈する小腸小腸型では非観血的整復は困難で手術になることが多い．

- **腹部単純X線写真**：腸重積の診断的価値は少ない．遊離ガス像，小腸閉塞像の確認に有用である．

▶ 鼠径ヘルニア（嵌頓ヘルニア）

ヘルニア内容は腸管・大網・卵巣などがあり，脱出臓器が血行障害に陥っているヘルニア嵌頓では緊急整復が必要である．発症の多くは乳児であり，おむつを外して鼠径部まで観察する．

▶ 胃食道逆流

食道炎，食道狭窄，反復する肺炎などがよく知られているが，症状は多岐にわたり，腹痛もみられる．乳児の胃食道逆流は12〜24か月までに軽快することが多く，見逃されている症例が多いと思われる．

▶ アレルギー性紫斑病

皮膚・関節症状の前に消化器症状がみられる症例では，虫垂炎との鑑別が必要となる．腹部超音波検査で十二指腸下行脚から空腸領域で消化管の肥厚が観察されることがある．

▶ A群溶血性連鎖球菌咽頭炎

突然の発熱と全身倦怠感，咽頭痛で発症し，腹部症状（嘔気，嘔吐，腹痛）を伴うことが多い．咽頭所見が非典型的なこともあり，疑った場合は迅速検査を行う．

▶ 外傷

腹部の鈍的外傷では，症状が軽微でも臓器損傷の可能性を考える．腹部に擦過傷，皮下出血，圧痛があるときは臓器損傷に注意が必要で，小児の臓器損傷の頻度は，肝臓，腎臓，脾臓，小腸・十二指腸，大腸，膵臓の順に高い．ハンドル外傷では十二指腸・膵臓損傷，サッカーでの腹部打撲では腎損傷が起こりやすい．

病歴聴取が重要で，虐待の可能性を常に念頭におく必要がある．

▶ 慢性腹痛

「機能的器質的疾患に基づき，長期にわたる間欠的または持続的な腹痛」と定義され，そのなかに反復性腹痛，腹痛関連機能性消化管障害，心因性腹痛が含まれ，オーバーラップしている．

- **反復性腹痛**：「日常生活に影響するほどの反復性発作性腹痛のエピソードが少なくとも3か月以上の期間にわたり3回以上独立して認められるもの」とされている．原因の約90％は機能性・心因性腹痛であるが，消化性潰瘍や炎症性腸疾患，尿路感染症などの器質的疾患も含まれ

ている．約半数は自然軽快，約25％は不変，残りの約25％は過敏性腸症候群へ移行する．
- **腹痛関連機能性消化管障害**：乳児疝痛，機能性ディスペプシア，過敏性腸症候群，腹部片頭痛，小児機能性腹痛などがあり，オーバーラップしている．起立性調節障害や不登校などを合併していることがある．また，器質的疾患が改善しても腹痛が持続する場合には過敏性腸症候群を合併していることもある．

子どもと家族への対応

腸脳相関や胃結腸反射などの病態生理を説明し，命に関わるような病気ではないことをよい情報として説明する．早寝・早起き・朝ご飯（規則正しい睡眠・生活リズム）で十分に睡眠をとり，ゆとりをもって起床し，朝食後に排便する習慣を指導する．家族には子どもの苦悩・苦痛を理解し共有するように指導する．改善がない場合には薬物療法を行う．

▶急性陰嚢症

陰嚢痛があるのは，精巣捻転，精巣上体炎，精巣垂や精巣上体垂などの捻転，精巣炎などである．

①精巣捻転：思春期前後の青少年に多く，寝ているときに発症することが多い．激しい陰嚢部痛で始まり，嘔気・嘔吐を伴うこともある．6～12時間以内に血液の流れを回復しないと精巣は壊死するため，発症早期の診断治療が重要である．超音波検査で精巣への血液の流れが低下していることを確認できれば診断可能である．

②精巣上体炎：精巣上体の腫脹と痛みがある．超音波検査では，正常な精巣と精巣上体の腫大と血流の増加が認められる．

③精巣垂捻転，精巣上体垂捻転：精巣や精巣上体にある2，3 mmの突起がねじれて痛みの原因となり，手術の必要はない．

④精巣炎：思春期以降の流行性耳下腺炎の約20％に合併し，耳下腺炎発症の3～5日目に痛みを伴って精巣が腫大する．

▶卵巣嚢腫茎捻転

卵巣腫瘍（皮様嚢腫が多い）がなんらかの誘因で捻転し発症する．急性腹症型は約40％で，1～2週間前から軽度の痛みが先行することもある．

卵巣嚢腫茎捻転の正診率は，必ずしも高くなく，内診，血液・尿検査，超音波検査などの画像検査から総合的に判断される．

▶子宮外妊娠

卵管に妊娠し破裂した場合は，出血性ショックの状態となり緊急性が高い．高感度hCG測定，経腟超音波や腹腔鏡などで診断される．思春期以降の女児では注意が必要である．

治療のポイント

治療は原疾患により異なる．

浣腸は，下痢，消化管穿孔の疑い，腹膜刺激症状がある場合を除いて有用である．便性が確認でき，便秘であれば治療になる．

⮕ 文献

1) 内田正志．小児腹部エコーマスターガイド．東京：診断と治療社；2005．

⮕ 参考文献

- 藤川佳代．よくみられる症状・症候への対処法—腹痛．小児科診療 2014；77 Suppl；16-8．
- 藤武義人．症候／症状から診断を導くコツ 29 腹部膨満・腫瘤．小児科 2012；53：1581-6．
- Kliegman RM, et al, editors. Nelson Textbook of Pediatrics. 20th ed. Philadelphia：Elsevier；2015. p.1764-5.
- Selbst SM. Pediatric Emergency Medicine Secrets. 3rd ed. Philadelphia：Saunders Elsevier；2015. p.47-53.

〈小野靖彦〉

症状から診断を絞り込む　頭痛

これだけは見落としてはいけない

▶器質性疾患に伴う頭痛（二次性頭痛）

歩行可能であれば，診察室に入ってくるときの様子で，神経症状の有無を把握する．診察時に頭痛があるかを聴き，あると答えた場合，そのときの行動や表情を観察する．強い頭痛の場合は，騒いで動き回るより動けずじっとしていることが多い．

外来を受診する小児の頭痛のうち副鼻腔炎なども含め，原因疾患のある二次性頭痛は3〜4％と少なく，ほとんどは片頭痛に代表される一次性頭痛である．

緊急に画像検査が必要な頭痛は，今まで経験したことのない激しい頭痛，頭蓋内圧亢進症状，進行する神経症状，てんかんと診断されていないのに意識障害があるなどである（❶）[1]．これらの症状がなく，問診から片頭痛や緊張型頭痛の診断ができれば，不要な画像検査を避けることができる．ただし，年少児のもやもや病は，受診時に神経症状がなく，症状が片頭痛に類似しているので注意を要する[1]．

一次性頭痛

一次性頭痛とは，原因疾患のない頭痛をいう．小児の主な一次性頭痛は，片頭痛と緊張型頭痛であり，人口統計基盤の各国の有病率は，片頭痛は3.8〜13.5％，緊張型頭痛は17.4％である[2]．外来を受診する小児の一次性頭痛の3/4は，生活支障度の高い片頭痛である．

頭痛は自覚症状であるため，どのように児から情報を聴き出すかが重要で，問診票が有用である．児の訴えのほかに，保護者が頭痛を訴えている児の行動を観察することにより，痛みの程度，光過敏・音過敏などを判断できる．『小児心身医学会ガイドライン集（改訂第2版）』頭痛編[3]に掲載された頭痛問診票を診察前に記載してもらうと，忙しい外来での頭痛の診断に役立つ．

❶ 二次性頭痛を見逃さないコツ

画像検査が緊急に必要
- 今までに経験したことのない激しい頭痛
- 頭蓋内圧亢進症状
- 進行する神経症状（失調，片麻痺など）
- 意識消失または意識減損発作

画像検査を考慮
- 最近発症した頭痛
- 以前からの頭痛が重度や頻度を増すなど変化したとき
- 後頭部痛
- 頭痛のため睡眠中目が覚める
- 朝の嘔吐を伴う頭痛
- 大きな息をしたとき，からだの力がぬける（もやもや病）

（藤田光江，2015[1]）

1st line で考える疾患

▶片頭痛

診断

小児の片頭痛も成人と同じく，『国際頭痛分類第3版beta版（ICHD-3β）』[4]で診断される．ICHD-3βによると，成人の片頭痛の持続時間は4〜72時間であるが，小児・青年（18歳未満）では，2〜72時間としてよいかもしれないとされた．

痛みは脈打つと表現される拍動性頭痛で，18歳未満では，片側でなく両側のことも多いが，後頭部でなく前頭側頭部である．成人と同じく，中等度から重度の頭痛で，歩行や階段昇降などの日常的な動作により増悪する，あるいは頭痛のために日常的な動作を避けるという特徴

がある．悪心・嘔吐（あるいはその両方），光過敏・音過敏のうち1項目を認めることも診断に必要である．片頭痛発作時に静かな暗い部屋で寝ていたいのは，光過敏・音過敏があると推測される．

ICHD-3βには含まれないが，片頭痛は家族集積性が強い疾患で，とくに母親の片頭痛罹患率が高い．このため，頭痛を主訴に受診した小児の両親に頭痛があれば，一緒に問診票を記入してもらい，親の頭痛の診断も試みている．親が片頭痛の場合は，子どもの頭痛の情報が少なくても，片頭痛の可能性を予測できるからである．

初診時の片頭痛の治療

小児の片頭痛は成人に比し軽く，片頭痛の説明と理解によって治療を必要としないものも多い．また，規則正しい睡眠や食事，頭痛発作を起こす誘因があればそれを避けるなど非薬物療法も推奨される．しかし，日常生活が妨げられる強い頭痛をもつ児には，積極的な薬物治療が必要となる．

● **急性期治療薬**：小児の片頭痛発作には，エビデンスがあるイブプロフェンとアセトアミノフェンが第1選択薬である．頭痛が始まったらできるだけ早く十分量使用し，補助的処置として，静かな暗い部屋での休息が推奨される．鎮痛薬が無効あるいは嘔吐を伴い内服ができない場合は，エビデンスもあるスマトリプタン点鼻薬が有効であるが，苦味を嫌う子もいる．

初診時から治療薬を処方する場合は，経過をみることが重要である．回数が少ない場合は頭痛ダイアリーでなく，処方薬使用日時のメモでもよいが，必ず使用のタイミングと効果について確認する．鎮痛薬が無効で嘔吐がない場合は，トリプタンの錠剤を1錠（12歳以下では0.5錠）試してみる．トリプタン錠でエビデンスがあるのは，リザトリプタン錠であるが，ゾルミトリプタン錠，スマトリプタン錠，エレトリプタン錠も有効例は多く安全性は高い．

● **予防治療薬**：片頭痛の児で，急性期治療薬を

> ✓ **片頭痛予防薬開始のタイミング**
>
> 再診時には，頭痛ダイアリーを参考にして，片頭痛発作により学校，部活，習い事の欠席の有無を聴く．欠席が多い場合は，予防薬を児・保護者と相談する．毎日薬を内服することも大変なので，予防薬使用は生活支障度が高くなったときまで待ってよい．

週2日以上使用，あるいは頭痛発作に毎回嘔吐を伴う場合は予防薬を考慮する．

トピラマートは小児片頭痛の予防薬としてエビデンスはあるが[2]，食欲不振，体重減少がある児もいて，体重のチェックが必要である．よく使われているのは，抗うつ薬のアミトリプチリン，抗ヒスタミン薬のシプロヘプタジン，カルシウム拮抗薬の塩酸ロメリジンである．

筆者はアミトリプチリン5～10 mg投与で，片頭痛発作の軽減例を多く経験している．抗てんかん薬のバルプロ酸は片頭痛の予防薬として保険適用がある．児に使用する場合，てんかん患者に対すると同様，使用前後で肝機能やアンモニアを含む血液検査を行い，使用後は血中濃度もみる[2]．

思春期女子への使用は，多嚢胞性卵巣症候群，催奇形性の可能性もあり注意を要する．

ほとんどの急性期治療薬と予防薬は，小児片頭痛では適応外使用となるが，説明と納得のうえ十分注意して使用すれば，とくに問題は生じていない．

2nd lineで考える疾患

▶ 緊張型頭痛

片頭痛が強い発作性頭痛であるのに対し，緊張型頭痛は軽度～中等度の非拍動性（圧迫感または締めつけ感）の頭痛である[4]．テレビやゲームの画面を見ていられる頭痛は，片頭痛ではなく緊張型頭痛の可能性が高い．反復性の緊張型頭痛は生活支障度が低いが，慢性緊張型頭痛は絶え間なく持続し，生活の支障度が高い．とく

> ✓ **不登校を伴う頭痛**
>
> ほかの医療機関を経由して受診すると，患児も保護者もただちに頭痛を治してほしいと強く期待する．初診時にこの頭痛は薬物治療で効果は少なく，つき合いながら生活する対処法を説明する．ただし，これまでの経験をふまえて，時間はかかるが必ず治ると話している．

❷ 片頭痛と緊張型頭痛の相違点（国際頭痛分類第3版beta版：ICHD-3β）

	片頭痛	緊張型頭痛
発作的な頭痛	＋	－
持続時間	4〜72時間 18歳未満は2〜72時間でもよいかもしれない	30分〜7日間[*1]
部位	片側性 18歳未満は両側性（前頭側頭部）が多い	両側性
性質	拍動性	非拍動性[*2]
強さ	中等度〜重度	軽度〜中等度
日常的動作による悪化	＋	－
悪心・嘔吐	＋	－
光過敏・音過敏	＋	－[*3]
家族歴[*4]	濃厚	希薄

[*1]慢性緊張型頭痛：絶え間なく続くことがある．
[*2]圧迫感または締めつけ感．
[*3]緊張型頭痛では，光過敏，音過敏はいずれか1つのみ．
[*4]ICHD-3βにない． （ICHD-3β[4])より作成）

に，思春期では中等度の強さのはずの緊張型頭痛が重度に変容し，不登校などの社会不適応をきたすことがある．緊張型頭痛は片頭痛と異なり，鎮痛薬は効きにくい．難治な慢性緊張型頭痛は，カウンセリングと抗不安薬などの薬物治療が頭痛にも有効である．

片頭痛と緊張型頭痛の相違点を❷に示す．

薬の効かない難治な頭痛

主な症状が頭痛か，頭痛以外の不定愁訴かを診る．

1st line で考える疾患（頭痛が主である場合）

▶ 慢性連日性頭痛（CDH）

片頭痛の治療薬に抵抗し，頭痛が続く場合は，慢性連日性頭痛（chronic daily headache：CDH）が考えられる．CDHは，1日に4時間以上，1か月に15日以上，3か月以上持続する頭痛とされ，小児においては，学校生活の支障度が高く難治な頭痛である．人口を基盤としたCDHの有病率は，5〜12歳で1.68％，12〜14歳で1.5％，12〜17歳で3.5％との報告があるが，疫学や治療に関する研究は少ない[2]．さまざまな薬物治療で軽快しないため，患児と保護者がドクターショッピングをするのもCDHである．

● **片頭痛と緊張型頭痛どちらが主か**：片頭痛は発作性頭痛であり，低気圧などの気候，睡眠不足などが誘因になるが，1日，1週間をみると発症時刻はまちまちである．したがって，夏休みは頭痛がなかったのに，2学期が近くなったころ，あるいは2学期が始まってからの平日の朝，連日のように頭痛を訴えるのは，片頭痛が共存していても，頭痛の強さが重度に変容した緊張型頭痛が主と考えられる．治療の過程で緊張型頭痛が軽減し，急性期治療薬の効く片頭痛が明らかになることもよく経験する（❸)[5]．

● **なぜ頭痛が慢性化するのか**：年少時に片頭痛の経験があるなしにかかわらず，思春期のある時期から頭痛が慢性化することがある．慢性化には児の性格特性が大きく関わってくる．「反抗していない」と答える児は，自分の気持ちを言語化できず，教師や保護者に配慮しすぎる傾向にある．このいわゆるよい子が，ある出来事をきっかけに自己評価が下がり，頭痛が慢性化することが多い．

● **CDHの対処法**：CDHは頭痛ダイアリーの記載を勧め，経過を追うことが大切である．CDHは難治で，軽快には時間がかかることを児と保護者に丁寧に説明し，納得してもらうことが治

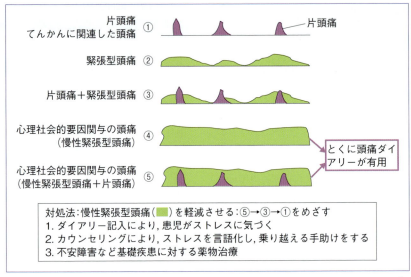

❸ 小児の頭痛の起こり方と対処法

(藤田光江. 2013[5])

療の第一歩である．

　面接は必ず患児と保護者を別に行う．児には「この頭痛は薬が効かないので，頭痛があってもできることを探そう」と勧める．児が心の葛藤を言語化できるころから頭痛は軽減し始め，できることが増えてくる．すなわち，児自身が問題点に気づき，解決策を模索し，自分づくりをしていくことによって不思議と難治なCDHは軽快していく．

　児を治療するためには，保護者を支えることが必須であり，今までの子育てを責めず，今後どうすべきかを一緒に考えるよき協力者として保護者を巻き込んでいくことが重要である．

2nd line で考える疾患（頭痛以外の不定愁訴が主な症状）

▶ 起立性調節障害（OD）

　起立性調節障害（orthostatic dysregulation：OD）の身体症状11項目に頭痛が含まれるが，立ちくらみ，めまいなどほかの不定愁訴が主の場合は，ODの診断が必要となる．また，頭痛が強く朝起きられない場合も，ODのみであれば昼ごろには体調が良くなり，ほとんどの児は遅刻しても登校できる．

　CDHとODの共存例で，ODの治療に抵抗する場合は，心理社会的要因が関与し，心身医学的対応が必要となる（ODの詳細については「朝起きられない」を参照）．

▶ 精神疾患の共存

　治療に難渋するCDHで不登校がある場合，共存する精神疾患の診断と治療も必要である．

　不登校を伴うCDH小児の精神疾患では，不安症群（不安障害），うつ病，変換症（転換性障害）が多くみられた．不安症群，うつ病を伴うCDHには，抗不安薬（アルプラゾラムなど）や

✓ **頭痛ダイアリー**

　頭痛ダイアリーは日本頭痛学会のホームページ（http://www.jhsnet.org/dr_medical_diary.html）からダウンロードできる．また，日本頭痛協会（http://www.zutsuu-kyoukai.jp/）の養護教諭と教師向け資料からは，小児・思春期頭痛ダイアリーがダウンロードできる．頭痛は，初診時に正確な診断ができないこともあり，経過を追うことが重要である．とくにCDHの児には頭痛以外にも，睡眠，学校の欠席，習い事などの記載も勧めている．

❹ 児童・生徒の頭痛診療におけるの連携

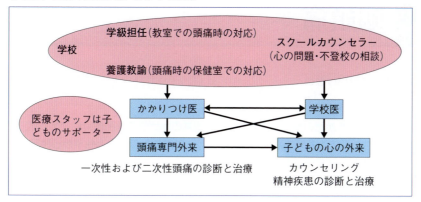

不登校児がひきこもりにならないよう，本人が信頼できる大人のサポーターを増やし，社会に居場所をつくることが重要．
学校以外にも，教育委員会主催の適応教室（教育センター），習い事など，無理なくできることを探す手助けが必要．

（藤田光江．2013[5]）

主症状が頭痛か不安愁訴かを診て診断と治療方針を立てる

小児の頭痛診療においては，主症状が頭痛か不定愁訴かを診て，診断と治療の方針を立てる．頭痛が主訴の場合は，片頭痛の正しい診断が必須である．不定愁訴が主訴の場合は，ODの診断が必要である．とくにCDHに不登校を伴う場合は，片頭痛に緊張型頭痛が加わり，ODや精神疾患が共存した多彩な様相を呈し，心身医学的対応が重要となる．

抗うつ薬（フルボキサミンマレイン酸塩など）が有効のことが多いが，児と保護者への十分な説明と同意が必要である．

長期欠席になればなるほど，社会復帰は難しい．CDHの小児がひきこもりにならないよう注意深いサポート体制が必要である．

児の頭痛に対する学校の協力と診療連携

片頭痛発作は月数回であるが，急性期治療薬使用のタイミングが重要で，学校スタッフの理解と協力が必要である．

CDHは保健室利用が多く，片頭痛とは異なった心のケアが必要な頭痛である．学校内の担任・養護教諭・スクールカウンセラー，学校外の学校医・かかりつけ医・頭痛あるいは心の専門医など，診療の連携が必要である（❹）[5]．

🔹 文献

1) 藤田光江．小児・思春期の頭痛．荒木信夫編．神経内科外来シリーズ1 頭痛外来．東京：メジカルビュー社；2015．p.190-202．
2) 日本神経学会・日本頭痛学会．慢性頭痛の診療ガイドライン2013．東京：医学書院；2013．
3) 永井 章ほか．くり返す子どもの痛みの理解と対応：C 頭痛編．小児心身医学会ガイドライン集（改訂第2版）．東京：南江堂；2015．p.264-85．
4) 日本頭痛学会・国際頭痛分類委員会．国際頭痛分類第3版 beta 版．東京：医学書院；2014．
5) 藤田光江．小児・思春期の頭痛．日本小児科医会会報 2013；46：124-7．

（藤田光江）

咽頭痛

これだけは見落としてはいけない
▶咽後・咽頭膿瘍，咽頭外傷

小児期で咽頭痛を起こす疾患の多くは感染症であり通常のかぜや溶連菌感染症であるが，まれに咽後・咽頭膿瘍であったり，外傷による咽頭痛の可能性もある．膿瘍や外傷は気道狭窄から呼吸困難をきたすと緊急を要する場合もあり，注意が必要である．

小児期で咽頭痛を起こす疾患は，感染症のほかに咽頭外傷などもある．咽頭痛を起こす疾患を❶に記載する．多くは感染症であるが，咽頭痛を起こす感染症の約70%はウイルス感染症であり，約30%が細菌感染症である．細菌感染症の多くはA群β溶血性連鎖球菌（以下，溶連菌）である（❷）[1)]．

症状，頻度から絞り込む —概説 first step

1st line で考える疾患

小児期で咽頭痛を起こす疾患の多くは感染症であるが，時期，周囲の流行状況により考える必要がある．夏季であればヘルパンギーナや手足口病などの夏かぜ症候群，春季・秋季であれば溶連菌，冬季であればインフルエンザなどを考慮する．それぞれの流行状況・咽頭所見からある程度の推測をつけることが可能である．ヘルパンギーナなどの夏かぜ症候群であれば咽頭の水疱，溶連菌であれば口蓋垂からその周囲への発赤，点状出血，アデノウイルスであれば滲出性扁桃炎を起こすことが多く，扁桃の膿苔が特徴的なことが多い．

症状，咽頭所見からある程度疾患の推測ができ，無駄な検査をする必要がなくなる．

2nd line で考える疾患

次に考慮しないといけない疾患として咽後膿

❶ 小児で咽頭痛を起こす疾患

感染症・炎症	咽頭炎，喉頭炎，扁桃炎，咽後膿瘍，扁桃周囲膿瘍，急性喉頭蓋炎，頸部リンパ節炎，溶連菌感染症，EBウイルス感染症，ジフテリア，夏かぜ症候群（ヘルパンギーナ，手足口病，咽頭結膜熱など），PFAPA
外傷・異物	咽喉頭外傷，咽喉頭熱傷，化学物質や有毒ガスの誤飲・誤吸入，咽喉頭異物（魚骨など）
腫瘍性疾患	悪性リンパ腫など
その他	心因性

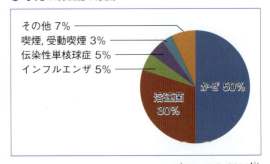

❷ 小児の咽頭痛の原因

(Worrall G. 2011[1)])

瘍や扁桃周囲膿瘍がある．一見視診上わかりにくいこともあるが，上気道の狭窄，肺炎や後縦隔炎などの二次感染を併発することもあり注意が必要である．

その他，まれではあるが歯ブラシ外傷による食道穿孔を筆者は経験している．受診当初は穿孔部位が検出できず軽症に思われたが，半日後

❸ 急性咽頭炎を起こす病原体

病原体	疾患	頻度(%)
ウイルス		
ライノ	かぜ	20
コロナ	かぜ	≫5
アデノ	咽頭結膜熱, 滲出性扁桃炎	5
単純ヘルペス	歯肉口内炎, 咽頭炎	4
パラインフルエンザ	かぜ, クループ	2
インフルエンザ	インフルエンザ	2
コクサッキー	ヘルパンギーナ, 手足口病	<1
EB	伝染性単核球症	<1
サイトメガロ	伝染性単核球症	<1
細菌		
A群β溶連菌	咽頭扁桃炎, 猩紅熱	15〜30
C群溶連菌	咽頭扁桃炎	5
ナイセリア	咽頭炎	<1
ジフテリア	ジフテリア	<1
クラミジア		
肺炎クラミジア	肺炎, 気管支炎, 咽頭炎	不明
マイコプラズマ		
肺炎マイコプラズマ	肺炎, 気管支炎, 咽頭炎	<1

(Bisno AL. 2001[2])

❹ 溶連菌とウイルス感染の鑑別点

溶連菌感染を疑わせる所見	・突然の咽頭痛 ・5〜15歳 ・発熱 ・頭痛 ・吐き気, 嘔吐, 腹痛 ・咽頭扁桃の発赤 ・扁桃滲出物 ・口蓋点状出血 ・頸部リンパ節炎 ・春あるいは秋 ・猩紅熱様発疹
ウイルス感染を疑わせる所見	・結膜炎 ・咳, 鼻水 ・下痢 ・嗄声 ・口内炎 ・ウイルス性発疹

(Shulman ST, et al. 2012[3])

❺ 溶連菌感染症の主な症状の出現頻度（当院，n=151）

症状	出現頻度 (%)
37.5℃以上の発熱	83
38.5℃以上の発熱	45
のどの痛み	66
発疹	33
消化器症状（腹痛, 嘔吐, 嘔気）	17
頭痛	17

には皮下気腫，縦隔気腫を起こし，縦隔炎を併発し人工呼吸を要した．そういった鋭利な物での咽頭外傷も軽度のものから重度のものまであり，注意を要する．

原因別疾患の特徴 —各論　second step

1st line で考える疾患

　咽頭炎を起こすウイルスで最も多いのはライノウイルスであり，次いでアデノウイルス，単純ヘルペスウイルス，パラインフルエンザウイルス，インフルエンザウイルス，コクサッキーウイルス，EBウイルスなどがある（❸）[2]．細菌では溶連菌が最も多い．

▶溶連菌感染症

　症状は，発熱，咽頭痛，腹痛・吐き気などの消化器症状，頸部リンパ節腫脹，発疹などがある．通常のウイルス感染との鑑別点を❹に示す[3]．それぞれの症状の頻度は，当院では❺に示すとおりで発熱がない例もあり，消化器症状をきたす例が約20%ある．典型例の咽頭所見では，口蓋垂から軟口蓋にかけて点状の発赤，粘膜下出血が認められ，時に扁桃に膿苔を認める（❻）．頸部リンパ節の腫脹・圧痛を認める例も多い．近年，咽頭発赤が軽度のものもあり，確定診断には迅速診断あるいは咽頭培養が有用である．

　二次症として急性糸球体腎炎（以下，腎炎），近年かなりまれになっているがリウマチ熱があり，まれにPANDAS（pediatric autoimmnune disorders associated with streptococcal infection）などの自己免疫性の精神神経疾患があることがいわれている．腎炎は顕微鏡的から肉眼的までの血尿，タンパク尿，眼瞼・四肢の浮腫，高血圧が主な症状であり，多くは自然軽快し予

❻ 溶連菌症例

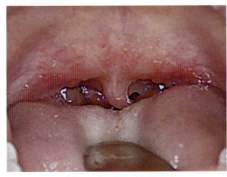
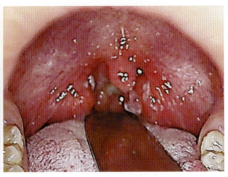

口蓋垂から軟口蓋にかけて点状の発赤がみられる．右の症例のように扁桃に膿苔がある場合もある．

❼ 溶連菌による咽頭・扁桃炎の抗菌薬療法

	抗菌薬	処方例
推奨される抗菌薬療法*	バイシリンG	5万単位/kg/日，分3〜4，10日間
	アモキシシリン	30〜50 mg/kg/日，分2〜3，10日間
	セフジニル	9〜18 mg/kg/日，分2〜3，5日間
	セフジトレンピボキシル	9 mg/kg/日，分3，5日間
	セフカペンピボキシル	9 mg/kg/日，分3，5日間
	セフカテラムピボキシル	9〜18 mg/kg/日，分3，5日間
ペニシリンアレルギーがある場合	エリスロマイシン	40 mg/kg/日，分2〜4，10日間
	クラリスロマイシン	10〜15 mg/kg/日，分2〜3，10日間
	アジスロマイシン	10 mg/kg/日，分1，3日間

*基本的には，ペニシリン系が第1選択である．

(小児呼吸器感染症診断ガイドライン2011[4])

 PANDAS

平均6〜7歳の思春期前に発症することが多く，チックなどの不随意運動または強迫性障害を起こす．溶連菌再感染時に症状の増悪がみられ，多相性の経過をとる．症状増悪時には舞踏病などの神経学的異常がみられやすい．ADHD，反抗挑戦性障害，うつ，分離不安を合併することが多い．治療は向精神薬の投与，重症例には血漿交換・ガンマグロブリンなどの免疫療法，扁桃摘出が有効な例もある．

後良好であるが，一部腎不全や高血圧性脳症を起こす例もある．咽頭所見が軽微であった例や皮膚の溶連菌感染症でも腎炎を起こす場合があり，注意が必要である．

治療は，日本小児呼吸器疾患学会・日本小児感染症学会のガイドラインではペニシリン系抗菌薬が第1選択とされている（❼)[4]．日本ではセフェム系抗菌薬5日間投与の有効性も報告され，ペニシリン系10日間とともにセフェム系5日間も推奨されている．

マクロライド系は近年耐性が多く報告されており，2010年に当院で調査した結果でも約80％が耐性であった．マクロライド系はペニシリンアレルギーがある場合にのみ選択するほうがよ

✓ FBP

prtF1 遺伝子の存在が関与していることがいわれている．これをもつ菌には細胞内移行性のよいマクロライド系抗菌薬のほうが有効といわれている．

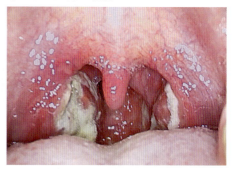

❽ アデノウイルス症例

扁桃に膿苔がべったり付いている場合が多い．咽頭から軟口蓋の発赤は溶連菌に比べて軽度であることが多い．

いと考える．

ペニシリン系，セフェム系抗菌薬の耐性は今のところ報告されていない．米国ではペニシリン系抗菌薬（ペニシリンVあるいはアモキシシリン10日間）の内服およびペニシリンGの1回筋注が第1選択とされている．内服薬は分2あるいは分3投与が一般的であるが，アモキシシリンは50 mg/kg/日，分1投与でも同等の効果があるといわれている．

十分な抗菌薬投与をしていても除菌不良例がある．その原因は，咽頭内に常在する*Moraxella catarrhalis*などβラクタマーゼ産生菌による不活化，家族や友人からの再感染もあるが，近年，FBP（fibronectin binding protein）をもつ菌の粘膜上皮細胞内への侵入が原因と考えられている[5]．

治療の目的は，症状の早期治癒，合併症の予防，周囲への感染予防が考えられる．合併症についてはリウマチ熱に対しての予防効果は認められているが，腎炎に対しては認められていない．

▶ アデノウイルス感染症

39℃以上の発熱，咽頭痛などの症状があり，ウイルスの亜型により，滲出性扁桃炎，咽頭結膜熱，流行性角結膜炎など多彩な疾患がある．最も多いのは滲出性扁桃炎であり，扁桃に膿苔をきたすことが多く，溶連菌と違い，咽頭発赤は比較的軽微なことが多い（❽）．

多くの症例で白血球数，CRP値の上昇がみられ，細菌感染と誤診する場合もある．39℃以上の発熱が平均4日続くが，全身状態は比較的良好な例が多く，ほとんどは自然軽快する．治療は対症療法しかない．

▶ 手足口病

コクサッキーウイルス，エンテロウイルスなどの感染で起こる．手足口病は従来コクサッ

❾ 手足口病（典型例）

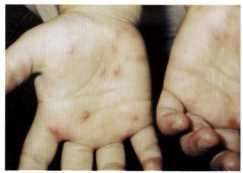
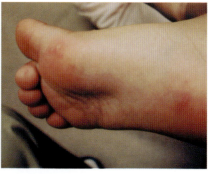

手掌，足底に水疱がある．殿部にも同様にみられた．

⓾ 手足口病（CA6症例）

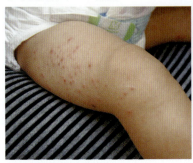
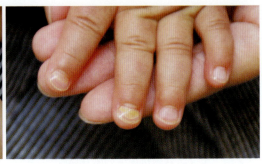

手足以外に下肢全体に水疱，膿痂疹様の発疹あり（左図），回復期（右図）に爪の剥離，変形がみられた．足の爪にも同様にみられた．

キー A16（CA16），エンテロウイルス 71（EV71）が多く，手掌，足底，膝，肛門周囲の発疹，水疱が特徴的で（⓽），口腔内の水疱を伴う例が多く，咽頭痛がある．CA16 は比較的微熱のことが多いが，EV71 は高熱が出て一部脳症を起こすこともいわれている．

近年，コクサッキー A6 の流行があり，通常の手足口病と違い，四肢や体幹にも発疹，水疱を伴う例があり，回復期に爪の剥離をきたすこともある（⓾）．治療は対症療法しかない．

2nd line で考える疾患

咽後・咽頭の深頸部のリンパ節にはそれぞれ交通があり，蜂巣炎や膿瘍の細菌はリンパ系を経由して別のリンパ節や周囲組織に広がっていく．中咽頭の局所の感染からリンパ節に感染してその周囲組織にリンパ行性に炎症が波及して起こるのが咽後・咽頭膿瘍である．咽頭への鋭的外傷，歯の感染などから起こる場合もある．重篤化すると上気道の狭窄などを起こすことがあり，発熱，咽頭痛に加えて，流涎や嚥下困難，発声困難などが認められる場合には，咽後・咽頭膿瘍も疑う必要がある．

▶咽後・咽頭膿瘍

咽後膿瘍は 4 歳以下の小児で多い．5 歳以上の小児，成人ではあまりみられない．言葉を話せる子であれば咽頭痛，頸部痛を訴えるが，発熱，易刺激性，食欲低下，流涎などの症状は非特異的で多彩である．項部硬直，斜頸，首が動かせない，くぐもった声，喘鳴，呼吸困難，睡眠時無呼吸などの症状が出ることもある．理学的所見では咽頭後壁の膨隆がみられることもあるが，小児では半数以下である．咽頭膿瘍は発熱，嚥下困難，咽頭壁の膨隆，時に扁桃の偏位をみることがある．

診断は頸部造影 CT が有用であり，鑑別診断としては川崎病，急性喉頭蓋炎，異物吸入，髄膜炎，リンパ腫，血腫，化膿性脊椎炎などがあげられる．

起炎菌は A 群溶連菌，嫌気性菌，黄色ブドウ球菌が多い．2 歳未満の子では MRSA（メチシリン耐性黄色ブドウ球菌）を含むブドウ球菌が増えている．治療は嫌気性菌をカバーするように第 3 世代セフェム系抗菌薬とペニシリン系あるいはクリンダマイシンを組み合わせて投与する．ドレナージは小児では半数以上が施行しなくても治癒したという報告がある．呼吸困難がみられればドレナージが必要である．

合併症としては，上気道の狭窄，膿瘍の破裂から誤嚥性の肺炎，縦隔への浸潤などがある．内頸静脈の血栓性静脈炎なども起こることがある．

▶扁桃周囲膿瘍

口蓋扁桃の炎症が扁桃被膜を越えて波及し，扁桃被膜と咽頭収縮筋との間に膿瘍を形成する．急性咽頭炎に発症前に罹患している場合が

多い．青壮年が多く，小児では少なく乳幼児では非常にまれである．咽頭痛のほか，発熱，開口障害，嚥下困難などの症状がある．理学的所見では扁桃の左右非対称的な膨隆，口蓋垂の偏位がみられる．重篤例では呼吸困難を起こす場合もあり，小児ではまれな疾患であるが一応考えておくべき疾患と考える．

起炎菌はA群溶連菌，嫌気性菌が多い．治療はそれらをカバーする抗菌薬投与およびドレナージである．エコーは診断に有用であり，エコー下で膿瘍を穿刺して膿汁を吸引したり，切開排膿をする．何回かドレナージを行う場合もある．それで改善しない場合や繰り返す場合には扁桃摘出が考慮される．

🡢 文献

1) Worrall G. Acute sore throat. Can Fam Physician 2011；57：791-4.
2) Bisno AL. Acute pharyngitis. N Engl J Med 2001；344：205-11.
3) Shulman ST, et al. IDSA Guideline for GAS Pharyngitis. Clinical practice guideline for the diagnosis and management of group A streptococcal pharyngitis：2012 update by the infectious diseases society of America. CID 2012：1-16.
4) 尾内一信ほか監修．日本小児呼吸器疾患学会・日本小児感染症学会編．小児呼吸器感染症診療ガイドライン 2011．東京：協和企画；2011．
5) Neeman R, et al. Prevalence of internalization-associated gene, prtF1, among persisiting group-A streptococcus strains isolated from asymptomatic carrers. Lancet 1998；352：1974-7.

🡢 参考文献

- American Academy of Pediatrics. Group A streptococcal infections. In：Red Book：2015 Report of the Infectious Diseases 30th ed.
- Pappas DE, et al. Retropharyngeal abscess, lateral pharyngeal (parapharyngeal) abscess, and peritonsillar cellulitis/abscess. In：Kliegman RM, et al, eds. Nelson Textbook of Pediatrics. 20th ed. Elsevier；2015. p.2021-3.
- 本郷和久ほか．溶連菌感染症と小児自己免疫関連性精神神経疾患．小児科 2005；46：563-9.
- 河村一郎．アデノウイルス感染症の臨床的検討．小児科臨床 2006；59：903-6.

〈河村一郎〉

症状から診断を絞り込む　嘔気・嘔吐

> **! これだけは見落としてはいけない**
> ▶腸重積・腸閉塞（絞扼性イレウス），心筋炎，細菌性髄膜炎，頭部・顔面外傷や腹部外傷の既往，揺さぶられっ子症候群
>
> 嘔吐を初発症状とする疾患は多い．家族の言葉に耳を傾け，丁寧な診察を心がける必要がある．とくに注意が必要な嘔吐の原因を❶に示す[1]．
> **腸閉塞（絞扼性イレウス）**：病初期に診察だけで診断することは困難である．胆汁性嘔吐は絞扼性イレウスの可能性があるため，すぐに精査する．新生児で胆汁性嘔吐がある場合，外科的疾患が25〜50％といわれている．また，ウイルス性胃腸炎に腸重積を合併する場合がある．嘔吐が持続し，不機嫌な児は，血便がなくても腸重積を疑い腹部超音波検査（腹部エコー）を行う．
> **心筋炎**：発熱と嘔吐が初期症状として約半数にみられるが，初診時に診断されていない症例が多い．劇症型心筋炎の約半数は入院前に肺炎・喘息と診断されている．頻脈，徐脈，不整脈，心音微弱，奔馬調律（Ⅲ音・Ⅳ音），心膜摩擦音，湿性ラ音などに注意する．劇症型心筋炎は急速に悪化する．心筋炎を疑うときは心臓超音波検査（心エコー）を行う．
> **細菌性髄膜炎**：Hibワクチンと小児用肺炎球菌ワクチンの定期接種化により減少しているが，ワクチン非対応菌による髄膜炎に注意が必要である．「なんとなく元気がない，様子がおかしい」など保護者の直感を重視して診療する必要がある．
> **頭部・顔面外傷や腹部外傷の既往，揺さぶられっ子症候群**：病歴の聴取が重要で，虐待も念頭におく．

嘔吐は腸管など腹腔内臓器の疾患でみられることが多いが，腹腔内臓器以外の原因（高アンモニア血症，頭蓋内圧亢進，中毒など）や全身性疾患の非特異的症状としてみられることもある．年齢ごとの嘔吐の鑑別疾患を❷に示す[2]．

診察のポイント

▶迅速な外観の評価を含めた一次評価
患者をみて意識・活動性，呼吸状態，循環状態（皮膚の循環）から緊急度を評価する．

> **✓ 超音波検査**
> 絞扼性イレウスや心筋炎など多くの疾患の診断に役立つ．超音波検査は診療に欠かせないツールであり，小児科医は超音波検査を日常診療に取り入れ，聴診器のように使い，経験を積んでいくことが大切である．

最初に緊急性の有無を的確に判断することが外来対応のキーポイントである．

▶問診
- 嘔吐の様子：いつから，最後に吐いた時間，何回吐いたか，吐物の内容・色（胆汁様，血性，食物残渣の有無），嘔吐の状況（噴水状？）．
- 随伴症状：熱，腹痛，下痢（血便，灰白色便），便秘，腹部膨満，けいれん，頭痛，咳き込み，体重減少．
- 感染源：肉・貝の摂取，海外旅行，家族・友人に同じ症状の人はいないか，ペットとの接触．
- 既往歴：頭部・腹部外傷．

▶系統的な診察
- HEENT（head, eyes, ears, nose, throat）：頭部外傷，眼振・瞳孔異常，鼓膜，口腔粘膜・口臭（ケトン臭），咽頭発赤．
- 呼吸：多呼吸，胸痛，呼吸音異常（左下葉肺炎，膿胸）．

❶ 生命に関わる嘔吐の原因

	新生児期	乳幼児期	学童・思春期
腸管の閉塞	先天性腸管閉塞・閉鎖 腸回転異常・中腸軸捻転	幽門狭窄 腸重積 嵌頓ヘルニア 腸回転異常・中腸軸捻転	腸回転異常・中腸軸捻転 小腸閉塞
腎疾患	閉塞性尿路疾患 尿毒症	尿毒症	尿毒症
外傷	揺さぶられっ子症候群 腹部外傷	揺さぶられっ子症候群 腹部外傷	
感染症	髄膜炎 敗血症 重症胃腸炎 壊死性腸炎	髄膜炎 敗血症 重症胃腸炎	髄膜炎
代謝性	先天代謝異常 先天性副腎過形成		糖尿病性ケトアシドーシス ライ症候群
神経学的異常	水頭症	水頭症 脳腫瘍	頭蓋内病変（腫瘍，血腫など）
炎症性			急性虫垂炎
その他		中毒	中毒

(Selbst SM. 2015[1])

❷ 嘔吐の鑑別疾患

	乳児期	幼児～学童期	思春期
common	胃腸炎 胃食道逆流 過剰摂取 消化管閉塞・狭窄 全身感染症 百日咳 中耳炎	胃腸炎 全身感染症 胃炎 毒物摂取 百日咳 薬剤 胃食道逆流 副鼻腔炎 中耳炎 消化管閉塞・狭窄 好酸球性食道炎	胃腸炎 胃食道逆流 全身感染症 毒物摂取 胃炎 副鼻腔炎 炎症性腸疾患 虫垂炎 片頭痛 妊娠 薬剤 過食症 脳震盪
rare	先天性副腎過形成 先天代謝異常 脳腫瘍（頭蓋内圧亢進） 硬膜下血腫 食物による中毒 反芻 尿細管性アシドーシス 腎盂尿管移行部狭窄	ライ症候群 肝炎 消化性潰瘍 膵炎 脳腫瘍 頭蓋内圧亢進 中耳疾患 化学療法 アカラシア 周期性嘔吐症（片頭痛） 食道狭窄 十二指腸血腫 先天代謝異常	ライ症候群 肝炎 消化性潰瘍 膵炎 脳腫瘍 頭蓋内圧亢進 脳震盪 中耳疾患 化学療法 周期性嘔吐症（片頭痛） 胆石疝痛 尿路結石 糖尿病性ケトアシドーシス 消化管腫瘍 アカラシア

(Kliegman RM, et al, editors. 2015[2])

- 循環：心筋炎を念頭において聴診する．心音が小さく聴こえないか，奔馬調律，徐脈，不整脈に注意する．
- 腹部：腹部膨満，筋性防御，圧痛（反跳痛），腫瘤（腹部腫瘍，腸重積），肝脾腫，背部打撲痛（腎盂腎炎），鼠径ヘルニア，陰嚢部痛・腫瘤（精巣捻転）の有無を確認する．

1st line で考える疾患

小児の嘔吐の原因疾患は年齢で異なる．
- 新生児：先天性消化管閉鎖（腸閉鎖，腸回転異常），敗血症・髄膜炎．
- 乳児期・幼児期：胃腸炎，胃食道逆流，腸重積，溶連菌感染症，尿路感染，中耳炎．
- 学童期・思春期：胃腸炎，急性虫垂炎，溶連菌感染症，尿路感染．

▶消化管の疾患

- **ウイルス性胃腸炎**：ロタウイルスは，通常は嘔吐と発熱（1/3の小児が39℃以上）から症状が始まり，24〜48時間後に頻繁な水様便を認める．ノロウイルスも嘔気・嘔吐から症状が始まり，発熱を伴うことがある．アデノウイルスは発熱，嘔吐は一般に軽度で，下痢が主症状である．アストロウイルスは，主に乳幼児に急性胃腸炎を起こすが，一般に軽症である．腹部エコーで腸管の拡張がみられるが，腸管壁の肥厚はない．
- **絞扼性イレウス**：腸管の機械的通過障害と血行障害があり，早期診断とすみやかな外科的治療が必要である．原因は先天性（腸回転異常，内ヘルニア，索状物など），腸重積，外鼠径ヘルニア嵌頓，術後瘢痕などである．腹部エコーでは，大量の混濁腹水，腸管壁の肥厚と腸管拡張，ケルクリングひだの消失，to-and-fro sign の消失，腸管壁内ガス像などがみられる．
- **腸重積**：2歳以下の乳幼児に多く，90%以上が特発性であるが，ポリープ，メッケル憩室などが先進部となることもある．三主徴は，間欠的腹痛（不機嫌），嘔吐，粘血便であるが，発症早期に三主徴がすべてみられるのは約20%で

❸ 腸回転異常と中腸軸捻転の画像所見

腸回転異常
腹部エコーでは上腸間膜動静脈の位置関係の逆転，ラッド靱帯の圧迫による十二指腸拡張，十二指腸水平部の位置異常などがみられるが，腹部エコーで腸回転異常を否定することはできない

中腸軸捻転
単純X線写真では，十二指腸の不完全閉塞所見として胃・十二指腸の拡張像が重要で，小腸ガス像は減少しているが，50〜60%の症例では異常がみられない．腹部エコーでは上腸間膜動静脈周囲に渦巻き状にみえる whirlpool sign がみられる

ある．腹部エコーで target sign や pseudokidney sign がみられる．

- **腸回転異常，中腸軸捻転**：本症の発生頻度は5,000〜7,000例に1例と考えられ，75%は生後1か月以内，90%は1歳までに中腸軸捻転が起こる．新生児・乳児はよく嘔吐するが，頻回の嘔吐や胆汁性嘔吐ではイレウスを疑う．初期には不機嫌だけで腹部膨満はなく，診察だけで診断することは困難である（❸）．中腸軸捻転を繰り返すことがあり，慢性的に腹痛，嘔吐を繰り返し，体重増加不良となることもある．
- **胃食道逆流**：下部食道括約筋の一過性弛緩が原因で症状がみられる場合には治療対象になる．胃食道逆流では食道炎，食道狭窄，反復する肺炎などがよく知られているが，症状は消化器症状（嘔吐，吐血，下血，哺乳不良，反芻運動），呼吸器症状（慢性咳嗽，喘鳴，反復性呼吸器感染，ALTE〈apparent life-threatening events〉），その他（胸痛・腹痛，貧血，体重増加不良，不機嫌，咽頭痛，姿勢異常〈首を横に傾けたような姿勢をとる：サンディファー症候群〉）など多岐にわたる．24時間食道内 pH 検査，上部消化管造影，腹部エコー，胃食道シンチグラフィ，上部消化管内視鏡検査などで診断される．

難治性で外科的治療が必要な症例もあるが，乳児の胃食道逆流は12〜24か月までに軽快することが多く，見逃されている症例が多いと思われる．

▶ **消化管以外の疾患**
● **細菌性髄膜炎**：年齢が低いほど症状が軽微で，典型的な症状がみられない．細菌性髄膜炎を疑うことが大切で，嘔吐は初期症状として重要である．
● **A群溶血性連鎖球菌咽頭炎**：突然の発熱と全身倦怠感，咽頭痛で発症し，腹部症状（嘔気・嘔吐，腹痛）を伴うことが多く，咽頭所見が典型的でない場合には急性胃腸炎との鑑別が必要になる．
● **尿路感染**：上部尿路感染では，高熱，背部痛と嘔吐・下痢などの消化器症状などがみられる．
● **中耳炎**：急性中耳炎では，嘔吐・下痢などの消化器症状がみられる場合がある．

2nd line で考える疾患

・新生児期：ミルクアレルギー，先天代謝異常．
・乳児期・幼児期：幽門狭窄，鼠径ヘルニア嵌頓，消化管奇形，ミルクアレルギー，心筋炎，絞扼性イレウス．
・学童期・思春期：周期性嘔吐症，片頭痛，絞扼性イレウス，糖尿病性ケトアシドーシス．

▶ **肥厚性幽門狭窄**
出生1,000人に1～2人の頻度で，4～5：1で男児に多い．出生後2週ごろから2か月で発症することが多く，無胆汁性の嘔吐が徐々に頻回になり，噴水状嘔吐となる．病初期には特徴的な心窩部のオリーブ様腫瘤，脱水，体重増加不良など典型的な症状はみられないことがある．腹部エコーで幽門筋の肥厚（4 mm以上）と幽門管の延長（14 mm以上）がみられる．

▶ **新生児・乳児消化管アレルギー**
新生児期，乳児期に哺乳開始後，不活発，腹部膨満，嘔吐，哺乳力低下，下痢，血便がみられた場合に疑う．約70％が新生児期に発症し，原因はミルクが多い．細胞性免疫が関与していると考えられ，牛乳特異的リンパ球刺激試験が半数以上で陽性になる．牛乳IgE抗体は初発時に1/3の患者で検出される．1歳で約50％，2歳で約90％が寛解する．確定診断が難しいため，治療乳へ変更して症状改善が改善するか観察する．

▶ **心筋炎**
小児期に発症する心筋炎は，劇症型心筋炎が30～40％，急性心筋炎が40～50％，その他が5～10％の頻度で，慢性心筋炎はきわめて少ない．原因はウイルス感染が多く，アデノウイルスが10～50％，エンテロウイルスが20～30％で，コクサッキーウイルスは重症になりやすい．インフルエンザでは死亡例のうち約13％が心筋炎との報告がある．

心筋炎の症状は無症状から心不全，突然死までさまざまである．劇症型心筋炎では，前駆症状として発熱と嘔吐が約半数にみられる．聴診では，頻脈，徐脈，不整脈，心音微弱，奔馬調律，心膜摩擦音，収縮期雑音，湿性ラ音などが聴取される．約半数は入院前に肺炎・喘息と診断されている．前駆症状出現後，急激に悪化して4日以内に死亡することが多い．

心不全症状出現前に心筋炎を診断するのは困難である．若年者における突然死の原因の20％近くが心筋炎と報告され，乳児突然死症候群の16％で心筋への炎症細胞浸潤が認められている．小児期突然死の原因として心筋炎は重要であるが，診断されていない症例が多いと思われる．

画像診断のポイント
● **心エコー**：小児は心エコーの画像が明瞭で，とくに有用である．検査の感度・特異性が高く，心筋炎を疑ったら必ず心エコーを行う．心膜液貯留，左室壁運動低下および相当部位の一過性壁厚増加がみられる．
● **胸部単純X線**：重症例では，急性期に心拡大が短時間に進行し，間質性肺水腫，肺静脈うっ血，胸水がみられるようになる．
● **心電図**：初回の心電図変化は軽微でも，時間の経過とともに異常所見が明瞭になる場合があり，心電図検査を繰り返す必要がある．頻度としてはST-T異常が最も多い．完全房室ブロック，心室頻拍や上室頻拍，心筋梗塞様異常，

❹ 周期性嘔吐症の診断基準

- 5回以上エピソードがあるか，6か月間に3回以上エピソードがある
- 1週間以上の間隔で1時間から10日間嘔吐・嘔気が続くことを繰り返す
- 個々の患者で発症時の症状が同じである
- 発症時に嘔吐は1時間以上で4回以上みられる
- エピソードの間は健康である
- 原因になる疾患がない

ST-T波陰転化などがみられる．

▶糖尿病性ケトアシドーシス

高血糖による多尿で脱水症状になり，激しい口渇がみられ，血液中にケトン体が増えて酸血症になると，嘔気・嘔吐，腹痛が起きる．アセトン臭がある．

▶周期性嘔吐症（アセトン血性嘔吐症）

激しい嘔吐発作が数時間から数日持続して自然に軽快する（❹）．発作時は，点滴が必要となることが多いが，発作のない時期は無症状である．幼児から学童の約2％にみられる．アセトン血性嘔吐症の児は，飢餓時などに生成されるケトン体の利用が不良で，ケトン体が蓄積してアシドーシスを起こしやすいと考えられている．消化器疾患や上気道炎，疲労や精神的ストレス，食事を摂取できなかった後に起こることが多いが，明らかな原因がないこともある．

病態生理は，ミトコンドリアのエネルギー産生系異常，脂肪酸酸化障害，内分泌異常，自律神経障害，消化管運動異常，心身症など多方面から検討されているが，明らかではない．思春期までに自然に改善することが多いが，片頭痛の家族歴があることが多く，約30％は片頭痛へ移行する．

▶片頭痛

前兆のない片頭痛は，頭痛発作を繰り返し，発作が4〜72時間持続する．頭痛は中等度〜高度，片側性，拍動性で，日常的な動作で増悪することが特徴的である．悪心や光過敏・音過敏を伴う．前兆のある片頭痛は，可逆性局在性神経症状が5〜20分で徐々に進展し，持続時間が60分未満の発作を繰り返す．前兆のない片頭痛の特徴がある頭痛が，前兆後に生じることが多い．小児では発作の持続時間が短いと報告されている．

イブプロフェンとアセトアミノフェンが安全で効果がある．小児ではトリプタンに関するエビデンスが乏しい．

治療のポイント

- 嘔吐の治療は基礎にある病態で決まる．
- 多くの場合，嘔吐は一過性で，特別な処置は必要ない．経口摂取不良による脱水，ケトーシスや低血糖があれば，輸液を行う．
- ウイルス性胃腸炎で制吐薬は通常必要ない．メトクロプラミド（プリンペラン®），ドンペリドン（ナウゼリン®）などは，ドパミンD_2受容体拮抗作用により嘔吐を抑制するが，錐体外路症状などの副作用がある．ドンペリドンは，短期的な嘔吐の改善には無効だが，48時間以降の嘔吐回数が減少すると報告されている．セロトニン5-HT(hydroxytriptamin)$_3$受容体拮抗薬は，単回使用で入院や輸液を必要とする児が減少すると報告されているが，抗がん剤による嘔吐にしか保険適用がない．

⇨文献

1) Selbst SM. Pediatric Emergency Medicine Secrets. 3rd ed. Philadelphia：Saunders；2015. p.200-7.
2) Kliegman RM, et al, editors. Nelson Textbook of Pediatrics. 20th ed. Philadelphia：Elsevier；2015. p.1759-61.

⇨参考文献

- 急性および慢性心筋炎の診断・治療に関するガイドライン（2009年改訂版）．
- 神園淳司．よくみられる症状・症候への対処法―嘔吐．小児科診療 2014；77 Suppl：19-20.
- 日本小児心身医学会編．小児心身医学会ガイドライン集．改訂第2版．東京：南江堂；2015.

（小野靖彦）

下痢, 血便

症状から診断を絞り込む

> ⚠️ **これだけは見落としてはいけない**
>
> ▶ **急性虫垂炎, 腸重積, 溶血性尿毒症症候群**
>
> **急性虫垂炎**：急性虫垂炎では回盲部の炎症で二次的に下痢や嘔吐がみられることがあり, 急性胃腸炎と誤診することがある. 典型的な虫垂炎では嘔吐の前に腹痛があり, 頭痛・悪寒・筋痛などの症状はみられない. 急性虫垂炎では最初の24〜48時間で腹痛が強くなる.
>
> **腸重積**：急性胃腸炎に腸重積が合併した場合には診断が困難である. 間欠的な腹痛, 胆汁様嘔吐, 血便があれば腹部超音波検査（腹部エコー）を行う.
>
> **溶血性尿毒症症候群**：腸管出血性大腸菌感染症は, 初発症状発現の3〜14日後に溶血性尿毒症症候群, 脳症などの重症合併症を発症することがある.

下痢は水分と電解質が過剰に排泄され, 便量が乳児で5 mL/kg/日以上, 年長児で200 g/日以上に増加した状態で, 急性下痢の持続期間は2週間以内である. 成人では小腸で約10 L/日の水分を吸収できるが, 大腸の水分吸収量は約0.5 L/日と少ない. 小腸炎では大量の水様下痢, 大腸炎では少量頻回の粘血便としぶり腹が典型的である.

下痢の機序による分類と症状・検査所見を ❶ に示す[1].

診察のポイント

▶ **迅速な外観の評価を含めた一次評価**

意識・活動性, 呼吸状態, 循環状態（皮膚の循環）から緊急度を評価する.

❶ 下痢の機序による分類

分類	機序	便検査	疾患	コメント
分泌性	吸収低下, 分泌亢進, 電解質輸送	水様便, 正常浸透圧, ion gap＜100 mOsm/kg	コレラ, 毒素性病原性大腸菌, カルチノイド, VIP, 神経芽腫, Clostridium difficile, クリプトスポリジウム	絶食でも下痢が持続. 便中白血球陰性
浸透圧性	消化不良, 輸送欠損, 吸収不能な溶質摂取	水様便, 酸性, 便中還元物質陽性, 浸透圧上昇, ion gap＞100 mOsm/kg	乳糖分解酵素欠損, グルコース-ガラクトース吸収不全, 下剤（ラクツロースなど）	絶食で下痢が止まる. 便中白血球陰性
蠕動亢進	通過時間の短縮	軟便〜正常便, 胃大腸反射で刺激される	過敏性腸症候群, 甲状腺機能亢進, 迷走神経切断後症候群	感染症でも蠕動が亢進
蠕動低下	神経筋単位の障害, 便停留で細菌が異常増殖	軟便〜正常便	盲係蹄, 仮性腸閉塞	細菌異常増殖が考えられる
腸表面積の減少	機能的能力減少	水様便	短腸症候群, セリアック病, ロタウイルス腸炎	成分栄養剤, 経静脈栄養が必要になることもある
粘膜侵入	炎症, 大腸再吸収減少, 蠕動亢進	血便と便中白血球増加	サルモネラ, 赤痢, アメーバ赤痢, エルシニア, カンピロバクター	血液, 粘膜, 便中白血球が赤痢ではみられる

ion gap（stool osmotic gap）：便浸透圧－[(便Na＋便K)×2], VIP：vasoactive intestinal peptide.

（Kliegman RM, et al, editors. 2015[1]）

▶問診
- 下痢の出現時期，排便状況：回数，量，性状，血便の有無，粘液の有無，臭い，色．
- 随伴症状：腹痛，発熱，嘔吐の回数，吐物の性状，成長障害など．
- 排尿頻度，経口摂取量．
- 感染源：汚染された水・食物の摂取，同様の症状のヒトとの接触，保育園・幼稚園への通園，下痢が流行している地域への旅行・旅行したヒトとの接触，ペットとの接触．
- 既往歴：アレルギーなど．
- 薬物服薬歴：抗菌薬など．

▶系統的な診察

● **脱水の評価**：全身状態，体重減少，皮膚ツルゴールの低下，粘膜の乾燥，啼泣時に涙が出ない，四肢冷感，血圧低下，頻脈，CRTの延長，尿量減少などから脱水の程度を評価する．

毛細血管再充満時間（CRT：capillary refilling time）：親指の爪床部を蒼白になるまで強く圧迫し，圧迫解除後にピンクの色調に回復するまでの時間2秒未満が正常．

診断のポイント

1st line で考える疾患

年齢で違いはあるが，急性胃腸炎が最も多い．
- 乳児：急性胃腸炎（ウイルス性＞細菌性＞寄生虫），全身感染症，抗菌薬関連．
- 幼児：急性胃腸炎（ウイルス性＞細菌性＞寄生虫），食中毒，全身感染症．
- 学童：急性胃腸炎（ウイルス性＞細菌性＞寄生虫），食中毒，抗菌薬関連．

▶**ウイルス性胃腸炎**

発熱，嘔吐，水様性下痢，腹痛があり，血便がなければウイルス性胃腸炎の可能性が高い．嘔吐はおおむね12時間で治まり，24時間以上続くことは少ない．ウイルスが小腸の腸管上皮細胞に感染して微絨毛の配列の乱れや欠落などを起こし，水の吸収が阻害され下痢を発症する．

● **ロタウイルス**：環境中でも安定で，感染力が非常に強く，5歳までにほぼすべての児がロタウイルスに感染する．通常潜伏期間は2日間で，嘔吐と発熱（小児では1/3が39℃以上）で発症し，24〜48時間後に頻繁な水様便が出現する．1〜2週間で自然に治癒するが，脳炎，脳症，無熱性けいれん，腸重積，心筋炎などがみられることがある．

A〜G群に分類され，ヒトへ感染するのは主にA群とC群で，B群もまれに感染する．感染を繰り返すごとに症状は軽くなり，成人は不顕性感染が多い．迅速診断検査（イムノクロマト法）の感度は95％前後であるが，A群ロタウイルス特異抗体を使用しているため，B，C群のロタウイルスは検出できない．

● **ノロウイルス，サポウイルス**：カリシウイルス科のウイルスである．

ノロウイルス：潜伏期は1〜2日で，嘔気・嘔吐，下痢が主症状である．腹痛，頭痛，発熱，悪寒，筋痛，咽頭痛，倦怠感などを伴うこともある．下痢が軽快しても3〜7日間ほどウイルスが便中に排出される．

サポウイルス：潜伏期間は12〜48時間，症状はノロウイルスと同様である．ウイルスは発症後2〜4週間にわたり患者糞便中に排泄される．

● **腸管アデノウイルス**：ヒトの胃腸炎の原因となるのはF亜群の40と41型であるが，血清型3，7，8，31型も胃腸炎を起こす．潜伏期間は3〜10日，発熱と嘔吐は一般に軽度で，下痢が主症状である．下痢は1週間以上持続することがあり，糞便中へのウイルス排泄は10〜14日程度続く．

● **アストロウイルス**：主に乳幼児に急性胃腸炎を起こすが，一般に軽症で嘔吐や発熱が少ない．潜伏期間は1〜4日，発症後4〜5日以内で症状は軽快する．小児の急性胃腸炎ではロタウイルス，ノロウイルスに次いで高頻度にみられるウイルスである．

▶**細菌性腸炎**

細菌性腸炎は，小腸近位部で毒素や腸管上皮

細胞への感染で水様便を起こすもの（黄色ブドウ球菌，腸炎ビブリオ，セレウス菌，病原性大腸菌の一部など），小腸遠位部で腸管上皮細胞に侵入しM細胞を経て腸管外へ感染が広がるもの（腸チフス，エルシニア菌など），大腸に侵入し炎症を起こすもの（赤痢菌，病原性大腸菌の一部，サルモネラ菌，カンピロバクターなど）がある．激しい腹痛，しぶり腹は大腸・直腸の細菌感染の可能性が高い．

検査では，大腸粘膜へ細菌が侵入すると便中に好中球がみられる．腹部エコーでは，ウイルスと毒素性の強い細菌（腸炎ビブリオなど）では腸管の拡張が，組織浸潤性の強い細菌（カンピロバクター，病原性大腸菌，サルモネラ，エルシニアなど）では腸管壁の肥厚が認められる．

● **病原性大腸菌**：腸管病原性大腸菌（上皮細胞微絨毛を障害/粘液性水様下痢，腹痛，嘔吐，発熱），腸管毒素性大腸菌（毒素を産生/水様下痢，腹痛，嘔吐），腸管凝集接着性大腸菌（毒素を産生/水様性下痢，腹痛）では水様性下痢がみられる．腸管侵入性大腸菌（粘膜上皮に侵入）と腸管出血性大腸菌（enterohemorrhagic Escherichia coli〈EHEC〉，粘膜上皮に侵入，志賀毒素産生）では血便がみられ，腹部エコーで大腸粘膜の肥厚がみられる．

EHEC感染症：無症状から激しい腹痛，著しい血便までさまざまである．潜伏期は3～5日で，頻回の下痢と腹痛で発症する．初発症状発現の3～14日後に溶血性尿毒症症候群（hemolytic uremic syndrome：HUS），脳症などが発症する．

● ***Campylobacter jejuni, C. coli***：カンピロバクター腸炎の95～99%は*C. jejuni*，数パーセントは*C. coli*が起因菌である．潜伏時間は，2～7日（平均2～3日）と潜伏期間が長い．

前駆症状として発熱，倦怠感，頭痛，筋肉痛などがあり，次いで吐き気，腹痛，前駆症状の後，数時間から2日後に下痢がみられる．便性は水様便87%，血便44%，粘液便24%と報告されている．前駆症状だけの時期には診断が困難である．初発症状が腹痛のみの場合には急性虫垂炎，腸重積との鑑別が必要になる．最も重要な感染源は鶏肉で，ヒト-ヒト感染はまれである．ギラン-バレー症候群の患者の20～50%で*C. jejuni*の先行感染がある．

通常は対症療法で十分である．発熱，血便，激しい下痢など症状の重い患者にはクラリスロマイシン，ホスホマイシン（一部耐性）を使用する．

● **非チフス性サルモネラ菌**：潜伏期は6～72時間（平均24時間）で発熱，腹痛，嘔吐，下痢（水様～粘血便）がみられる．飲食物（鶏卵，牛肉，乳製品）やペット（爬虫類，とくにミドリガメ，最近はイグアナ，ヘビなども）からの感染が多い．合併症がない場合，通常自然治癒し経口補水で治療できる．

抗菌薬は3か月以下の乳児，免疫抑制状態の児，長期重症化例，菌血症，腸管外局所合併症がある場合に第3世代セフェム系抗菌薬を使用する．抗菌薬を不適切に使用すると慢性保菌状態になることがある．感染後平均5週間排菌され，学童児では8週間未満，5歳以下では20週間排菌することがある．排菌がなくなるまで，なるべく1か月ごとに，便を検査するのが望ましい．

2nd line で考える疾患

・乳児：感染性胃腸炎後の二次的乳糖不耐症，アレルギー（牛乳，大豆）．
・幼児：感染性胃腸炎後の二次的乳糖不耐症，過敏性腸症候群，乳糖不耐症．
・学童：過敏性腸症候群，炎症性腸疾患，乳糖不耐症．

▶乳糖不耐症

乳糖分解酵素の活性が低下して乳糖を消化吸収できないため，下痢や体重増加不良をきたす．先天性の酵素欠損と二次性の酵素活性低下がある．先天性の乳糖不耐症はまれで，最も高頻度とされるフィンランドで6万出生に1人とされている．腸炎などで小腸粘膜が傷害される

と二次的に酵素活性が低下する．

▶新生児-乳児消化管アレルギー

新生児期，乳児期に哺乳開始後，不活発，腹部膨満，嘔吐，哺乳力低下，下痢，血便がみられた場合に疑う．体重増加不良，不活発などのみで消化器症状のない症例も20％程度ある．約70％が新生児期に発症し，発症時の栄養はミルク42％，混合栄養41％，母乳が約15％で，母乳でも発症する．

細胞性免疫が関与して発症すると考えられ，牛乳特異的リンパ球刺激試験が半数以上で陽性になる．便の粘液細胞診で石垣状に多数の好酸球が認められ，末梢血好酸球が60～70％の患者で上昇する．牛乳IgE抗体が初発時に1/3の患者で検出され，経過中に90％程度が陽性になる．離乳開始後に米，大豆，小麦などでも発症する．1歳で約50％，2歳で約90％が寛解する．確定診断が難しいため，治療乳へ変更して症状が改善するか観察する．

▶過敏性腸症候群（IBS）

2か月以上前から週1回以上，腹部不快あるいは腹痛があり，排便によって改善する．発症時に排便の頻度，便の形状の変化があり，症状を説明するような器質的疾患がないものを過敏性腸症候群（irritable bowel syndrome：IBS）と診断する．

小学生1～2％，中学生2～5％，高校生5～9％と報告され，とくに中学や高校の最終学年に多く，受験のストレスとの関連も指摘されている．痛みの原因の解明，病気への正しい理解だけでも症状が改善することがある．小児では腹痛が登校前に起こりやすいため，早寝早起き朝ご飯，排便習慣の改善，十分な睡眠などが重要である．

治療のポイント

▶脱水の治療

脱水，アシドーシスを評価して，経口補水療法（oral rehydration therapy：ORT），経静脈輸液療法（intravenous infusion therapy：IVT）を行う．

- **経口補水療法（ORT）**：軽度の脱水では維持量でORTを行う．中等症では症状発現後3～4時間以内に50～100 mL/kgの経口補水液（oral rehydration solution：ORS）を与える．嘔吐がある場合5 mL程度から開始して，次第に増量する．その後，維持量として体重10 kg未満の乳幼児で60～120 mL，体重10 kg以上で120～240 mLのORSを下痢・嘔吐がみられるごとに与える．

- **経静脈輸液療法（IVT）**：重症でORTの効果が期待できないときは，IVTを行う．循環状態と意識状態が改善するまで乳酸リンゲル液か生理食塩水20 mL/kgの急速輸液を繰り返す．その後，4時間で100 mL/kgをORSで補給するか，5％糖を含む生理食塩水を維持量の2倍の速度で輸液し，脱水が補正された後は維持量として，軽症・中等症と同様にORSを与える．経口摂取できない場合には，5％糖とKを20 mEq/L含む生理食塩水の輸液を行うと『Nelson』[1]に記載されている．

ORSは消費者庁許可個別評価型病者用食品としてオーエスワン®（OS-1）とアクアライト®がある．輸液製剤は乳酸リンゲル液に5％糖を含む製剤があるが，5％糖とK 20 mEq/Lを含む生理食塩水に相当する輸液製剤はない．

▶薬物療法

ウイルス性胃腸炎で薬物療法を必要とすることは少ない．

- **整腸薬**：小腸内でビフィズス菌などの善玉菌の増殖を促進し，悪玉菌の増殖抑制，腸内pH安定などの作用がある．probioticsは下痢の期間を短縮する．

- **腸管運動調節薬**：ロペラミド塩酸塩が使用されているが，低出生体重児，新生児・6か月未満の乳児には禁忌で，6か月以上2歳未満の乳幼児，感染性下痢患者は原則禁忌である．副作用として麻痺性イレウスがみられ，利点より副作用が大きいため使用すべきではない．

- **タンニン酸アルブミン（タンナルビン®），天然ケイ酸アルミニウム（アドソルビン®）**：タンナルビン®は牛乳アレルギー，出血性腸炎には禁忌，細菌性腸炎には原則禁忌である．アドソルビン®も出血性腸炎には禁忌，細菌性腸炎には原則禁忌である．
- **制吐薬**：ナウゼリン®は制吐作用が弱く，けいれんやショックなどの副作用があり使用すべきではない．
- **抗菌薬**：細菌感染症が疑われる生後6か月未満の乳児，免疫不全状態の児，最近の海外渡航歴がある児などに抗菌薬使用を検討する．カンピロバクターではマクロライドが第1選択である．

腸管出血性大腸菌感染症についてはさまざまな意見がある．欧米では抗菌薬を使用してもHUSが予防できないと否定的な意見が多く，「抗菌薬が腸管内で増殖した菌を破壊して症状を悪化させるのではないか」との懸念もある．日本では，抗菌薬を早期投与するとHUSの発症率が低いとの報告があり，発症3日以内の抗菌薬使用が推奨されている．通常3～5日間程度の使用により菌は消失する．抗菌薬を使用する場合には，経口投与を原則として，小児ではホスホマイシン（FOM），ノルフロキサシン（NFLX），カナマイシン（KM）を使用する．

▶ **食事・栄養管理**

母乳の中止や人工乳の希釈の必要はない．母乳は栄養の補給だけではなく脱水を補正する効果もあり，継続して与えるべきである．

ORTによって脱水が補正されれば，ミルク

> ✓ **ベロ毒素と溶血性尿毒症症候群**
>
> ベロ毒素1よりもベロ毒素2が溶血性尿毒症症候群（HUS）に移行することが多い．ベロ毒素1は菌体が破壊されたときに菌体外へ放出され，ベロ毒素2は菌体外へ分泌される．ベロ毒素2はストレスで産生が増強するため，菌が増殖した感染後期に薬剤を投与すると，産生が急激に増加する可能性がある．

や食事はすぐに開始する．通常の食事でよい．糖分の多い食品は浸透圧性下痢を誘発する可能性があるが，脂肪を積極的に制限する必要はない．乳糖除去乳は下痢の期間を短縮するが，全例に使用する必要はない．慢性（2週間以上）の下痢で乳糖除去ミルクへの変更を行う．

文献

1) Kliegman RM, et al, editors. Nelson Textbook of Pediatrics. 20th ed. Philadelphia：Elsevier；2015. p.1761-3, 1869-71.

参考文献

- 日本小児感染症学会編．日常診療に役立つ小児感染症マニュアル2012．東京：東京医学社；2012．p.3, 132-43, 156-79, 490-505.
- 安部章夫．もっとよくわかる！感染症 病原因子と発症のメカニズム．東京：羊土社；2014．p.36-48.
- Selbst SM. Pediatric Emergency Medicine Secrets. 3rd ed. Philadelphia：Saunders；2015. p.86-90.

（小野靖彦）

排便障害

これだけは見落としてはいけない
▶ **器質的疾患に伴う便秘**

小児期の排便障害のうち圧倒的多数を占めるのは「便秘」である．このうち腹痛，排便時痛や出血などの症状をきたしたものを「便秘症」とするが，慢性機能性便秘症については2006年にRome Ⅲ criteria（❶）として国際的な診断基準が定義された．

便秘の児の97%は基礎疾患をもたない機能性便秘であるが，Red flags（胎便排泄遅延〈生後24時間以降〉の既往，成長障害，繰り返す嘔吐，血便，肛門の形態・位置異常，直腸肛門指診の異常，仙骨部皮膚洞）があれば器質的疾患の精査が必要となる．慢性機能性便秘の診断で長期にわたって管理されていた児で，あらためて直腸指診が行われたところ，ultrashort segment Hirschsprung病が診断された例もある．おむつをはずして仙骨部から肛門の形態異常を確認し，一度は直腸指診を行っておく．

新生児・乳児期の排便のメカニズムと排便障害の成り立ち

この時期の排便は，主に直腸内に到達した便が直腸を拡張させて便を排出する直腸肛門反射によって行われるため，排便障害はこの反射が誘発されにくいか，排便メカニズムに障害があることを意味する．

1st line で考える疾患

▶ **食事内容の変化による便秘**

母乳栄養から人工乳への切り替え時や離乳食・補完食の開始時には便秘になりやすい．摂取した食物の残渣量によって直腸肛門反射の誘発されやすさも変わる．便秘は母乳摂取量の不足によっても起こりうるが，不足がなくとも母乳は消化吸収が良好で食物残渣が少ないために数日に1回の排便のことも少なくない．排便回数が少ない場合でも安易に母乳不足とせず，授乳状況，体重と身長増加をみて総合的に母乳摂取量の充足を判断する．

食事内容の変化に伴う便秘の場合は一過性で，離乳食・補完食が進むにつれて改善することが多い．貯留便があれば浣腸を用いるが，麦芽糖エキス（マルツエキス）など比較的作用の

❶ 小児慢性機能性便秘症の定義（Rome Ⅲ criteria）

4歳未満の小児
以下の項目の少なくとも2つが1か月以上あること
1. 1週間に2回以下の排便
2. トイレでの排便を習得した後，少なくとも週に1回の便失禁
3. 過度の便の貯留の既往
4. 痛みを伴う，あるいは硬い便の既往
5. 直腸内の大きな便塊
6. トイレが詰まるくらい太い便の既往
随伴症状として，易刺激性，食欲低下，早期満腹感などがある．大きな便の排便後，随伴症状はすぐに消失する．

4歳以上の小児
発達年齢が少なくとも4歳以上の小児では，以下の項目の少なくとも2つ以上があり，過敏性腸症候群の基準を満たさないこと
1. 1週間に2回以下の排便
2. 少なくとも週に1回の便失禁
3. 排便をがまんする姿勢や自発的に便を過度に貯留した既往
4. 痛みを伴う硬い便
5. 直腸内の大きな便塊
6. トイレが詰まるくらい太い便の既往
少なくとも2か月にわたり，週1回以上基準を満たす

❷ 機能性便秘の悪循環

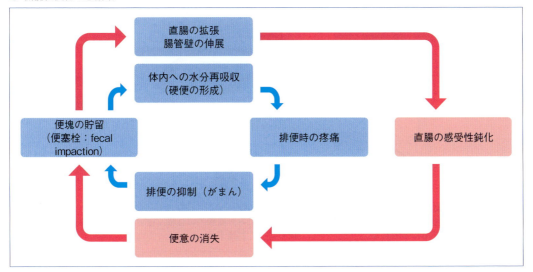

あるきっかけで排便をがまんし，その便の排出時に出血や疼痛を経験した児は，排便への恐怖からさらに排便をがまんするようになる．直腸内には便塊が貯留（便塞栓：feacal impaction）し，直腸内で水分吸収が進行することで徐々に巨大な硬便が形成され，便秘の悪循環が始まる．
一方，便塞栓によって直腸が拡張し直腸壁が常に伸展された状態にあると，直腸の感受性が低下し便意を感じにくくなる．さらなる排便がまんが可能となり，直腸内に硬便が大量に貯留される．結腸から送られた便は巨大便塊の周囲を通って，便意を感じることなく無意識に流れ出す．これが遺糞（encopresis）である．保護者はこれを下痢（paradoxical diarrhea）ととらえている場合もあり注意を要する．

（小児慢性機能性便秘症診療ガイドライン）

弱い浸透圧下剤でコントロール可能である．

2nd line で考える疾患

▶乳児排便困難症

保護者の多くは児の排便回数が少ないことと10分以上いきむような排便困難を目にして「便秘」と訴えるが，排出された便は軟便で通過困難をきたすようなものではない．乳児排便困難症は生後6か月未満の健康な乳児が，直腸肛門反射に続く排便協調運動がうまくできない場合に起こり，特別な治療を要さずに自然に解消する．日本では綿棒による肛門刺激が多用される．

幼児・学童期の排便のメカニズムと排便障害の成り立ち

生後18か月を超えると，排便に高位中枢が関わりはじめる．排便の意識的コントロールが可能になりトイレットトレーニングの条件が整うわけであるが，同時に「排便がまん」も可能となり，慢性便秘のきっかけがつくられる．

1st line で考える疾患

▶慢性機能性便秘

幼児では，厳しいトイレットトレーニング，遊びに夢中になる，肛囲溶連菌感染症やおむつかぶれによる疼痛など，あるいは学童児では学校のトイレでの排便回避といった軽微な問題から，児が排便をコントロールしようとした結果，便秘の悪循環が始まる（❷）．この悪循環に陥ると，直腸が拡張し，高度なものは巨大結腸となる．

この時期に発症する便秘は，大半が便秘の悪循環による機能的便貯留型便秘（functional fecal retention：FFR）であるが，最近の腸管通過速度の検討からは，一部に腸管運動自体に障害があり腸管の通過に時間がかかる通過遅延型便秘（slow transit constipation：STC）があることがわかってきた（❸）．通過遅延型便秘では結腸内での滞留時間が長いために，ここで徐々に水分吸収が進行して，最終的に直腸に到達し

❸ 慢性機能性便秘の病態

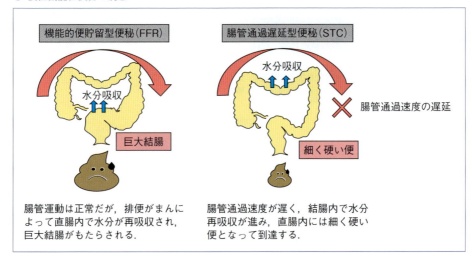

❹ 腹部超音波断層像による直腸径の計測

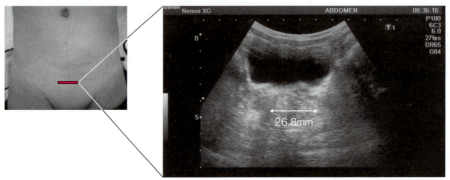

コンベックスプローブを恥骨結合より2 cm上方に置いて10〜15°の下方角をかけて観察すると,膀胱の後方に直腸膨大部が描出される.この最大外径を計測する.

たものは細く硬い便となる.

検査のポイント

機能的便貯留型便秘と通過遅延型便秘の鑑別にあたっては腸管通過時間を計測する必要があり,プラスチックマーカーによる方法とRIシンチグラフィーによる方法が報告されているが,一般の小児科外来では施行困難である.

両者の便秘病態からは巨大結腸の有無に着目すれば,ある程度この区別が可能である.腹部超音波断層像を用いて直腸を描出し,直腸膨大部の最大外径を計測する(❹).正常排便小児の腹部超音波断層像での直腸径基準値の上限は1歳未満児では27.9 mm,1歳以上児では38.2 mmと報告されており,これを超えたものを巨大結腸とする.巨大結腸を認めたものでは機能的便貯留型便秘の可能性が高い.

しかし,貯留便の影響を受けて直腸径は変動しうるため,数回の測定では判断せず,長期にわたる頻回の測定でも常に巨大結腸が認められない場合に通過遅延型便秘も考慮する.三次医療機関では通過遅延型便秘も多くみられるが,プライマリの現場では大半が機能的便貯留型便秘であり,通過遅延型はまれである.

2nd lineで考える疾患

▶一過性便秘

RomeⅢ criteria(❶)では,基準に示す項目が4歳未満では1か月以上,4歳以上では2か

❺ 排便日誌

	月 日			月 日		
Type 7	回			回		
Type 6	回			回		
Type 5	回			回		
Type 4	回			回		
Type 3	回			回		
Type 2	回			回		
Type 1	回			回		
排便なし						
症状 排便がまん	◎	○	×	◎	○	×
腹痛	◎	○	×	◎	○	×
排便の痛み	◎	○	×	◎	○	×
排便時の出血	◎	○	×	◎	○	×
おもらし	◎	○	×	◎	○	×
薬は飲みましたか	朝○× 夜○×			朝○× 夜○×		
腹部マッサージ	○					
トイレットトレーニング	×					

Bistol scale による便性状

Type 7	水のような便	全くの水状態
Type 6	形のない泥のような便	
Type 5	水分が多く非常に軟らかい便	
Type 4	適度な軟らかさの便	
Type 3	水分が少なくひび割れている便	
Type 2	短く固まった硬い便	
Type 1	硬くコロコロの便 ウサギの糞のような便	

月以上持続することとされている.

プライマリケアの現場では,保護者は排便障害の初期段階で早期に受診することもある.このような一過性便秘のケースではRome Ⅲ基準に合致する前に無治療で軽快することも多い.しかし,慢性便秘の病態からは悪循環に陥らせる前に排便障害を解消すべきであり,早期治療を躊躇してはならない.慢性便秘同様に扱い治療に踏み切ったうえで観察を続ける.

▶ **無貯留性遺糞**

遺糞の訴えで受診した場合には,高度の慢性便秘に伴う場合（❷）と無貯留性遺糞（non-retentive fecal soiling）の場合がある.無貯留性遺糞は精神的原因による遺糞と考えられ,大腸には糞便の貯留はない.この場合は消化管の問題ではなく精神的アプローチが必要になる.

治療のポイント —外来での便秘治療

排便障害のうち最多を占める「慢性機能性便秘」の外来治療は,①教育,②便塊除去,③維持療法,④行動変容（トレーニング）の4ステップアプローチに基づいて行う.

▶ **教育**

● **排便日誌の記録**：児の排便状況と症状の把握,コントロール状態の評価のために排便の記録をつける（❺）.

● **病態と治療期間**：プライマリケアを訪れる保護者は,便秘をきわめて軽い疾患ととらえ,治療が短期間で終わると思っている.しかし,慢性化した便秘では一般的な治療期間は6～24か月と長期間を要し,再発率も高い.治療期間と予後の見通しについてあらかじめ話しておく.

● **食事療法**：一般に便秘の児には,水分や食物繊維摂取量の増加,プロバイオティクスなどが勧められているが,いずれも外来で指導する際には留意すべき点がある.

①脱水のある児では当然便も硬くなりやすい.この場合は水分を多くとることで排便障害は解消する.しかし,脱水がない場合には効果は期待できない.

②疫学調査で慢性便秘の児では,食物繊維の摂取量が正常排便児に比して有意に少ないことが報告され,食物繊維の有効性も証明されてい

る．しかし児の食物繊維摂取量を増加させることには大きな困難を伴い，ここにこだわって薬物治療を遅らせるべきではない．

③慢性便秘の児では腸内細菌叢が変化していることが報告されている．プロバイオティクスは正常細菌叢を増やすとともに，大腸のpHを低下させて結腸運動を亢進させ，腸管通過時間を短縮する効果が期待できるが，その有効性についての結論は出ていない．

▶便塊の除去

便塞栓のあるものでは便塊除去を行ったうえで薬物による維持療法に移行する．便塊除去を行ったものでは維持療法の反応がよくなるが，逆に便塊除去を行わずに経口緩下剤を投与した場合には，軟便が便塊周囲を通って漏れ出る「遺糞」をきたすこともある．

便塊除去には一般にグリセリン浣腸（2 mL/kg/回）が用いられる．これは潤滑剤であると同時に浸透圧によって腸を刺激して排便を促す．十分な便塊除去が達成できるまで3〜7日間の連日の浣腸処置が望ましい．炭酸水素ナトリウムを主成分とした坐剤（レシカルボン®坐剤）も用いられる．

▶維持療法

十分な便塊除去を行った後には直腸内を空虚に維持しながら，直腸肛門機能の回復を図る．経口緩下剤としては浸透圧下剤，刺激性下剤が中心となるが，維持療法中は長期投与となるため薬剤の選択には注意を要する．

浸透圧下剤は，難吸収性のために腸管内に残った薬剤が腸管壁を介して浸透圧勾配を形成し，水分を腸管内に移行させることで便性を改善する．また，腸内容が増大するため腸管運動を刺激して緩下剤作用をもたらす．

このなかにはポリエチレングリコール（polyethylene glycol：PEG），糖類下剤であるラクツロース，塩類下剤であるマグネシウム化合物（酸化マグネシウム，硫酸マグネシウムなど）がある．海外のガイドラインでは，その有効性，安全性からPEGを第1選択としているが，日本では小児の便秘への適応はない．

したがって糖類下剤と塩類下剤が選択肢に残るが，慢性便秘患児にラクツロース1 g/kg/日と酸化マグネシウム0.05 g/kg/日を投与した報告では，酸化マグネシウム群で治療成功例が多く，排便回数，便性状ともに有意に改善された．酸化マグネシウムは腸管内への水分分泌作用が強く，さらに腸管通過時間の短縮作用も併せ持つためにラクツロースより有効性が高い．

▶行動変容

三次の消化器専門施設に紹介された難治性便秘の児の15％は便秘の教育，食事指導，トイレットトレーニングを追加しただけで改善したと報告されている．これは行動変容の重要性を示しているが，慢性便秘の治療においては薬物

✓ 小児に対する刺激性下剤の長期投与

刺激性下剤について成人領域の報告では，長期投与を行っても腸管機能障害や耐性を誘導することはないとされてきた．一方で，刺激性下剤（アントラキノン系誘導体）の長期投与に伴って，リポフスチンが結腸壁に沈着する「結腸黒色症」の報告がある．これ自体は機能的な障害をきたさないために成人ではそれほど問題視されないが，少なくとも組織学的な変化は認められることから，小児に対して刺激性下剤を長期投与することは避けるべきであり，浸透圧下剤を第1選択とする．

✓ 酸化マグネシウムの副作用

主に成人領域で高マグネシウム血症による死亡例を含む重大な副作用の報告がある．腸管から吸収されたマグネシウムは腎から排泄されることで血中平衡が保たれている．この平衡が破綻しやすい腎機能低下例では注意を要するものの，一般の慢性便秘の児では通常高マグネシウム血症をきたすことはまれと考えられる．酸化マグネシウムは0.05〜0.1 g/kg/日前後で用い，血清マグネシウム値をモニターしながら用いる．

療法と行動変容は車の両輪であるといえる．

まず，便意がなくとも毎日一定時間に排便にトライさせ，便を貯留させないことの重要性を理解させる．

続いてトレーニング指導になるが，もともと便秘の発症がトイレットトレーニングの時期に多くなることは，トレーニングの際に排便のつまずきが多発していることを意味する．厳しいトレーニングは児にストレスを与えるのみで逆効果となる．児のトレーニングへのモチベーションは「苦痛のない排便」と「排便できたときの達成感」である．この2つを重視する．押さえるべき基本は以下の2つのポイントである．①環境整備を進める：排便しやすい状況・環境整備が重要である．精神的にリラックスしていないと排便しづらいので，トレーニングは児が好む場所（トイレ，おまる，おむつ）で行う．また，生理的に腸運動は起床後から活発になるため，胃結腸反射も利用して朝食後30分以内にトレーニングを行うことが理想であるが，この時間帯にこだわる必要はない．

②モチベーションを高める：トレーニングの時間は5〜10分間にとどめ，厳しいトレーニングにならないようにする．成功したときには褒め，シールなどを用いて達成感を高める．

> **POINT**
> プライマリケアで遭遇する便秘の大半は，酸化マグネシウムによる薬物療法で排便コントロールが可能である．しかし薬物療法だけでは薬物からの離脱に伴って便秘が再燃することが多い．これは，排便のつまずきを克服する訓練が十分なされていないことによる．プライマリケアにおける便秘治療のポイントは，薬物治療によって排便しやすい状況をつくり，その間にトレーニングを進めることにある．

巨大結腸を念頭においた実際の慢性便秘の治療

外来の便秘治療では，児の便秘病態が機能的便貯留型か通過遅延型なのかを常に念頭において診療する．巨大結腸が認められれば機能的便貯留型と考えられるが，この病態の児が無投薬でも良好な排便状態を達成して治癒となる条件は，①巨大結腸が長期間にわたって認められなくなっていることと，②自発的な排便トレーニングが確立していることである．この2条件が確立するまでには治療に数年かかることもある．

一方，通過遅延型便秘では，腸管運動に関わる器質的な障害があることが示唆されている．1〜2年にわたって頻回の検査を行っても巨大結腸を認めない場合にはまれではあるが通過遅延型の可能性もあり，長期の治療方針を立てるうえでRIシンチグラフィーによる腸管通過時間の測定が必要になる．腸管通過時間の有意の延長が確認されれば，むしろ生活の質を悪化させないことを目標において少量の緩下剤による長期コントロールが望まれる．

参考文献

- 日本小児栄養消化器肝臓学会・日本小児消化管機能研究会編．小児慢性機能性便秘症診療ガイドライン．東京：診断と治療社；2013．
- 冨本和彦ほか．小児期便秘の管理に関する検討．外来小児科 2013；16：374-87．
- Klijn AJ, et al. The diameter of the rectum on ultrasonography as a diagnostic tool for constipation in children with dysfunctional voiding. J Urol 2004；172：1986-8.
- Hutson JM, et al. Slow-transit constipation in children：our experience. Pediatr Surg Int 2009；25：403-6.
- Joensson IM, et al Transabdominal ultrasound of rectum as a diagnostic tool in childhood constipation. J Urol 2008；179：1997-2002.

〈冨本和彦〉

症状から診断を絞り込む　発疹

> **これだけは見誤ってはいけない**
> ▶ステロイド使用により悪化する発疹を見抜く
>
> 　発疹を診た際にはまず，①炎症性，②感染性，③腫瘍性，④その他，のいずれに属するかを判断するべきである．
> 　なぜならば，発疹の治療では多くの場合，ステロイド外用剤が使用される．ステロイド外用剤は非感染性炎症性皮膚疾患に対しては有効であるが，細菌感染症，ウイルス感染症，真菌感染症などの感染性皮膚疾患や疥癬などの発疹に使用すると，通常皮疹の悪化をきたす．そのため，治療の前に発疹の本態を見抜くことが重要となるからである．

診断のポイント

1st line で考える発疹の見分け方

▶原発疹と続発疹

　発疹は基本的に原発疹と続発疹とに大別される（❶）．原発疹とは一次性に生じる発疹をさし，一方，続発疹とは原発疹またはほかの続発疹に引き続いて生じる発疹をいう．さらには，苔癬，疱疹，粃糠疹，膿痂疹など，原発疹ないし続発疹のいくつかが組み合わさって一定の症状を呈した場合の発疹に対する呼称も存在する．発疹を観察する際に，まず最初に原発疹なのか続発疹なのかを判断することは，その発疹の病因や発症機序を理解する観点からきわめて重要である．

▶発疹鑑別の実際

　発疹を大きく分類すると，①炎症性（アトピー性皮膚炎，接触皮膚炎など），②感染性（細菌感染症，ウイルス感染症，真菌症など），③腫瘍性，④その他，に大別されるが，発疹の診断に際しては，まず自らの手でその皮疹部位を直接触ってみることが不可欠である．

● **触れるとツルツルしているか，ザラザラしているか**：一部の例外はあるものの，搔破によっ

❶ 原発疹と続発疹

原発疹：一次性に発するもの
1．斑
1）紅斑：湿疹，単純性血管腫など
2）紫斑：アナフィラクトイド紫斑など
3）白斑：尋常性白斑，白皮症など
4）色素斑：色素性母斑，扁平母斑など
2．丘疹：尋常性疣贅，湿疹，接触皮膚炎など
3．結節：結節性黄色腫，基底細胞癌など
4．水疱：水疱性類天疱瘡，熱傷，帯状疱疹など
5．膿疱：毛包炎，掌蹠膿疱症など
6．囊腫：粉瘤，粘液囊腫など
7．膨疹：じんま疹
続発疹：原発疹または他の続発疹に引き続いて生じる
1．表皮剥離：湿疹，搔破痕など
2．びらん：天疱瘡，熱傷，外傷など
3．潰瘍：熱傷，褥瘡，血管炎，悪性腫瘍など
4．膿瘍：せつ，蜂窩織炎など
5．亀裂：凍瘡，主婦手湿疹など
6．鱗屑：紅皮症，足白癬など
7．痂皮：湿疹，膿痂疹など
8．胼胝：鶏眼，胼胝腫など
9．瘢痕：熱傷後，外傷後など
10．萎縮：老人皮膚など

て悪化をきたした際のアトピー性皮膚炎や外因性の接触皮膚炎などの炎症性発疹の場合には表皮の変化が主体であり，触れるとガサガサないしザラザラした粃糠性紅斑を呈していることが多い．これに反して，麻疹や風疹などのウイルス性発疹症では通常，真皮浅層の変化を主体と

した浮腫性紅斑であり，触れても正常皮膚と同様にツルツルした性状である．

また，限局性の湿疹性変化で触れると厚い浸潤を有する場合は，苔癬化とよばれる病態である．このような発疹は，長期間にわたり掻破を続け，表皮の肥厚を呈した結果生じることが多い．

発疹部を触れて苔癬化と考えた際：掻破行為をやめさせる目的での抗ヒスタミン内服薬や，比較的強力なステロイド外用剤の処方を考慮するべきである．

● **押すと発疹部の色調が消えるか，消えないか**：次に，発疹部を押して，色調が消えるか，消えないかを確認することが重要である．この場合，ガラス板などを用いて押すことが望ましいが，直接指で押してもある程度の精度での診断は可能である．

押して色調が消退すればいわゆる紅斑であり，真皮乳頭層ないし乳頭下層における血管拡張〜充血を主たる病態とする．一方，押しても色調が消退しない場合を紫斑と称し，血液の血管外漏出が主たる病態である．通常のウイルス性中毒疹の皮疹は大部分が紅斑であり，血管炎などでは紫斑を呈する．

● **触れると熱感を感じるか，冷感を感じるか**：もちろん例外もあるが，基本的に熱感があれば表在性皮膚細菌感染症が，冷感があれば末梢循環障害が疑われる．表在性皮膚細菌感染症，末梢循環障害による凍瘡の両疾患では，ともに手指・足趾末端の紅斑という臨床像を呈しやすく，鑑別が困難な場合もある．しかし，触れると局所の熱感が強いか，冷感が強いかによって，両疾患の鑑別が可能となる．

● **皮下腫瘤の場合，触れると表皮や下床と可動性があるか，ないか**：皮下腫瘤を観察する際には，表皮ないし下床との可動性の有無をチェックすることが重要である．たとえば，アテロームの場合には表皮との連続性を有しているが，反面，下床とは可動性良好である．これに対して，脂肪腫では表皮・下床ともに可動性良好で

あることを特徴とする．以上から，皮下腫瘤をきたす疾患の鑑別が可能である．

アテロームを診た際，触れると腫瘤自体がまだ弾性硬の場合：積極的な切開は不要であり，むしろ抗菌薬内服による薬物治療を考慮するべきである．しかし，触れるとあたかもゴムボールのような弾性軟の状態であれば，ただちに切開処置の適応となる．

● **個々の発疹は数時間以内に消退するか，数日間以上持続するか**：これは発疹に直接触れて鑑別しうる現象ではないが，個々の発疹が数時間以内に消退するものなのか，数日間以上持続するものかについて経過観察することも重要である．

発疹の大部分は，いったん発症すると少なくとも数日間は持続するが，膨疹の場合血管性浮腫を主たる病態とするため，個々の皮疹は数時間の経過で痕を残さずに消退することを特徴とする．

しかし，一見膨疹と紅斑との鑑別が困難な症例は少なからず存在する．その場合筆者は，患者の承諾を得たうえで皮疹の数か所にボールペンでマーキングをしておく方法を推奨している．その箇所を患者本人に帰宅後および翌日に観察してもらい，同部が痕を残すことなく消退していればじんま疹と診断しうる（）．

● **発疹の分布は全身性か，限局性か**：発疹を診る際には，患者の全身を観察し，その発疹の分布が全身性であるのか，限局性であるのかについて検討することも大切である．たとえば，発疹が顔面〜頸部，前胸部V字領域，手背などの

> **POINT**
>
> 1st line ではまず視診により，その発疹が①炎症性，②感染性，③腫瘍性，④その他，のいずれに属するかを鑑別していく．さらに，血液検査，エコー検査，顕微鏡検査，病理組織学的検査などの結果を加味して確定診断に至ることを目標とする．

❷ マーキングを行った部位の
じんま疹の経時的な変化

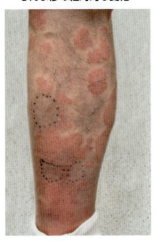

じんま疹の個疹は数時間以内の経過であるため，マーキングを行った部位を半日〜1日後に観察すると，通常痕を残さずに消退している.

❸ 小児に好発する急性発疹症

1. ウイルスが原因である発疹症
   1) 古典的なウイルス感染症
      ・麻疹　　　　　・単純ヘルペス
      ・風疹　　　　　・伝染性紅斑
      ・水痘・帯状疱疹　・突発性発疹
   2) 比較的新しいウイルス感染症
      ・手足口病
      ・伝染性単核症
      ・ジアノッティ病とジアノッティ-クロスティ症候群
      ・エコーウイルス感染症
      ・その他のウイルス感染症

2. その他の原因による疾患
   1) 細菌感染症
      ・溶血性連鎖球菌感染症（猩紅熱）
      ・ブドウ球菌感染症，SSSS
   2) その他の感染症
      ・マイコプラズマ感染症
      ・リケッチア感染症
      ・スピロヘータ感染症
      ・その他
   3) 川崎病
   4) 薬疹
   5) 全身疾患のデルマドローム
      ・悪性リンパ腫，白血病などの特異疹・非特異疹

SSSS : staphylococcal scalded skin syndrome（ブドウ球菌性熱傷様皮膚症候群.　　　　　　　　　（日野治子．2015[1]）

露出部に限局しており，衣服に覆われた部位に存在していない場合には光線過敏症が疑われる．逆に，アレルギー性薬疹の場合には，固定薬疹や光線過敏症型薬疹などの限局性分布のタイプも存在するが，発症頻度の高い播種状丘疹紅斑型や多形紅斑型などでは皮疹が身体の広範囲に及んでいることが多い．

2nd line で考える発疹の見分け方

❸[1]に小児に好発する急性発疹症を列挙するが，その大部分は感染性発疹症に属するものである．急性発疹症に関しても，❹[1]に示すように原発疹の種類ごとに分類しておくと，診断を進めていく際に理解が容易となる．

小児の場合には感染症による発疹の発症頻度が高く，かつ診断に苦慮する場合が少なくない．そこで，2nd line では，感染性発疹に関するいくつかの問題点を中心に述べる．

▶麻疹，風疹，その他のウイルス疹の鑑別点

麻疹や風疹は，いわゆる播種状丘疹紅斑という発疹型を呈しており，皮疹の性状はきわめて似通っている．さらに，このような臨床像はこの両疾患にとどまらず，その他多くのウイルス疹でも同様の発疹形態をきたしやすい．

通常のウイルス疹では，とくに登校停止などの処置は不必要であるが，麻疹・風疹はともに第二種学校感染症に指定されており，麻疹では解熱後3日経過するまで，風疹ではすべての発疹が消失するまでは出席停止とされているので，鑑別をきちんと行うことは重要である．ただし，発疹のみでの鑑別は困難なことがあり，最終的な診断確定はペア血清による血中ウイルス抗体価の推移に委ねざるをえない場合も多い．

しかし，麻疹の場合には①発疹出現前に生じる38〜39℃に及ぶ高熱，②コプリック斑とよばれる口腔内頬粘膜に生じる白色小丘疹など，風疹の場合には①頸部・耳後部などのリンパ節腫脹，②眼球結膜の充血，③フォルシュハイマー斑とよばれる口蓋粘膜に生じる点状の紅色丘疹〜出血斑などの特徴的な臨床症状があり，臨床像から診断を確定するためには，発疹以外の

❹ 主な急性発疹症

1. 紅斑・丘疹が出現する疾患
   - 麻疹
   - 風疹
   - 伝染性紅斑（網状紅斑も呈する）
   - 突発性発疹（HHV-6, 7）
   - 伝染性単核症（EBV, CMV）
   - CMV感染症
   - エコーウイルス（2, 4, 6, 9, 11, 16, 18）感染症
   - Cox A（4, 5, 6, 9, 18）感染症
   - Cox B（3, 5）感染症
   - ジアノッティ病（HBV）
   - ジアノッティ-クロスティ症候群（EBV, CMVほか）

2. 水疱を生じる疾患
   - 単純ヘルペス・カポジ水痘様発疹症
   - 水痘・帯状疱疹
   - 手足口病（Cox A6, A9, A10, A16, Entero71）

3. 膨疹を生じる疾患
   - 肝炎 A, B, C
   - Cox A9

4. 多形滲出性紅斑（EEM）を生じる疾患
   - 単純ヘルペスによる EEM minor
   - マイコプラズマ，薬剤，デルマドロームなどによる EEM major

5. 結節を形成する疾患
   - 伝染性軟属腫
   - HPVによる病変：疣贅

（日野治子．2015[1]）

これらの臨床所見を熟知しておく必要がある．

▶ 手足口病の多彩な皮膚症状

原因ウイルスのうち，コクサッキーウイルスA16とエンテロウイルス71では比較的典型的な発疹をきたす場合が多いが，コクサッキーウイルスA6による感染症の場合には，発疹は手掌・足底・口腔内にとどまらず，口囲や四肢体幹の広範囲に及び，さらにウイルスによる爪母への作用の結果，発症後1～2か月経過してから手足の爪甲の基部が脱落してくる特徴的な変化が生じやすい．したがって，手足口病と称されるが，必ずしも手掌・足底・口腔内に限局した発疹が生じるというわけではない．

また，手足口病の原因ウイルスにはあげられていないが，エコーウイルス9などのエンテロウイルス属のウイルスによって，丘疹紅斑型の発疹をきたすことも知られており，現在手足口病とエンテロウイルス属ウイルス皮膚感染症との病名間の定義・使い分けがいささか曖昧になっている傾向がある．

治療に際しては，エンテロウイルス属のウイルスに対する特効的な治療薬はないため，発疹に対して積極的な外用療法の必要はない．

▶ 突発性発疹―HHV-6感染症とHHV-7感染症

突発性発疹の原因ウイルスとしては，ヒトヘルペスウイルス（human herpes virus：HHV）6・7の2種類が考えられている．感染時期は，HHV-6のほうがHHV-7よりも若干早い傾向があるとされている．そのため，HHV-7による感染は，臨床的に2度目の突発性発疹として経験

✓ 手足口病

エンテロウイルス属のコクサッキーウイルスないしエンテロウイルス，とくにコクサッキーウイルスA6・A9・A10・A16，エンテロウイルス71などを原因として，手掌・足底・口腔内の発疹を特徴とする皮膚感染症である．

数年ごとに流行のピークがあり，また発症の規模および主たる原因ウイルスは発症年ごとで異なっている．

✓ 突発性発疹

39～40℃に及ぶ突然の高熱と解熱前後に生じる発疹を特徴とする急性ウイルス性皮膚感染症である．発疹は小豆大程度までの浮腫性紅斑が主体であり，多少の癒合傾向を示す場合が多い．

以前には，生後4か月～1歳に発症する，生涯で初めて経験する感染症であると考えられ，"知恵熱"との名称も用いられていた．しかし，近年は発症年齢が0歳時から1歳時以降へとシフトしてきており，好発年齢の年長化現象が生じてきている．

されることが多い．ただし，はたしてすべての乳児・小児が，突発性発疹に2度罹患するのだろうか．この点に関する詳細は不明であるが，欧米人のHHV-6初感染では発熱のみで発疹がみられないことが多いとの報告もあり，今後の検討が必要であると考えられる．

ワクチンはなく，本症に対する予防法はないが，基本的に予後良好な疾患であるため特異的な治療の必要はない．

治療のポイント

発疹の治療法は，❺に示すように多岐に及んでいる．これらのうち，日常的に最も頻繁に使用されているにもかかわらず，使用に際して最も注意を要するのがステロイド外用剤である．そのため，本項ではステロイド外用剤の使用法について述べる．

▶ステロイド外用剤の使用が禁忌な疾患

細菌感染症，ウイルス感染症，真菌感染症などの感染性皮膚疾患や疥癬などの発疹に対してステロイド剤を外用すると，通常皮疹は悪化をきたすので，ステロイド外用剤は禁忌である．

● **伝染性膿痂疹と単純性ウイルス感染**：感染性皮膚疾患のうちで，ステロイド外用剤が有効な炎症性皮疹との鑑別がとりわけ難しい疾患として，伝染性膿痂疹と単純性ウイルス感染があげられる．

通常，10^7 cfu/cm^2 以上の菌量を有している場合を感染（infection）とよび，伝染性膿痂疹は感染に属している．これに対して，10^7 cfu/cm^2 未満の菌量を定着（colonization）とよび，この場合発疹の性状は浸潤性を呈しており，膿痂疹様湿疹などとの病名が用いられている．

● **アトピー性皮膚炎に黄色ブドウ球菌を検出した場合**：通常のアトピー性皮膚炎患者の病変部に 10^7 cfu/cm^2 以上の黄色ブドウ球菌を検出する場合はむしろ例外的であり，アトピー性皮膚炎の皮膚病変部で検出される黄色ブドウ球菌のほとんどは感染ではなく，定着に合致する状態

❺ 発疹の治療法

1. 内服薬
   - 抗ヒスタミン薬
   - 抗菌薬
   - 抗ウイルス薬
   - 抗真菌薬
   - ステロイド剤
   - 免疫抑制薬
   - 漢方薬
   - ビタミン剤
   - その他
2. 外用剤
   - ステロイド剤
   - 非ステロイド性抗炎症薬
   - 抗菌薬
   - 抗ウイルス
   - 抗真菌薬
   - 免疫抑制薬
   - 皮膚保湿剤
   - ビタミン剤
   - 角化症治療薬
   - 抗潰瘍薬
   - その他
3. 点滴治療
4. 光線治療
5. 手術的治療
6. レーザー治療
7. 放射線治療
8. その他

である．

治療に際しては，定着の段階ではステロイド外用剤が有効であるが，感染の状態に達すると，ステロイド剤を外用することによってむしろ細菌感染の増悪を助長し，皮疹の悪化をきたす結果となる．

● **カポジ水痘様発疹症**：基礎疾患としてアトピー性皮膚炎などを有している患者において，単純ヘルペス感染による紅色丘疹ないし小水疱が集簇性に多発する疾患をカポジ水痘様発疹症とよぶ．同症の場合，アトピー性皮膚炎の発疹自体の悪化と誤診され，ステロイド剤を外用されて更なる悪化をきたす場合も少なからず存在しているため，注意を要する．

▶外用する部位，小児・高齢者への使用に際しての注意点

ステロイド剤の外用に際しては，使用部位ごとに，用いるステロイド剤のランクを使い分けるなどの細やかな配慮が必要である．その理由として，❻[2)]にステロイド外用剤の部位による吸収率の比較を示す．最高値である陰嚢の42という数値は，最低値である足底の0.14の実に

❻ ステロイド外用剤の部位による吸収率の比較

部位	吸収率（%）
頭部	3.5
前額	6.0
下顎	13.0
腋窩	3.6
背部	1.7
前腕（伸側）	1.1
前腕（屈側）	1.0（基準）
手掌	0.83
陰嚢	42.0
足首	0.42
足底	0.14

吸収率の高い部位順

部位		吸収率（%）
陰嚢		42.0
下顎		13.0
前額		6.0
腋窩		3.6
頭部		3.5
背部		1.7
前腕	伸側	1.1
	屈側	1.0
手掌		0.83
足首		0.42
足底		0.14

（Feldmann RJ, et al. 1967[2]）をもとに作成）

300倍もの値であり，このことから，皮膚の厚さは部位によって著明な違いがあることが明らかである．

そのため，生理的に皮膚の薄い顔面〜頸部，腋窩，陰股部〜肛門周囲などに強いランクのステロイド外用剤を使用すると，比較的初期から皮膚萎縮・毛細血管の増生・多毛などの副作用が生じる危険性がある．したがって，たとえステロイド外用剤の使用が必要な場合であっても，これらの部位に用いる外用剤はキンダベート®軟膏，アルメタ®軟膏，ロコイド®軟膏などのmediumクラス以下の薬剤を選択し，かつできる限り早期の離脱をめざすべきである．

また，小児や高齢者では，成人に比較して生理的に皮膚が菲薄であるため，ステロイドによる副作用が生じやすい．そのため，小児や高齢者へのステロイド外用剤の使用に際しては，当初からランクを弱めに設定し，さらに，きめ細かい切り替えや可能な限り早期の離脱を図りたい．

▶ **一過性の発疹，長期的に持続する可能性のある発疹の場合**

ステロイド外用剤を選択する際に，発疹の経過も考慮に加えるべきである．

● **一過性の発疹**：一時的なかぶれや虫刺症のような急性発疹の場合には，そのときに生じている発疹を治癒させれば治療は終了となる．その

> ✓ **タキフィラキシー**
>
> 薬剤を繰り返し使用することにより，徐々に効果が減弱する現象をタキフィラキシーとよぶ．
> ステロイド外用剤の場合にも，長く塗っているうちに徐々に効かなくなり，最後にはステロイド抵抗性になってしまうとの説もある．しかし，ステロイド外用剤によるタキフィラキシーを実際に証明した論文はいまだ存在しておらず，はたしてステロイド外用剤によりタキフィラキシーが起こりうるかに関しては，現在のところ明らかでない．

場合には，むしろ積極的に強いステロイドの短期集中外用で完治に導く治療法を選択するべきである．

● **長期的に持続する可能性のある発疹**：アトピー性皮膚炎のような慢性皮膚疾患では，いったん治癒させても，その後また皮疹が再燃してくる可能性を否定しえない．そのような場合には，たとえステロイド剤を使用するにしても，必要以上に強いランクの薬剤の使用は避けて，皮疹軽快時には保湿剤やタクロリムス軟膏の外用へとシフトし，増悪時にはステロイド軟膏をしっかりと外用するなど，メリハリのある外用治療を行うことが望ましい．

ステロイド剤のランクを切り替える

　ヒトの皮膚は薬剤の吸収性が部位によって大きく異なっている．そのため，発疹の部位ごとに使用するステロイド剤のランクを考慮する必要がある．
　さらに，①小児や高齢者では，成人に比較して皮膚が菲薄であるため，使用するステロイド外用剤のランクを弱めに設定する，②その発疹が急性発疹なのか，慢性的な皮膚疾患であるのかを判断し，その点からも使用するステロイド外用剤のランクを切り替えていく，などに関する対応も必要である．

▶ 文献

1) 日野治子．こどもの発疹のみかた—急性発疹症へのアプローチ．第4版．東京：中外医学社；2015.
2) Feldmann RJ, Maibach HI. Regional variation in percutaneous penetration of 14C cortisol in man. J Invest Dermatol 1967；48：181-3.

▶ 参考文献

- 宮地良樹．宮地教授直伝—発疹のみかた．大阪：メディカルレビュー社；2013.
- 大塚藤男．皮膚科学．第9版．京都：金芳堂；2011.
- 清水 宏．あたらしい皮膚科学．第2版．東京：中山書店；2011.

（原田　晋）

症状から診断を絞り込む　血尿，タンパク尿

⚠ これだけは見落としてはいけない

血尿，タンパク尿をきたす疾患の種類は多く，そのほとんどは早急な治療を要するものではないが，時に腎機能の低下や高血圧，ネフローゼ症候群を呈することがあり，早期に診断して治療につなげることが望まれる．

▶ 腎機能障害

急性糸球体障害によるものでは通常，中等度以上のタンパク尿と血尿がみられ，全身とくに下腿の浮腫や高血圧を認める．これには溶連菌感染後急性糸球体腎炎や紫斑病性腎炎，ループス腎炎などがあり，それぞれに特徴的な臨床検査所見を見落とさないよう注意する．

尿細管障害による腎機能障害では，活気不良や倦怠感など非特異的な症状のみで高血圧や浮腫はみられず，軽度〜中等度のタンパク尿（尿細管性タンパクは著増）や低張尿がみられ，白血球尿や血尿，時に糖尿などがみられることがある．これには急性間質性腎炎や急性尿細管壊死があり，腎エコー検査で腫大した腎や腎実質の輝度亢進などがみられる．

腎機能障害が疑われれば腎機能の評価が必要であり，簡単な方法として血清クレアチニンを測定する．血清クレアチニン値は，腎機能と筋肉量を反映するため，性別，年齢別の正常値を把握しておく．糸球体濾過量が正常の半分以下になってはじめて血清クレアチニン値は上昇するので，血清クレアチニン値のわずかな上昇でも見逃さないように注意が必要である．

▶ 腎動脈の異常による高血圧（腎血管性高血圧）

まれにみられることがあり，タンパク尿や血尿がある児には血圧の測定を忘れないようにしたい．

▶ ネフローゼ症候群

特発性ネフローゼ症候群が最も多いが，時に糸球体腎炎による二次性ネフローゼ症候群がみられる．血清補体価が正常でステロイド治療に反応があれば，特発性ネフローゼ症候群と考えられ，反応がみられなければ腎組織学的検査が必要となる．

血尿の部位診断

血尿は，腎糸球体の障害により生じるもの（糸球体性血尿）と，腎糸球体以外の腎盂や尿管，膀胱，尿道の障害により生じるもの（非糸球体性血尿）とに分けられる．❶に両者の特徴をまとめ，❷に尿中赤血球の鏡検像を示す．

▶ 糸球体性血尿

糸球体性血尿は，赤血球が糸球体病変によって生じた糸球体毛細管壁のわずかな隙間を通っ

❶ 糸球体性血尿と非糸球体性血尿の特徴

	糸球体性血尿	非糸球体性血尿
出血部位	糸球体毛細管壁	腎盂，尿管，膀胱，尿道
血尿の経過	持続性	断続的，変動が大
赤血球形態	多様，変形	均一
赤血球の大きさ（体積）	小さい	大きい
赤血球の外観	透明	表面に光沢
赤血球円柱	あり	なし

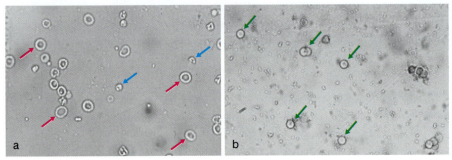

❷ 糸球体性血尿（a）と非糸球体性血尿（b）の鏡検像

➡：平面的に大きな赤血球，➡：壊れて縮んだ赤血球，➡：赤血球膜が保たれ大きさが均一．

て，糸球体の高い濾過圧によってボーマン腔内に押し出されて生じる．多くの赤血球において，膜が破綻して赤血球内容が外に漏れるため体積が小さくなっているのが特徴であるが，鏡検では赤血球の平面的な大きさや形態にばらつきがみられる．

尿沈渣や非遠沈尿の標本を作製してすぐに鏡検すると，浮遊している赤血球が回転して，薄っぺらい中身のない赤血球を横から観察できるが，標本作製から鏡検までに時間があると赤血球が底に沈んで，平面的に大きな赤血球が多く見える（❷a）．このような標本でもよく観察すると，壊れて小さく縮んだ赤血球が観察できる（❷a）．

また，潜血反応が3+以上を示す糸球体性血尿では，尿沈渣に赤血球円柱を認めることが多いのが大きな特徴であり，初診時に赤血球円柱の有無を確認しておきたい．尿沈渣を尿沈渣染色液で染めて100倍で鏡検すれば発見しやすい．

▶非糸球体性血尿

非糸球体性血尿では大多数の赤血球の膜が保たれ，内容が保持されているため，赤血球は厚みがあり，立体的に大きく，同じような形態をしているのが特徴である（❷b）．非糸球体性血尿の特徴の一つは血尿の程度の変動が大きいことであり，肉眼的血尿があったかと思えば，翌日には血尿が消失していたりする．

▶潜血反応の注意点

非糸球体性血尿に対して糸球体性血尿では短期間に血尿が消失することはない．ただ，注意すべき点として，糸球体性血尿が尿試験紙で2+程度までと軽い場合には，次に再検すると潜血反応が陰性となることがある．多くの場合は希釈尿のためである．このような場合でも，尿沈渣標本を鏡検すると軽度ながら明らかな血尿が認められて，血尿が消失していないことがわかる．

タンパク尿の診断

タンパク尿は，その由来により糸球体性タンパク尿と尿細管性タンパク尿とに分けられる．

▶糸球体性タンパク尿

糸球体基底膜に障害があると，アルブミンを主体とするタンパク尿が出現し，同一の糸球体病変のなかでは障害の程度とタンパク尿の程度はほぼ比例するため，尿タンパクを正確に測定することで糸球体障害の有無や程度を評価できる．

▶尿細管性タンパク尿

糖尿，低張尿，軽度のタンパク尿など尿細管障害が疑われる場合には，尿中のβ_2ミクログロブリンなどの低分子タンパクの評価が必要となる．低分子タンパクは正常では尿細管内の尿から再吸収されるが，尿細管障害があると再吸収されずに尿中に漏れ出てくる．

❸ 腎尿路疾患における血尿とタンパク尿

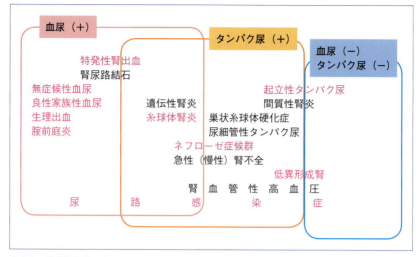

赤文字：比較的頻度の高い腎尿路疾患.
血尿（＋），タンパク尿（＋）の枠内に示した各腎尿路疾患は，それぞれ血尿，タンパク尿を呈し，両方の枠内に示したものは両方を呈することを表している．また，疾患名の一部がタンパク尿（＋）の枠内に含まれるものは，タンパク尿を呈することがあることを表す．

血尿，タンパク尿を呈する腎尿路疾患

スクリーニングで尿異常が発見された児に対しては，まず早朝尿，来院時尿を再検し，家族歴の聴取，血圧測定を行って，以下に述べる疾患を考える．早朝尿でタンパク尿を認める場合には，尿タンパク／クレアチニン比や時間あたりタンパク量を測定する（「タンパク尿の評価法」を参照）とともに，以下に述べる原因疾患を考えて精査を進める．

1st line で考える疾患

血尿やタンパク尿がみられる腎尿路疾患の代表的なものを❸に示す．

▶血尿
● 無症候性血尿：血尿のみが持続してみられるときに最も多い．ほとんどは軽度の糸球体障害による糸球体性血尿であり，通常，経過観察のみでよい．
● 良性家族性血尿：家族歴があれば考える．
● 生理出血：年長の女児では，生理に伴って非糸球体性血尿が一時的にみられることがよくある．
● 腟前庭炎：これに伴う軽度の非糸球体性血尿もよくみられる．
● 尿路感染症：とくに膀胱炎では膿尿，細菌尿とともに非糸球体性血尿がよくみられる．
● 糸球体腎炎：経過観察中に感冒罹患時などで血尿が増強して肉眼的血尿を認めたり，タンパク尿を認める場合には糸球体腎炎として精査を進める．

▶タンパク尿
● 起立性タンパク尿：タンパク尿のみがみられる場合に最も多い原因である．仰臥位でいるときに産生された尿にはタンパクはみられず，立位で上腸間膜動脈と大動脈との間で左腎静脈が挟まれて左腎静脈圧が亢進するために，アルブミンを主とするタンパク尿がみられるものである．内臓脂肪の少ないスマートな体型の年長児でよくみられる．就寝前に排尿して採取した早朝尿ではタンパクがみられず，来院時尿でタンパク陽性となる．来院時尿でタンパク陰性の場合には，前弯負荷後に採取した尿でタンパク陽性となる．早朝尿でもタンパクを認める場合には，糸球体腎炎をして精査を進める．

タンパク尿の評価法

腎糸球体障害には種々の疾患があるが，同一の疾患においてはその障害の程度に比例して尿中タンパク量が検出されるため，尿中タンパク量の評価法は重要である．タンパク尿の評価法には，尿試験紙による尿タンパク濃度，1日尿タンパク量（mg/m^2/日），早朝尿の時間あたりタンパク量（mg/m^2/時），尿タンパク/クレアチニン比があり，それぞれの長所と短所を知っておきたい．

尿試験紙法は，尿中タンパク濃度の半定量検査であり，タンパク尿の有無をみるスクリーニング検査として最も簡便な検査法であるが，尿の希釈度によってタンパク尿の程度も大きく変わることに注意が必要である．濃縮された尿では尿試験紙による検査でタンパク尿を（2＋）認める児においても，希釈された尿ではタンパクは（−）となりうる（❹）．

1日尿タンパク量の測定には，1日の全尿を採取する必要があり，小児において外来で行うにはやや難点があり，不正確で，採取日による変動も大きい．

早朝尿の時間あたりタンパク量は，就寝時に排尿して時間を記録し，翌朝起床時に採尿し，尿量と時間，タンパク濃度から計算し，体表面積で補正する．来院日の朝に1回採尿するだけでよく，夜尿のない3歳児ぐらいから可能である．正常では＜4 mg/m^2/時とされ，小児のネフローゼ症候群では＞40 mg/m^2/時とされている．尿と血清中のクレアチニンを測定すればクレアチニンクリアランスも計算でき，腎臓病が疑われる児には有用な検査法である．クレアチニンクリアランスの2時間法に比べ，時間が長く，水分を摂取する必要もなく，尿量も多いため，誤差が少ないという利点がある．

尿タンパク/クレアチニン比の測定は，一部尿の採取でよく，時間や尿量，体表面積の計算が不要で，尿の希釈度の影響が少ないという利点があり，近年よく用いられている．尿中へのクレアチニンの排泄量は個人においては時間あたりほぼ一定であり，尿中クレアチニン濃度は尿の濃縮度を反映すると考えられるため，尿中タンパク濃度をクレアチニン濃度に対する割合で表せば，尿の希釈度の影響を排除できるというものである（❹）．

従来，尿タンパク/クレアチニン比の正常値は，＜0.1や＜0.2が用いられてきたが，全小児に一様に当てはまるものではない．尿中へのクレアチニン排泄量は筋肉量に比例し，尿タンパク/クレアチニン比も児の筋肉量が多いほど低値になる．男女ともに，筋肉量の少ない年少児では高く，年長児，とくに男児で低い傾向がある．より正確な尿タンパクの評価には，先にあげた時間あたり尿タンパク量を用いるのが適当であり，同じ患者で頻回に経過を観察する場合に，尿タンパク/クレアチニン比を併用するのがよいと思われる．

▶血尿＋タンパク尿

血尿とタンパク尿がともにみられる場合には，有意な腎障害による可能性が高く，精査を進める必要がある．

- **糸球体腎炎**：糸球体性血尿と赤血球円柱が認められれば，糸球体腎炎と考えられる．

溶連菌感染後急性糸球体腎炎：浮腫や高血圧，乏尿がしばしばみられ，血清クレアチニン値やASO値の上昇，血清補体価の低下がみられる．

慢性糸球体腎炎：IgA腎症が最も多く，血清IgA値の高値を認めることがある．感冒罹患時

❹ 尿濃縮度によるタンパク尿評価法への影響

タンパク尿評価法	同じ児の尿検体	
	希釈尿	濃縮尿
尿比重	＜1.005	1.025
尿クレアチニン濃度	10	100
尿タンパク濃度	5	50
尿試験紙（タンパク）	（−）	（2＋）
尿タンパク/クレアチニン比	0.5	0.5

濃縮尿では尿試験紙で（2＋）であっても，希釈尿では（−）となるが，尿タンパク/クレアチニン比でみると0.5とほぼ一定になり，尿の濃縮度の影響を少なくできることを示す．

にはしばしば尿所見の増悪を認め，肉眼的血尿を呈することもあり，急性糸球体腎炎と間違われることがある．また，両下腿の紫斑や腹痛があれば紫斑病性腎炎を考える．年長児では，臨床症状や血清補体価の測定によりループス腎炎を除外しておく．血尿とともにタンパク尿が持続すれば，腎組織学的検査による確定診断が必要である．

● **尿路感染症**：非糸球体性血尿とタンパク尿がある場合には，尿路感染症も考えられ，白血球尿とともに細菌尿もみられるので容易に診断できる（白血球尿の診断法については「白血球尿」を〈p. 172〉参照）．

● **特発性腎出血，出血性膀胱炎**：肉眼的血尿（非糸球体性血尿）がみられる場合は，特発性腎出血（ナットクラッカー現象など腎静脈からの出血）や出血性膀胱炎を考える．スマートな年長児でよくみられ，左腎静脈が大動脈と上腸間膜動脈との間に挟まれて血流障害を起こし，尿路に生じた側副血行路から出血するもので，痛みを伴わず，肉眼的血尿が突然出現するが，多くは自然に消失する．反復することが多く，疑われれば専門医によるエコー診断を勧める．エコー検査により左腎静脈の拡張と，大動脈と上腸間膜動脈の間に挟まれた左腎静脈の部位の狭窄がみられることから診断される．また，出血性膀胱炎ではエコー検査により膀胱粘膜の腫脹がみられることが多い．

2nd line で考える疾患

▶ **血尿**

● **腎尿路結石**：軽度の非糸球体性血尿が断続的にみられたり，時に肉眼的血尿がみられることがある．腎エコー検査で結石が描出できなくても，微小な結石による血尿を否定することはできず，年余を経て初めて診断されることがある．尿中 Ca/Cr 値がしばしば 0.21 を超えて高 Ca 尿症を呈する．

▶ **タンパク尿**

● **巣状糸球体硬化症**：タンパク尿のみがみられることが多く，早朝尿でタンパク尿が持続する場合には，腎組織学的検査による確定診断が必要である．

● **特発性尿細管性タンパク尿症**：まれに尿細管性タンパク尿のみがみられることがあり，特発性尿細管性タンパク尿症とよばれる．尿濃縮能などほかの尿細管機能は正常で，糖尿もみられない．通常の尿試験紙で軽度ないし中等度のタンパク尿がみられ，$β_2$ ミクログロブリンが著増している．その多くは高 Ca 尿症を伴い，クロライドチャネル N5 の遺伝子異常による Dent 病とされている．

▶ **血尿＋タンパク尿**

上記の腎病変以外にも多数のものが腎組織学的検査で診断される．

● **膜性増殖性腎炎，膜性腎症，急速進行性腎炎など**：低補体血症がみられる膜性増殖性腎炎，HBs 抗原陽性がしばしばみられる膜性腎症，半月体形成により腎機能障害が進行性の急速進行性腎炎などがある．

（平岡政弘）

症状から診断を絞り込む　白血球尿

これだけは見落としてはいけない

▶上部尿路感染症

　白血球尿を呈する疾患のなかで最も多いのは尿路感染症である．このなかで見落としてはいけないものは，発熱を伴う上部尿路感染症である．とくに高度の膀胱尿管逆流症や低形成腎，異形成腎，水腎症を伴う腎尿路異常では適切な治療が行われないと，高熱が続いて腎瘢痕を残しやすいため，早期に診断して治療することが望まれる（❶）．

　年長児では側腹部痛などの自覚症状を訴え，中間尿を採取できるため診断が容易である．しかし，乳幼児では自覚症状を訴えられないため，気道感染症や消化管感染症の所見が認められない場合には上部尿路感染症を常に疑う必要がある．ただし，一般小児科外来における乳幼児の発熱の原因として最も多いのはウイルス感染症であり，尿路感染症の頻度は低い．

　乳幼児で白血球尿を診断することは意外と難しい．採尿するのに時間を要し，乳幼児でよく行われるバッグ採尿では，とくに女児においてコンタミネーションを起こしやすいからである．

　小児科一般外来で発熱した乳幼児を診察する場合には，発熱後の経過時間とCRP，白血球数なども参考にして，尿路感染症が疑わしければ検尿を行う．

白血球尿の診断法

▶採尿法

- **中間尿の採取**：自立排尿の確立した幼児や年長児では，尿道や外尿道口周囲からの混入を避けるために中間尿を採取する．
- **バッグ採尿法**：自立排尿の確立していない乳幼児では，水道水でぬらしたカット綿などで外陰部を清拭し，清潔な採尿バッグを添付して採尿する．
- **クリーンキャッチ法**：おむつを開いて乳児の肌が冷気にふれたり，乳児が啼泣したりするときには，反射的に排尿がみられることがある．採尿バッグを貼るときにもしばしば排尿がみられるため，常に採尿コップで受けられるように準備しておく．また，乳児では，エコーで膀胱に尿がたまっていることを確認して，下腹部を圧迫して児を啼泣させて腹圧を高め，自然排尿を誘発して採尿する方法もある[1]．
- **導尿（カテーテル採尿）法**：バッグ採取尿で

❶ 小児の尿路感染症の特徴

- 乳児期には尿路感染症の頻度が高く，とくに男児に多い．
- 乳幼児では尿路感染症の症状が発熱や不機嫌など非特異的である．
- 乳幼児ではバッグ採尿の検査が一般的であるが，コンタミネーションが多く，正確な診断が難しく，過剰診断，過剰治療が行われがちである．
- 乳幼児の生理的包茎や排尿機能の未熟性が尿路感染症の発症要因として重要であり，児の成長とともにこれらの生理的要因は消失し，尿路感染症を起こさなくなる．
- 高度な膀胱尿管逆流症や尿路閉塞（水腎症）が尿路感染症の発症要因として見つかることがある．
- 乳幼児の膀胱尿管逆流症では，排尿機能の未熟性がその重症化（高度化）の原因であることが多く，児の成長とともにその程度は軽減してくることが期待できる．
- 高度な膀胱尿管逆流症では低形成腎を伴うことがあり，男児に多い．
- 低形成腎や異形成腎，水腎症などの腎奇形を両側に有する児では，尿路感染症の反復により腎機能障害への進展を加速することがある．
- 学童期には過活動膀胱や lazy bladder syndrome など排尿機能異常が尿路感染症の再発要因として重要であり，女児に多い．

尿所見に異常を認めた場合には，とくに女児では外尿道口周囲からの混入の可能性が大きいため，カテーテル（アトム栄養チューブ5 Frなど）を用いて採尿（導尿）する．外尿道口の周囲を消毒してカテーテルを挿入し，採尿する．診断後に十分な治療と精査が必要なことを考慮すると，過剰な治療や検査を避けるためにも正確な診断が必要であり，そのためには導尿が欠かせないことを認識し，保護者に説明したうえで行う．導尿は手技的には決して難しいものではなく，経験がなくとも成書[1]を参考にすればできる．導尿で採取した尿は混入物がないために，白血球尿や細菌尿の診断が容易になるメリットもある．

▶ 検尿法

● 尿沈渣法：半世紀以上前に考案されて以来，標準的な検尿法として最もよく用いられているが，精度が低いことに注意を要する．

一般に，尿沈渣の鏡検では400倍で検鏡し，1視野あたり5個以上の白血球を認めた場合に白血球尿があると診断する．これによる尿路感染症の診断精度は，感度が約80%，特異度が約85%と，ともに高くはない．尿沈渣法による白血球尿のみで診断した場合には実際の約4～5倍の過剰診断を行うことになる．

● 尿試験紙法：尿試験紙法の信頼度も感度，特異度ともに80%前後と尿沈渣法と同等の精度であり，あくまでスクリーニング法として用い，見逃しがないことを優先して，いずれかが（±）以上を異常とする．

● コバスライド法：ディスポーザブルの血球計算盤であるコバスライド10グリッド（❷）の1区画に，尿を遠沈せずに1滴入れて鏡検することにより，白血球尿を簡単に，そして迅速かつ精度よく評価できる[1]．

100倍で鏡検すると1 mm四方の1つの大区画が1視野に観察でき，深さが0.1 mmなのでこのなかには0.1 μLの尿が含まれている．したがって，このなかに1個以上の白血球を認めると10 WBC/μL以上となり，白血球尿があると

❷ コバスライド

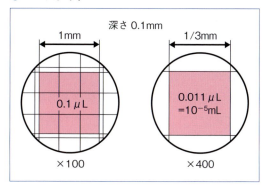

診断できる．白血球かどうかわかりにくいときには400倍で確認する．また，コバスライド法の最大の利点は細菌尿の有無を迅速に診断できることである．コバスライドの1つの大区画には9つの小区画が含まれており，400倍で鏡検すると1視野に1個の小区画が観察できる．このなかには0.011 μLの尿が含まれている．したがって，このなかに1個より多い細菌を認めると，10^5/mL以上の細菌数となり，有意な細菌尿と診断できる．尿培養法により確認された尿路感染症に対するコバスライド法の診断精度は感度91%，特異度98%と十分である[1]．

診断・治療のポイント

1st lineで考える疾患

▶ 尿路感染症

白血球尿の原因として最も多いのが尿路感染症である．

上部尿路感染症（急性腎盂腎炎や腎膿瘍など）：発熱，側腹部痛，倦怠感，悪心・嘔吐，下痢を呈するが，新生児や乳児では発熱，哺乳不良，不機嫌など非特異的な症状しか呈さない．エコー検査で，中等症以上の腎盂腎炎では腫大した腎を，腎膿瘍では低エコー域を認める．この中間病変ともいわれる巣状細菌性腎炎ではカラードプラ検査で血流の描出されない部分を認める．

下部尿路感染症（膀胱炎）：一般に発熱をみることはなく，頻尿，下腹部痛，排尿困難，切迫排尿，尿失禁，尿の悪臭などを認める．新生児や乳児では症状として認めにくい．

診断

尿路感染症の診断は尿の定量培養の結果によって確定され，症状や尿所見から尿路感染症が疑われた場合には，尿培養が必要である．

自立排尿が確立した児では，中間尿を採取して培養に提出する．乳幼児では正確に診断して，以後の治療や管理，検査方針を決定するために，コンタミネーションを避けて，導尿やクリーンキャッチ法で採取した尿を培養に提出する必要がある．尿中のわずかな細菌は10℃以上では1時間に10倍近くに増殖しうるといわれ，疑陽性になるのを避けるために冷蔵庫で冷却してから（冷凍しないように）検査部に提出する必要がある．

単一の病原性菌が，中間尿やクリーンキャッチ尿では$\geq 10^5$/mL，導尿では$\geq 5 \times 10^4$/mL（あるいは$\geq 10^3$/mL）検出されれば尿路感染症と診断できる．

治療

尿路感染症の起炎菌のほとんどは桿菌であり，そのなかでは*Escherichia coli*が最も多い．とくに一般小児科外来患者では80％以上が*E. coli*である．時に*Klebsiella*, *Proteus*などの桿菌が起炎菌となる．これらの桿菌に対しては，ほとんどのセフェム系抗菌薬が有効である．膀胱尿管逆流症などの腎尿路異常を有する患者では，時に*Enterococcus faecalis*（腸球菌）が原因となることがある．腸球菌は多くのセフェム系抗菌薬に対して耐性であり，ペニシリン系抗菌薬に感受性を示す．

2nd line で考える疾患

▶感染性

新生児や乳児では，約1〜2％の頻度で無症候性細菌尿・白血球尿が見つかる．放置しても数か月で自然に消失することが多いが，このような児が突発性発疹などのウイルス感染症に罹患し，細菌尿や白血球尿を認められて尿路感染症と診断されることがある．有効な抗菌薬を投与されて尿所見が改善してもすぐに下熱しないことから，尿路感染症が発熱の原因でないことがわかる．

細菌尿がなく白血球尿のみを認める場合には，尿路感染症でも抗菌薬服用後に尿培養検査を行っていることも考えられる．また，マクロライド系抗菌薬を服用した後の尿では長く糸状に伸びた細菌を認めることがある．尿路にカテーテルなどを留置している場合には真菌感染を起こすことがあり，尿の鏡検で診断できる．

---

❸ 尿路感染症の主な発症要因

生理的因子
・強度の生理的包茎（乳児期男児） ・排尿機能の未熟性（乳児期） ・排尿機能異常（幼児期〜学童期，女児に多い） 　不安定膀胱（過活動性膀胱） 　排尿筋括約筋協調不全 　lazy bladder syndrome ・便秘症（幼児期〜学童期）

器質的因子
・膀胱尿管逆流症（VUR） ・尿路通過障害（水腎症，水腎水尿管症，尿道弁） ・神経因性膀胱

❹ 白血球尿の原因（尿の細菌培養陰性の場合）

感染性
(1) 抗菌薬投与後の尿路感染症 (2) 培養・同定の難しい病原体 　・ウイルス性膀胱炎（アデノウイルス，ヘルペスウイルス，水痘・帯状疱疹ウイルス） 　・真菌感染症 　・結核症 　・非定型抗酸菌感染症 　・インフルエンザ菌

非感染性
・腟前庭からの混入 ・間質性腎炎 ・川崎病 ・糸球体腎炎 ・尿路結石 ・虫垂炎

尿路感染症の発症要因の評価

尿路感染症を発症した児にはなんらかの発症要因がある．その後の再発防止や経過予測のために❸にあげた発症要因の有無を，問診，診察，超音波検査によって検索しておく必要がある[1]．

排尿機能異常は幼児期や学童期の女児に多い．

不安定膀胱：膀胱の排尿筋の緊張抑制が不十分なために，蓄尿期のまだ十分に尿が充満していない時期に排尿筋が収縮して，頻尿や切迫排尿（急に尿意が出現してトイレに駆け込む），切迫遺尿（トイレに駆け込む途中で遺尿がある）がみられる．

排尿筋括約筋協調不全：膀胱の排尿筋と尿道括約筋との収縮・弛緩という互いの協調作用が不十分なために，排尿しようとしても括約筋が弛緩せずに，排尿がすぐに始まらなかったり，排尿が完了しないうちに括約筋が収縮して排尿が途中で止まったりする．そのため，尿線が断続的であったり，残尿がみられたりする．

lazy bladder syndrome：排尿回数が習慣的に1日4回以下と少なく，巨大膀胱となり，完全に排尿できずに残尿がみられる．排尿をがまんする女性にとくによくみられる．

▶非感染性—尿路の感染症以外の原因

- **腟前庭炎**：これによる白血球の尿への混入が最も多い．
- **間質性腎炎**：尿濃縮能の低下による希釈尿や糖尿がみられ，血清Crの高値もみられる．エコー検査を行うと，腎の腫大と実質の高輝度像がみられる．自然に回復することが多いが，ステロイド投与が有効とされている．
- **川崎病，虫垂炎**：白血球尿がみられることはよく知られている．
- **糸球体腎炎，尿路結石**：白血球尿はみられるが，いずれも血尿やタンパク尿を呈することが多い．それぞれ特徴的な臨床像から診断でき，白血球尿に対する特別な治療は不要である．

白血球尿の原因を❹にあげる．

⤷ 文献
1) 平岡政弘．小児尿路感染症の外来診療マスターブック．東京：医学書院；2003．

（平岡政弘）

症状から診断を絞り込む　不整脈

❗これだけは見落としてはいけない
▶頻拍性不整脈

学校心臓検診で発見される期外収縮，移動調律など多くの不整脈に緊急性は少ないが，時に緊急疾患が含まれている．小児で頻度が高い不整脈は呼吸性不整脈，移動調律（❶），散発性期外収縮，一過性の房室ブロックであり，軽度の運動負荷ですみやかに正常洞調律に移行するようであれば良性の不整脈と考えられるが，運動負荷中に増悪する不整脈は注意が必要である．

乳幼児期では，嘔吐，不機嫌などの症状が数日持続した後や偶然の定期診察で診断されることもまれではない[1]．意識障害を主訴として来院する場合もある．

まず施行すべき検査は心電図検査であり，基本調律を判断することが重要である．先天性心疾患，遺伝性不整脈は不整脈疾患の発生に大きく関与するために既往歴，家族歴の確認が重要である．

■ 1st line で考える疾患

▶発作性上室頻拍

緊急性のある不整脈は持続性頻拍である．正常洞調律時と同一のQRS波形の場合は，房室結節から心室への興奮が伝導する上室頻拍と診断される．RR間隔が一定であれば，頻拍興奮旋回路が存在するリエントリ頻拍である．QRS波直後に逆行性のP波を確認できればWPW症候群の房室副伝導路による房室回帰頻拍，P波がQRS波形に重なりV₁誘導でpseudo R′波を認めれば房室結節回帰頻拍（❷）と診断される．通常RR間隔は一定であるが，房室結節回帰性頻拍では2：1房室ブロックを伴うこともある（❷右）．

▶心房頻拍

異所性心房頻拍と心房回帰頻拍（心房粗動）を含む．心房細動は成人に比較してきわめて少

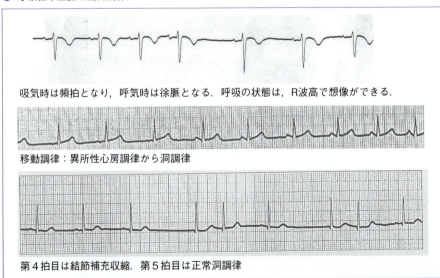

❶ 呼吸性不整脈と補充調律

吸気時は頻拍となり，呼気時は徐脈となる．呼吸の状態は，R波高で想像ができる．

移動調律：異所性心房調律から洞調律

第4拍目は結節補充収縮．第5拍目は正常洞調律

❷ 房室回帰頻拍と房室結節回帰頻拍

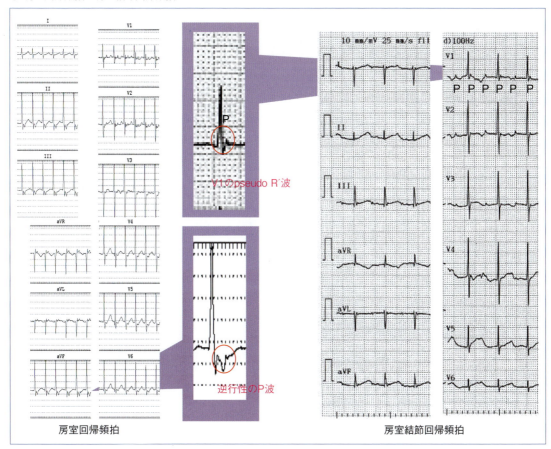

房室回帰頻拍　　　　房室結節回帰頻拍

ない．異所性心房頻拍は心房の自動能亢進が原因であり，頻拍レートも変動するために誤診されやすい疾患である．P波の形態異常と房室ブロックで診断されるが，房室ブロックを認めない場合も多い．P波軸偏位およびV₁誘導のP波が陰性（右房前壁）や二峰性（左房）の場合は異所性心房調律と診断する．心拍数が少ない異所性心房調律は，運動負荷で速やかに正常洞調律が出現すれば心配はないが，異所性心房調律が持続する場合には治療が必要となる（❹）．また房室ブロックと洞停止を認め徐脈性不整脈を疑われた症例が，異所性心房頻拍のカテーテル治療後は不整脈が消失した症例もあり，房室ブロックをみたときには異所性心房頻拍も考慮する必要がある．

心房粗動に代表される心房回帰頻拍は新生児期，先天性心疾患術後症例に多いが，特発性もあり突然死の原因となる．典型的な粗動波が確認されれば診断は容易であるが，P波がQRS波

> **POINT**
>
> **診断困難な頻拍**
>
> 頻拍でP波がQRS波形の前にある場合はlong RP'頻拍であり，頻度は少ないが診断が困難な頻拍である（❸）．RR間隔が一定であればリエントリ頻拍であり，心室から心房への逆伝導が遅い房室回帰頻拍または房室結節での逆伝導が遅い稀有型房室結節回帰頻拍である．慢性持続性頻拍であることが多く，高度心機能障害を認めることもあり外来での診断が重要である．RR間隔が変動し，房室ブロックを伴えば異所性心房頻拍と診断できる．

❸ 遅い逆伝導の房室回帰頻拍（long RP′頻拍）

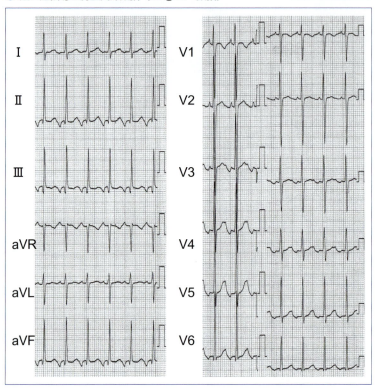

❹ 異所性心房頻拍と診断

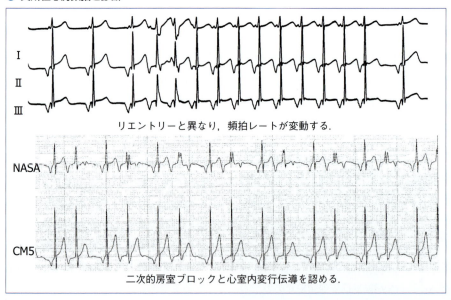

リエントリーと異なり，頻拍レートが変動する．

二次的房室ブロックと心室内変行伝導を認める．

❺ 接合部頻拍

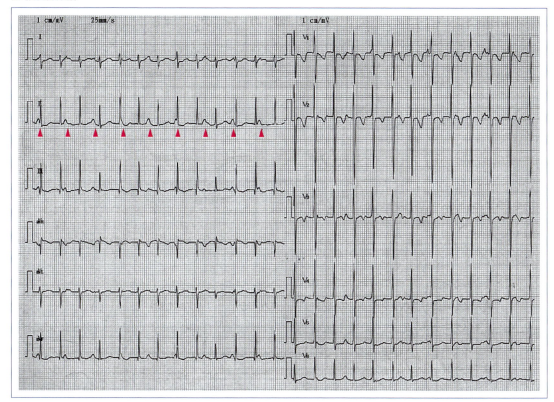

▲：P波．房室解離を認める．

❻ 左室後枝起源心室頻拍

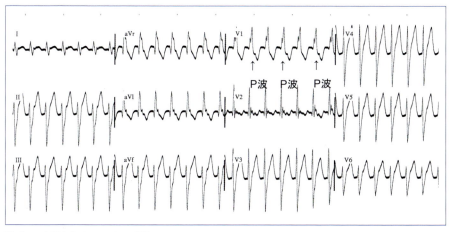

脚ブロック型をとる wide QRS 頻拍．

および T 波に隠れてしまう場合もあり注意が必要である．

▶接合部頻拍

頻度は 1％以下であるが，先天性と術後例に多い．先天性は 35％の死亡率で予後は不良である．接合部頻拍は洞調律 QRS 波形と房室解離があれば診断が可能である（❺）．乳幼児では narrow QRS 波形の心室頻拍もあり，心室捕捉をし

❼ 興奮発生障害：洞不全症候群

補充調律の持続に注意が必要．運動負荷ですみやかに洞調律に復帰すれば問題はない．

たときのQRS波形と頻拍時のQRS波形との相違で診断する．室房伝導を有する場合の診断は困難であり，ATP投与後に房室解離を証明して初めて診断が可能となる（⓫）．

▶ wide QRS頻拍

QRS波形が正常洞調律時と異なるwide QRS頻拍では，心室調律，心室内変行伝導，副伝導路順行伝導を考慮する．wide QRS波形は初期成分が緩やかなデルタ波型と脚ブロック型（❻）に分類できる．心室頻拍は房室解離，心室捕捉などの所見があれば診断が可能である．右脚ブロック型QRS波形（❻）は左脚起源の心室頻拍であるため比較的QRS幅が狭い．上室頻拍と間違わないように気をつける．治療はベラパミルの有効性が高い．心室内変行伝導による上室頻拍では，Ashman現象により連結時間が短いときと先行RR間隔が長いときに変行伝導になりやすいため，頻拍開始時や心房頻拍中にRRが延長した後にwide QRS波形となりやすい．

副伝導路を順行する上室頻拍ではwide QRS波形となる．副伝導路には房室副伝導路と心房束枝副伝導路がある．副伝導路を順行し，房室結節または他の房室副伝導路を室房伝導する逆方向性房室回帰頻拍，心房頻拍時にwide QRS頻拍となる．

▶ 洞不全症候群

洞徐脈，洞房ブロックなど明らかに徐脈性不整脈と診断できる状態以外に，持続する接合部頻拍は洞機能不全症候群を考慮する．運動負荷ですみやかに洞調律に復帰しない場合は器質的異常と診断できる．先天性心疾患に合併した症例，術後症例，遺伝子異常を伴うチャネル病では頻度が高い（❼）．

▶ 房室ブロック

先天性完全房室ブロックは胎児心拍が55/分以下ではペースメーカー治療を必要とする．小児では運動負荷ですみやかに消失しない房室ブロックは注意が必要である．T波に重なるP波を見逃さずに診断する．房室ブロックはPR延長のみのⅠ度，QRS脱落を認めるⅡ度，完全房室ブロックのⅢ度に分類される．房室遅伝導路が原因でPRが突然延長する場合には房室結節回帰頻拍の開始としての逆行性P波の有無に注意する．

危険な房室ブロックは，脚ブロックを伴い運動負荷で増悪する房室ブロック，発作性房室ブロック，完全房室ブロックである．先天性心疾患術後7日以上完全房室ブロックが持続した症例は，術後消失していても遠隔期に完全房室ブロックとなる場合もあり慎重な経過観察が必要とされる．

⑧ 房室伝導抑制薬投与によるデルタ波の鑑別診断

a. 房室副伝導路　　　b. 心室内（束枝心室）副伝導路
WPW 症候群　　　　WPW 症候群ではない

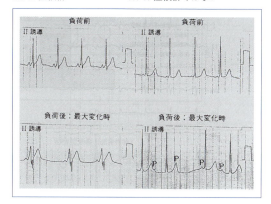

⑨ QT 延長症候群（LQTS）の診断基準

		ポイント
心電図所見	A. QTc 時間（QTc＝QT/√RR）Bazett の補正 QT 時間	
	≧480 msec	3
	460〜470 msec	2
	450 msec（男性）	1
	B. Torsade de pointes（Tdp）*	2
	C. 交互性 T 波	1
	D. notched T 波（3 誘導以上）	1
	E. 徐脈	0.5
臨床症状	A. 失神発作*	
	ストレスに伴う	2
	ストレスに伴わない	1
	B. 先天性聾	0.5
家族歴	A. 家族の一員が LQTS と確実に診断されている	1
	B. 家族の中に 30 歳未満の突然死例がある	0.5

*失神を伴う Tdp の時は合計で 2 ポイント．
4 以上：確実に LQTS，2〜3：LQTS の疑い，1 以下：LQTS の可能性は低い．

（Schwartz P, et al. Circulation 1993；88：782-4）

2nd line で考える疾患

学校心臓検診においても不整脈器質の診断は重要である．

▶ WPW 症候群

発作性上室頻拍および心房細動時の高度心室応答の危険性がある房室副伝導路の診断は，PR 時間が 0.12 秒以内で QRS 時間が 0.12 秒以上で，明らかなデルタ波を認める場合は容易である．しかし小さなデルタ波を認める場合は不整脈器質とはなりえない束枝心室副伝導路の可能性が高くなるが，房室副伝導路の場合もあるために鑑別診断はきわめて重要である[2]．房室結節を抑制する ATP（0.3〜0.4 mg/kg）を投与して，PR 延長がなくデルタ波が拡大すれば房室副伝導路と診断ができるが，PR 延長や房室ブロックを生じてデルタ波の変化がなければ心室内束枝心室副伝導路と診断ができる（⑧）．またデルタ波が不明瞭な症例においても心房期外収縮時に明らかなデルタ波を認める場合には房室副伝導路と診断できる．なお接合部調律では房室副伝導路の診断はできない．

▶ カテコラミン誘発多形心室頻拍

運動時の多形心室頻拍が特徴である．運動負荷を行わないと不整脈を確認することが困難であり，てんかんと誤診される症例も多い．運動時の失神や運動嫌いな小児では運動負荷を行い頻拍の誘発を確認することが重要である．必ずトレッドミルなどで連続心電図モニターが可能な状態で行う．運動中に二方向性心室期外収縮から心室頻拍・細動に移行する予後不良の疾患である．

▶ QT 延長症候群，QT 短縮症候群，アンデルセン症候群

● QT 延長症候群：心電図で QT 時間の延長を示し，特徴的な多形性心室頻拍，心室細動を生じ失神や突然死の原因となる症候群である．QT 延長は低 Ca 血症，神経性食欲不振症，甲状腺機能低下などの基礎疾患を除外し，小児では Fridericia（QTc＝QT/RR$^{1/3}$）の補正式で 0.45 以上が学校心臓検診での抽出基準とされている[3]．臨床診断基準は心電図所見，臨床症状，家族歴による Schwarz の診断基準（⑨）が用いられる．

現在 13 種類の遺伝子異常によるサブタイプが報告されているが，LQT1 型，2 型，3 型が最も多く 90％を占める．不整脈発作は 1 型は運動やストレス時に多く，とくに水泳中の事故が多

❿ **ブルガダ症候群の心電図**

安静時心電図 V2 誘導で saddle back 型 ST 上昇を認め，高位肋間誘導では coved 型 ST 上昇をきたしている．

い．運動負荷心電図でQT時間の生理的短縮が少ないことが特徴である．2型は睡眠中の目覚まし時計などの急な交感神経興奮が原因となることが多く，3型は安静時や睡眠中でも生じる．

- **アンデルセン症候群**：LQT7型はアンデルセン症候群で，U波増大，多形性心室頻拍などの不整脈以外に，周期性四肢麻痺，小顎症，低耳介などの特徴がある．
- **QT短縮症候群**：失神や突然死の原因となる不整脈を有する症候群が報告されている．QT時間のみで診断できるものではないが，QTcが360 msec以下の場合は突然死および意識消失の既往や2親等までの家族歴に注意する．

▶ **ブルガダ症候群，早期再分極症候群**

- **ブルガダ症候群**：右側胸部誘導で0.2 mV以上の吊上げ型（coved）の特異なST上昇と示し，睡眠時や安静時に心室細動を生じる症候群である．心電図波形は日内変動を示すため saddle back型ST上昇にも注意する．$V_{1,2}$誘導の1肋間上部，満腹時では明瞭なブルガダ波形を示す

ことがある（❿）．

SCN5Aが原因遺伝子として知られている．しかし小児期のSCN5A遺伝子異常症の特徴は，①type 1（coved type）ブルガダ型心電図を示すことは少なく，伝導障害が主である．②心房頻拍，心房細動，洞不全症候群，心室頻拍，細動など多彩な不整脈をきたす．③発熱，予防接種が心室不整脈のトリガーとなるため，積極的な解熱鎮痛薬の使用，心電図のモニタリングが必要となる[4]．小児では頻脈性不整脈の予防にβ遮断薬の効果の可能性があるなどの特徴がある．

- **早期再分極症候群**：右側胸部誘導のST上昇以外に，下壁誘導や前側壁誘導でJ波もしくはST上昇を認める心室細動を引き起こす早期再分極症候群も報告されている．広い範囲でST上昇を認める場合には失神や突然死などの既往歴や家族歴に注意が必要である．

⓫ 頻拍時 ATP 投与による心電図変化

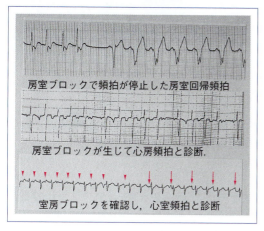

房室ブロックで頻拍が停止した房室回帰頻拍

房室ブロックが生じて心房頻拍と診断.

室房ブロックを確認し、心室頻拍と診断

治療のポイント

頻拍性不整脈の治療方針は薬物治療と非薬物治療に分かれる.

薬物治療

急性期頻拍性不整脈の頻拍停止を目的にした場合は，洞調律 QRS 波形の頻拍では ATP（0.2～0.4 mg/kg）の急速投与を行う．ATP 投与時の心電図記録を行い，房室ブロックまたは房室解離を生じているかを確認する (⓫)．房室結節を回路に含む頻拍は頻拍停止が生じるが，心房頻拍，心室頻拍も診断が可能になる．効果を認めるがすぐに再発する場合には副伝導路遮断を目的に Na チャネル遮断薬を使用する．

非薬物治療

wide QRS 頻拍も含めて，緊急時には多くの発作性頻拍には直流除細動が有効であるが，小児に多い頻拍レートが変化する自動能亢進の心房頻拍，接合部頻拍などは無効である．難治性頻拍にはペーシング治療も有効である．心房高頻度刺激は頻拍停止および心室拍数の減少に有効であり，心房心室同時ペーシングではリエントリ上室頻拍を停止させることが可能である．

小児の頻拍は重症度と自然歴を考慮して治療方針を決定する．

根治治療として高周波カテーテル治療の進歩は著しい．上室頻拍では 95％以上の成功率であり，合併症率も 3.0％と軽減している[5]．

致死性不整脈では植込み型除細動器（ICD）適応も考慮する．本治療法は根治治療ではないが有効性が高いことを説明する．MRI 対応，遠隔モニタリング，皮下 ICD など品質向上がなされている．カテコラミン誘発による不整脈コントロールに交換神経節切除術も有効である．左側のみならず両側交換神経節切除が必要なこともある[6]．

文献

1) Garson A Jr, et al. Supraventricular tachycardia in children : clinical features, response to treatment, and long-term follow-up in 217 patients. J Pediatr 1981 ; 98 : 875-82.
2) Suzuki T, et al. Differentiating fasciculoventricular pathway from Wolff-Parkinson-White syndrome by electrocardiography. Heart Rhythm 2014 ; 11 : 689-90.
3) 吉永正夫ほか．器質的心疾患を認めない不整脈の学校生活管理指導ガイドライン 2013 年改訂版．日本小児循環器学会雑誌 2014 ; 292 : 77-290.
4) Probst V, et al. Clinical aspects and prognosis of Brugada syndrome in children. Circulation 2007 ; 115 : 2042-8.
5) Kugler JD, et al. Pediatric radiofrequency catheter ablation registry success, fluoroscopy time, and complication rate for supraventricular tachycardia : comparison of early and recent eras. J Cardiovasc Electrophysiol 2002 ; 13 : 336-41.
6) Okajima K, et al. Efficacy of bilateral thoracoscopic sympathectomy in a patient with catecholaminergic polymorphic ventricular tachycardia. J Arrhythmia 2016 ; 32 : 62-6.

〈中村好秀〉

症状から診断を絞り込む　朝起きられない

> **これだけは見落としてはいけない**
> ▶起立性調節障害（OD），不登校，睡眠障害，うつ病
>
> 　朝に起床困難をきたす疾患の種類は比較的限定されており，頻度の高い順から，起立性調節障害（OD），不登校，睡眠障害，うつ病などがあげられる．いずれも朝の起床困難以外に特徴的な症状があるものの，それぞれの鑑別診断はかなり難しく時間も要するため，診断に習熟しておく必要がある．症状の特徴や重要な徴候については❶に記載する．
> 　なかでも最も頻度の高い OD を診断する場合には，類似症状を呈する他疾患を除外診断する．日本小児心身医学会「小児起立性調節障害診断・治療ガイドライン」（ODGL）によると，甲状腺機能亢進症，副腎機能低下，脳腫瘍，鉄欠乏性貧血，心筋症，原発性肺高血圧症などを除外する[1]．とくに失神，あるいは失神前状態を呈するケースでは，不整脈，てんかんなど重篤な疾患を除外する必要がある．
> 　不登校は全小中学生の約 3％とその頻度は高い．緊急的治療は不要で，経過をみながら適切に対応しなければならない．その診たてには十分な知識と経験が必要であり，早めに専門医へ紹介する．
> 　うつ病は自殺の危険性があり，できるだけ早期に発見し適切な対応が必要である．朝に起きられず不登校状態になっている場合もある．OD と並存していることがあり鑑別には注意を要する．ただし，緊急な治療を必要とするうつ病の頻度は，重症 OD を専門とする当院においても初診患者の約 3％と高くない．OD をうつ病と思って抗うつ薬を処方すると，副作用でさらに OD が悪化することも知っておく必要がある．
> 　睡眠障害を心配して受診するケースのほとんどは，OD か不登校，あるいは心理社会的ストレスが背景にあるストレス関連障害である．それ以外は中枢神経疾患に並存する二次性の睡眠障害が多い．

問診，検査のポイント

1st line で考える疾患

▶起立性調節障害（OD）

　起立性調節障害（orthostatic dysregulation：OD）は思春期に起こりやすい循環系自律神経機能不全であり，自律神経中枢の機能異常に関連した症状（睡眠障害，体温調節異常，精神症状）と末梢性自律神経機能異常に関連したさまざまな臓器症状（心血管症状，消化器症状，皮膚汗腺症状など）が出現する．そしてこれらの複数の症状が不均一にまた不安定に現れることが多い．近年，OD には特徴的な循環動態を示す数種類のサブタイプが存在することが明らかになり，それらの重症度に合わせた治療が可能となった．

　日本小児心身医学会は ODGL の改訂版を 2015 年に発表した[1]．以下，改訂版に沿って概説する．

　OD は身体症状として朝の起床困難のほかに，❶に掲げた 11 症状のうち複数をもっている．もし 3 つ以上，あるいは 2 つであってもその症状の程度が強い場合には，OD を疑って ODGL の定める診断アルゴリズム（❷）を使えば診療がスムーズに進む．

　その概要は，①他疾患の除外診断，②新起立試験によるサブタイプの決定と重症度の判定，③心理社会的関与の有無の判定（「心身症としての OD」チェックリストを利用）を行い，その判定結果によって各種治療法を組み合わせ実施するよう明記されていて非常に使いやすい．

他疾患の除外診断

　OD に類似した症状を生ずる他疾患には，甲状腺機能亢進症，副腎機能低下，脳腫瘍，鉄欠

❶ 起立性調節障害（OD），不登校，睡眠障害，うつ病の鑑別上の特徴

	起立性調節障害（OD）	不登校	睡眠障害	うつ病
診断基準	日本小児心身医学会小児起立性調節障害診断・治療ガイドライン（ODGL）	同左	国際分類	DSM-5
症状	以下の症状のうち3つ以上，あるいは2つ以上でも程度が強い場合に疑いあり．①立ちくらみ，あるいはめまいを起こしやすい，②立っていると気持ちが悪くなる，ひどくなると倒れる，③入浴時あるいは嫌なことを見聞きすると気持ちが悪くなる，④少し動くと動悸あるいは息切れがする，⑤朝なかなか起きられず午前中調子が悪い，⑥顔色が青白い，⑦食欲不振，⑧臍疝痛をときどき訴える，⑨倦怠あるいは疲れやすい，⑩頭痛，⑪乗り物に酔いやすい	朝起床困難，頭痛，腹痛，嘔気，気分不良，全身倦怠など，起立性調節障害と類似の症状がある．とくに緊張性頭痛，過敏性腸症候群を合併することが多く，不登校の程度を増強させる．痛みのタイミングなど詳細に症状を問診する必要がある	入眠困難，中途覚醒，過眠，睡眠リズムの乱れなど，さまざまなパターンがある．日中に倦怠感，頭痛などさまざまな身体症状があるが，基本的にODのような起立失調症状はない	なにもせずボーッとしている時間が増え（気力の消失），自分は駄目だという気持ち（自罰傾向），いろいろと考えていると涙が出る（悲哀感情）などの抑うつ感情が目立つ．反面，精神不安定（いらいらなどの焦燥感）に加えて，不眠，頭痛，腹痛，全身倦怠などさまざまな心身症状を伴う．新起立試験で異常を伴う場合にはODの合併を考えて対応することが必要
鑑別に役立つ症状の特徴	午前中に強く，午後から徐々に改善し，夜には一見正常のようにみえる	ODと異なる点は，朝に登校しないと決めると体調がすみやかに回復すること（ODでは体調不良が夕方まで持続する）	きっちりとした睡眠がとれないことへの焦りや不安はあるが，うつのような自罰傾向，悲哀感情は少ない．睡眠の乱れがあっても新起立試験が異常であればODとして治療を進める	ODは夜に症状が改善するが，うつ病では終日にわたって症状が持続する．小中学生のうつ病の頻度はきわめてまれ．高校生では頻度が高くなる．またOD児において高校進学後に症状が悪化した場合にはうつ病の頻度は高くなる
食欲や体重減少	朝食は食べられないことが多く1日2回食となるが，通常，食欲は低下せず，体重減少はない	同左	同左	たびたび食欲低下を生ずる．体重減少（1か月に3kg以上）があれば，早急な治療が必須
検査異常	ガイドラインに従って新起立試験を実施し，心拍血圧変動の結果によりサブタイプを決定する	不登校にODを合併する頻度は約3〜4割．新起立試験は必ず行う．過敏性腸症候群を伴う場合，腹痛による遅刻や欠席につながるので，腹痛の程度，便性状など評価する	終夜睡眠ポリソムノグラフィーによる評価が必要	身体的異常は通常認めない．性格検査で特有のパターンがみられる．状態が改善したのちに発達検査や性格検査を行う
心理社会的関与	朝起床困難のために遅刻・欠席を繰り返し，クラスからの疎外感情をもちやすい．あるいは怠け者，仮病と批判されることへの不信感から生ずる二次的心理社会的問題（主に不安障害）がある．また多くのケースで，生来手がかからず育てやすく周囲に気を遣う性格傾向（過剰適応）があり，自己を抑圧しがちであり心理的葛藤をためやすい	基本的には学校での心理的ストレスが存在する．発達障害が潜在し，集団適応が困難なケースが多い．友人とのトラブルやいじめ問題，教師の無理解，学業上の問題などさまざまな問題が関与している．保護者の不適切な対応があればさらに上記が加速的に悪化する	家庭や学校における心理的葛藤から不安が増強し，不眠を起こすことが多い．眠れないことへの焦り，体調不良によってさらに不安が増強し悪循環を生じている．また不登校を伴う場合には，不登校と同じ心理社会的背景が関与する	性格的にまじめで努力家．周囲の期待に合致した行動をとろうとする（過剰適応性格）．さらに深刻な家庭ストレスや学校ストレスが長期間持続し，心身とも疲弊状態にある
行うべき対応	基礎疾患の鑑別，新起立試験など早期の身体的評価	環境調整，そのための知能検査や性格検査．慢性頭痛や過敏性腸症候群を伴う場合には，他の基礎疾患の除外診断を行う	不登校に準ずる	すみやかに精神科受診を勧める

❷ 起立性調節障害（OD）診断アルゴリズム（改訂版）

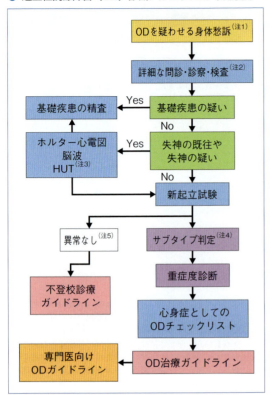

（注1）OD 身体症状項目
（項目が3つ以上当てはまるか，あるいは2つであっても OD が強く疑われる場合には，アルゴリズムに沿って診療する）
①立ちくらみ，あるいはめまいを起こしやすい．②立っていると気持ちが悪くなる，ひどくなると倒れる．③入浴時あるいは嫌なことを見聞きすると気持ちが悪くなる．④少し動くと動悸あるいは息切れがする．⑤朝なかなか起きられず午前中調子が悪い．⑥顔色が青白い．⑦食欲不振．⑧臍疝痛を時々訴える．⑨倦怠あるいは疲れやすい．⑩頭痛．⑪乗り物に酔いやすい．
（注2）検尿，便潜血，検血一般，電解質，腎機能，肝機能，甲状腺機能，心電図，胸部 X 線（または心エコー）．
（注3）脳波検査やホルター心電図で異常が見つかっても，それだけで患者の症状が説明しきれない場合には，新起立試験に進む．
HUT：head-up tilt．
（注4）サブタイプ判定
・起立直後性低血圧
・体位性頻脈症候群
・血管迷走神経性失神＊
・遷延性起立性低血圧
＊日本循環器学会，失神研究会の名称変更に合わせて，神経調節性失神から変更した．
（注5）異常なしでも起立時の自覚症状が強ければ，1～2週後に再度新起立試験．

（日本小児心身症医学会，2015[1])）

乏性貧血，心筋症，原発性肺高血圧症，その他慢性炎症性疾患があげられる．これらの除外のために，甲状腺機能を含む血液検査，心電図，胸部 X 線（あるいは心エコー），尿便検査など，一般的な検査を実施する必要がある．また，神経症状があれば脳 MRI を実施することが望ましい．しかし子どもの負担にならないように，過剰な検査は控えるべきである．

新起立試験によるサブタイプの決定と重症度の判定

ODGL によって定義されるサブタイプには現時点で次の4つがある（❸）．
①起立直後性低血圧（instantaneous orthostatic hypotension：INOH）
②体位性頻脈症候群（postural tachycardia syndrome：POTS）
③血管迷走神経性失神（vasovagal syncope：VVS）
④遷延性起立性低血圧（delayed orthostatic hypotension：delayed OH）

近年，これに加えて，⑤hyper-response type（高反応型），⑥cerebral hypo-perfusion type（脳血流低下型）が報告された．さらに⑦起立性高血圧型（orthostatic hypertension）も存在する（❹）．

このうち①～④は，ODGL による新起立試験によって診断できる．新起立試験は，従来のシェロング起立試験に起立直後の血圧回復時間測定を加えたものであり，①の診断には必須である．

なお，⑤⑥⑦には非連続血圧測定装置（フィノメータ®，ポータプレス®，フィナプレス®），あるいは近赤外分光計（near-infrared spectroscopy）による脳動脈血液量の測定が必要であり，専門医療機関でのみ診断が可能なことから，現時点では ODGL には掲載していない．したがって，新起立試験によって①～④を同定できなくても，⑤～⑦のサブタイプの可能性を念

❸ 起立性調節障害（OD）サブタイプ

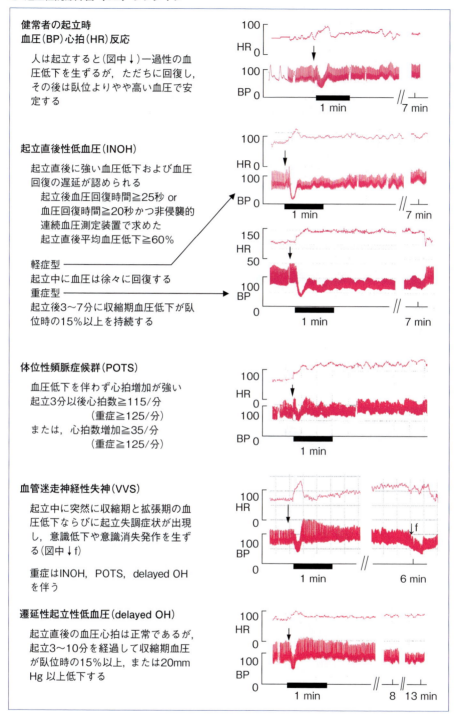

（日本小児心身症医学会．2015[1]）

頭に入れて診療を進めることが望ましい．

ODは午後から病態が軽減することから，新起立試験は原則的に午前中に実施すべきである．しかし午前中には起床できない重症ODでは，午後に実施した新起立試験でも異常が認められることが多い．また1回の新起立試験で異

❹ 新しい起立性調節障害（OD）サブタイプ

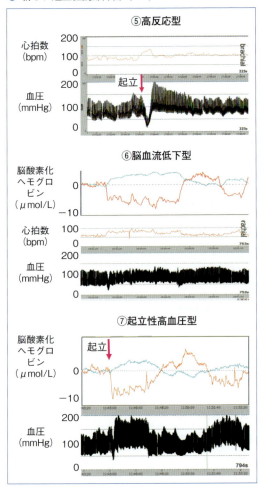

常がない場合でも，後日実施すると異常となる場合が少なくない．OD症状が改善しない場合には，繰り返して新起立試験を実施することが望ましい．

2nd line で考える疾患 ❶

▶ **重症 OD，うつ病，学校不適応**

　朝に起きられないだけでなく，一日中外出できないような"重症 OD"もまれではなく，全中高生の約0.5％程度存在する．このようなケースでも，保護者がODの病態を理解して子どもの行動を批判せず病気として肯定的に受容できれば，ODの疾患特性として夕方から夜には体調が回復し，テレビを見て笑ったりゲームに興ずるようになる．

　一方，うつ病ではそのような特徴的な行動がみられず，うつ病の子どもに個別面接すると，「何もする気が起こらない」「ゲームやスマホをしていても楽しくない」「友だちから自分だけ取り残されてしまった」「この先，どうしたらいいかわからない」「いろいろ考えているうちに悲しくて涙が出る」「食欲がない」などの抑うつ感情，悲哀感情が認められる．このようなケースに遭遇したら早急に児童・思春期精神科への受診を勧める．

　これとまったく異なるパターンもある．朝に起きれないものの，登校時刻を過ぎて，今日は登校しないと決めると比較的元気になり午前中からテレビやゲームに興ずるケースや，ふだんは朝に起床困難があっても土曜・日曜など学校が休みの日には早朝から起きだしてテレビを見ているケースなどは，学校不適応による症状（不登校）である．

　学校不適応の背景には，コミュニケーション障害など発達上の問題や，学業上の問題，あるいは発達のかたよりに対する教師の未熟な指導による不信感などが隠されている．このような心理社会的背景にアプローチするためには，丁寧な問診（できれば親子別個面接）やカウンセリングが必要である．

治療方針

　ODは心身症であるが，身体疾患としての治療を優先する．身体的重症度と心理社会的関与の有無の2つの判定をもとに，以下の6種類の治療的対応を組み合わせる．

①疾病教育：子ども本人と保護者に対して，ODの疾患特性や病態，および症状発現の理論を十分にかつ繰り返し教育する．
②非薬物療法：水分・塩分摂取，生活リズム改善，運動療法などを習得させる．これが不十分では薬物療法の効果は望めない．
③学校への指導や連携による疾病理解．

④薬物療法．
⑤環境調整．
⑥心理療法．

疾病教育

疾病教育はとくに重要であり，子どもへの教育，保護者への教育がある．子どもは身体症状の理由がわからずに不安になっている．一方，保護者は症状を精神的なもの，気持ちの問題と考えて多くのケースで子どもを叱責し，子どもの心理的ストレスとなっている．

そこで，OD症状は怠けや心の問題ではなく，身体疾患だと丁寧に説明する．これだけで親子ともに不安が軽減し，親子関係の改善がみられることが少なくない．どのような治療より最も重要であり，時間をかけて説明することが大切である．

食事や運動療法は重要である．これが不十分であれば薬物療法の効果は期待できない．循環血漿量を増やすために食事では食塩をふだんよりも3 g/日程度多く摂取し，1日10〜12 g/日を目安にする．水分は1.5〜2 L摂取する．下半身の筋力が低下すると，起立時の下半身血液貯留が過剰となり血圧低下，脳血流低下をきたす．それを防止するために，欠席した日にも散歩や筋トレ15〜30分程度行うよう指導する．

薬物療法

必ず非薬物療法を行ったうえで薬物療法を実施する．薬物療法単独では治療効果はきわめて乏しいからである．

①ミドドリン塩酸塩（メトリジン®，メトリジンD®錠など）（1錠2 mg）：1日2回（起床時1錠，夕食後または就寝前に1錠）

2週間で起立試験に改善がみられない場合は②または③に変更する．

②ミドドリン塩酸塩（メトリジン®，メトリジンD®錠など）（1錠2 mg）：1日2回（起床時2錠，夕食後または就寝前に1錠）

③アメジニウムメチル硫酸塩（リズミック®）（1錠10 mg）：1回1/2錠または1錠（起床時）

①〜③で改善しない場合

作用機序が異なる薬剤を組み合わせる．

④ミドドリン塩酸塩（1錠2 mg）：起床時1〜2錠，夕食後（もしくは眠前）1錠＋ジヒドロエルゴタミンメシル酸塩（1錠1 mg）：起床時1錠，昼食後1錠

一方の薬剤の効果を補う組み合わせを行う．

⑤ミドドリン塩酸塩（1錠2 mg）：起床時1〜2錠，夕食後（もしくは眠前）1錠＋プロプラノロール塩酸塩（1錠10 mg）：起床時1〜2錠または，

⑥アメジニウムメチル硫酸塩（1錠10 mg）：1日1〜2回，1回1/2〜1錠，起床時と夕食後＋プロプラノロール塩酸塩（1錠10 mg）：起床時1〜2錠

難治例への対応：日本小児心身医学会編専門医向けODガイドラインを参照のこと．

▶ 非典型例への対応

新起立試験を繰り返し実施しても異常が見つからない場合には，日本小児心身医学会不登校診療ガイドラインに沿って治療を進めることが望ましい．

文献

1) 日本小児心身医学会．小児起立性調節障害診断・治療ガイドライン（改訂版）一般外来向け．子どもの心とからだ 2015；23：408-44．

参考文献

- 日本小児心身医学会．専門医向け小児起立性調節障害診断・治療ガイドライン 2011．子どもの心とからだ 2012；21：191-214．
- 田中英高．小児起立性調節障害 最新の知見 小児起立性調節障害の新しいサブタイプに関する研究．自律神経 2012；49：203-5．

〈田中英高〉

症状から診断を絞り込む　喘鳴，呼吸困難

> **これだけは見落としてはいけない**
> ▶ **クループ症候群，先天性喘鳴，異物**
>
> ①クループ症候群，②声門下狭窄，気管狭窄など外科的治療の検討が必要な先天性喘鳴の鑑別が正しく行えること，そして③異物の診断が適切に行えることが必要と考える．
>
> 喘鳴を呈する疾患は非常に多岐にわたり，最適な対処は原因疾患により異なるため正確な診断が重要である．喘鳴のタイミングから気道狭窄の部位を推測し，年齢，発症のスピード，随伴症状などから鑑別診断をあげ，呼吸窮迫の程度を的確に評価し，診断と対応を行っていく必要がある．

stridor を主体とする疾患

1st line で考える疾患

▶ **クループ症候群**

急性の喉頭狭窄により stridor，犬吠様咳嗽，嗄声などを呈する疾患群の総称で，ウイルス性クループ，急性喉頭蓋炎，細菌性気管炎などが含まれる．ウイルス性クループの頻度が圧倒的に高いが，絶対に見逃してはならないのが急性喉頭蓋炎である．

炎症性の上気道狭窄は急激に進行しうるため，たえず気道の開通性の評価を行い，完全閉塞に至る前に気道確保を適切に行う必要がある．一見，落ち着いているようにみえても，痛み，啼泣などをきっかけに，あるいは何の前兆もなく，突然，窒息に至ることがあるため，舌圧子を用いた咽頭視診など不用意な刺激は避け，母親に抱かれるなどの児が安心し，好む体位を保つことが大切である．

問診のポイント

ウイルス性クループと急性喉頭蓋炎の比較を❶にあげる．典型的な症状は病状がある程度進んでから認められるものであり，病初期には症状のみからの確実な鑑別は困難である．

急性喉頭蓋炎は，主にインフルエンザ菌 b 型による重症細菌感染症であり通常は菌血症に続発するため，呼吸器症状に先んじて，傾眠傾向や全身状態不良などが前面に出ることもあるので留意すべきである．

検査のポイント

早急に確実な気道確保が必要な急性喉頭蓋炎と，大半は保存的対応が可能なウイルス性ク

> **✓ stridor と wheeze**
>
> 喘鳴は気道狭窄により生じ，吸気性喘鳴である stridor と呼気性喘鳴である wheeze に分けられる．それぞれ狭窄部位は胸郭外と胸郭内に存在する．狭窄が高度になれば吸気時・呼気時ともに喘鳴を聴取するようになり，さらに高度になれば喘鳴が減弱する．また狭窄部位が胸郭内外境界域にある場合にも往復性喘鳴をきたしうる．
>
> 子どもは呼吸に不利な条件をいくつもそろえているが，気道内径が細い，気道粘膜と粘膜下組織が粗でむくみやすい，気道の支持組織が軟らかい，気道感染の頻度が高いなどが相まって，容易に気道狭窄をきたし，喘鳴を生じやすい．気道狭窄に陥っている児では呼吸努力は増加している．呼吸数，陥没呼吸，鼻翼呼吸，呻吟，脈拍数，臥床困難，顔色不良などから，すみやかに呼吸窮迫の程度を評価・把握することが重要である．

❶ ウイルス性クループと急性喉頭蓋炎の比較

	ウイルス性クループ	急性喉頭蓋炎
好発年齢	3歳以下	3〜8歳
発症	1〜2日かけて	急激に発症し進行
原因	ウイルス感染	細菌感染 インフルエンザ菌b型 敗血症が先行
炎症の部位	声門と声門下部	声門上部 喉頭蓋とその周辺
症状	嗄声，犬吠様咳嗽，吸気性喘鳴，陥没呼吸	流涎，嚥下障害，発熱，元気がない，陥没呼吸，独特の体位

（横路征太郎．2003[1]）より抜粋）

ループを確実に鑑別することが重要である．

確定診断は直視あるいは内視鏡検査による視診となるが，検査により気道の完全閉塞に至る危険性があるので，急性喉頭蓋炎が否定できない場合，気管挿管なしには行うべきではない．このため筆者は，頸部側面単純X線検査がまず選択すべき診断法であると考えるが，検査が引き金となり呼吸状態が急変しうるため，十分な心構えと準備のうえで検査に臨むことが必要である．可能な限り麻酔科医，耳鼻咽喉科医，手術室，放射線部門などとの十分な連携と準備のうえで，頸部側面単純X線検査を行い，喉頭蓋と披裂喉頭蓋ヒダの腫脹の有無を評価する．

2nd line で考える疾患

▶ 異物

物を口腔内に入れていて突然発症する場合，気道異物の診断は容易であるが，異物は喉頭，声門周囲，気管に存在するため，緊急に摘出処置が必要となる．その一方で，声門下異物や食道異物ではエピソードに気づかれず，軽微な症状のまましばらく経過したのちにクループ様症状で発症することもある．そのためウイルス性クループとして非典型例，難治例では異物を忘れないことが重要である．

▶ 先天性喘鳴

乳児期早期までにstridorが顕在化する一群の総称であって，診断名ではないことに留意する．大半は喉頭軟化症であり，おおむね予後良好であるが，鼻腔狭窄，小顎症，アデノイド腫大，声帯麻痺，声門下狭窄，声門下血管腫，気管狭窄・軟化症，血管輪，舌根囊腫，喉頭囊胞など原因疾患は多岐にわたり，また複数の疾患が併存している場合もある．

治療，予後は原疾患によって大きく異なるため，安易に先天性喘鳴＝喉頭軟化症とせずに，正確な診断を行う必要がある．診断には解剖学的情報が必要であり，胸部（正面・側面像）・頸部（側面像）単純X線検査を基本とし，最終的には経験豊かな医師による気道内視鏡検査が必要である．必要に応じて造影CT検査などを追加する．

wheezeを主体とする疾患

1st line で考える疾患

▶ 気管支喘息，急性細気管支炎

● 気管支喘息：既往歴とアトピー素因があり，気管支拡張薬への反応が良好な場合，診断は比較的容易である．

● 急性細気管支炎：典型的には，乳児のRSウイルス感染に伴うものであり，上気道炎症状に引き続いて多呼吸，哺乳困難が起こり，wheezeと陥没呼吸を認めるようになる．先天性心疾患，早産児，ダウン症などでは重症化の危険性がある．ともにwheezeの程度，呼吸数，脈拍数，呼吸補助筋の使用，SpO_2などから，下気道閉塞の程度と換気不全のリスクを評価する．

2nd line で考える疾患

▶ 異物

気管支異物が代表であるが，食道異物も炎症性浮腫により気道を圧排してwheezeを生じさせる．エピソードがはっきりしないX線透過性異物では，診断に長時間を要することがある．長引く咳嗽，wheezeを呈している症例で

▶ 縦隔腫瘍，血管輪，心疾患など

亜急性，慢性，反復性の wheeze で，気管支拡張薬への反応が不良である場合や，哺乳障害，嚥下障害，体重増加不良などを合併している場合は，心疾患や気道の解剖学的狭窄について十分な評価を行う必要がある．心疾患があっても，wheeze が大きいと心雑音に気づかないことがあるので注意が必要である．急性心不全も急性の喘鳴，呼吸困難を主訴としうるため，原因は呼吸器疾患に限らないことを忘れないでおく．

検査のポイント

気管支喘息の治療に反応が不良な例では，上記の疾患を疑い，胸部（正面・側面像）単純 X 線検査を行い，丁寧に所見を評価する．

気管支異物では，チェックバルブ機構により Holzknecht（ホルツクネヒト）徴候（患側の呼出障害が起こるため，胸部単純 X 線検査で吸気相と呼気相を比較すると，縦隔陰影が吸気相で患側に移動する）が有名であるが，吸気相と呼気相での肺容積の変化も丁寧に確認する．肺容積の左右差は呼気相で顕在化しやすく，同一側で両相を比較した際に容積変化の少ないほうが患側である．撮影の協力が得にくい児では左右デクビタス撮影も考慮する．また同一部位の無気肺や肺炎の遷延，反復も異物を疑う重要な情報である．

心疾患や気道の解剖学的狭窄を疑う場合は，肺血管陰影を含め肺野のみならず，気管透亮像の狭窄・偏位，大動脈弓と下行大動脈の位置，縦隔の異常陰影，心拡大などを丁寧に評価し，場合によっては胸部造影 CT，心エコーなどを追加する．

治療のポイント

呼吸困難を伴う急性喘鳴では，すみやかな診断と対応が必要であることはいうまでもないが，慢性喘鳴においても，経時的に，あるいは軽微な気道感染をきっかけに重篤な呼吸状態に陥る危険性があるため，喘鳴の原因疾患について正確な診断が何より重要である．

- **ウイルス性クループ**：重症度の評価法としては Westley らが提唱したクループスコア[2]（❷）が代表的であり，2 点以下を軽症，3〜7 点を中等症，8 点以上を重症としている．

しかしながら，上気道閉塞の程度は固定したものではなく，啼泣などをきっかけに急激に変化しうるため，クループスコアに固執しすぎず，経時的に繰り返し呼吸状態を総合的に評価することが大切である．

大まかには，安静呼吸時に吸気性喘鳴を聴取しないものを軽症，安静呼吸時に吸気性喘鳴を聴取し軽度の陥没呼吸を認めるが興奮状態にないものを中等症，それ以上を重症[3]と考え，児の様子をみて，呼吸音を聴くことで重症度を瞬時に把握できるよう心がける．

エピネフリン吸入は即効性はあるものの効果は 2 時間程度であるため，原則としてステロイド全身投与を全例に対して行い，中等症以上では原則入院とする．軽症例あるいは中等症以上

✓ コイン型リチウム電池の誤嚥

近年，急速に普及が進むコイン型リチウム電池は直径が 20 mm と大きいため，低年齢児での誤嚥では下咽頭や食道異物となる．3.0 V という起電力の強さから組織障害が急速に進み，隣接している喉頭や気管に非常に短時間で炎症性浮腫を引き起こし，急速で激烈な気道閉塞を呈しうるので迅速な摘出が必要である．

局所傷害を防ぐために，誤嚥から 2 時間未満での摘出が望ましいという報告が米国より出ている[4]．食道穿孔，食道気管瘻，食道狭窄，声帯麻痺などの合併症が起こりうるため，摘出の際，内視鏡による局所傷害の正確な評価が必要であり，摘出後も合併症について慎重に評価を継続していくことが求められる．

❷ Westley クループスコア

	0点	1点	2点	3点	4点	5点
吸気性喘鳴	なし	興奮時	安静時			
陥没呼吸	なし	軽度	中等度	高度		
呼吸音	正常	減弱	著明に減弱			
チアノーゼ	なし	興奮時	安静時			
意識状態	正常					不穏

軽症：2点以下，中等症：3〜7点，重症：8点以上．

(Westley CR, et al. 1978[2])

でも治療介入によって症状が軽度となり，数時間呼吸状態が安定していることが確認できれば帰宅を検討する．帰宅にあたっては安静時の吸気性喘鳴，陥没呼吸の再燃が認められれば速やかに再診が必要である旨を十分に保護者と共有することが重要である．

大半はエピネフリン吸入とステロイド全身投与によって保存的治療が可能であるが，ごくまれに緊急気道確保を必要とする症例があり，それを予測することが最も難しいと思われる．高度の高炭酸ガス血症や肺水腫などの合併例，治療への反応が不良で呼吸状態の悪化を認める例では気道確保が必要であるが，予測しえない突然の呼吸停止，窒息がありうることを念頭におく必要がある．

● **急性喉頭蓋炎**：気管挿管による気道確保が最優先である．確実な気道確保がなされるまでは無用な刺激は避け，保護者に抱っこしてもらうなど児の好む体位を継続し，手術室で吸入麻酔下に，適切なサイズのチューブを用いて熟練した医師による挿管を行うべきである．通常はインフルエンザ菌b型の菌血症に続発するため，気道確保の後に第3世代セフェム系などの適切な抗菌薬の全身投与が必要である．局所の炎症性腫脹が軽快するまでは，確実な気道確保を継続する．

文献

1) 横路征太郎．第5条 呼吸困難と喘鳴．五十嵐正紘監．外来小児科初診の心得21か条．東京：医学書院；2003. p.48.
2) Westley CR, et al. Nebulized racemic epinephrine by IPPB for the treatment of croup：a double-blind study. Am J Dis Child 1978；132：484-7.
3) Guideline for diagnosis and management of croup. Canada：Alberta Medical Association；2007.
4) Litovitz T, et al. Emerging battery-ingestion hazard：clinical implications. Pediatrics 2010；125：1168-77.

参考文献

- 加藤智治ほか．先天性喘鳴．小児内科 2014；46（増刊）：59-63.
- 黒澤照喜ほか．小児急性喉頭蓋炎9例の検討．日児誌 2012；116：1533-8.
- Fitzgerald DA. The assessment and management of croup. Paediatr Respir Rev 2006；7：73-81.
- Litovitz T, et al. Emerging battery-ingestion hazard：clinical implications. Pediatrics 2010；125：1168-77.

〈鈴木知子〉

症状から診断を絞り込む　低身長

> **これだけは見落としてはいけない**
> ▶脳腫瘍に伴う成長ホルモン分泌不全，甲状腺機能低下症
>
> 身長・体重は小児診療の場面で日常的に測定されているが，その結果をどう診療に生かすかを体系化することは難しい．「低身長」は連続的に分布している身長を一定の基準で切ったものにすぎず，また「低身長」の大部分を占める体質性低身長を治療する方法はないからである．したがって，目的とすべきは「低身長を手がかりにして，治療できる疾患，早期診断しなければ重大な結果をもたらす疾患を見落とさない」ということである．代表的な疾患として，脳腫瘍に伴う成長ホルモン分泌不全や甲状腺機能低下症があるが，一つの疾患だけではなく総合的に検討していくことが重要である．

診断のポイント

低身長は一般小児のなかに一定の頻度で存在する．低身長の基準は便宜的に同年齢の標準値平均$-2\,SD$を下回っている場合と定義[1]されるが，これは2.3パーセンタイルにあたり，40〜50人に1人の頻度となる．これが$-2.5\,SD$では0.62パーセンタイル，$-3\,SD$では0.14パーセンタイルで，低くなるほど疾患をもっている可能性が高く，検査が必要となる．

疾患の早期発見のためには，低身長だけではなく「成長速度の低下」に注意を払うことが重要である．成長速度の低下は成長曲線を描かないと検出できない．成長曲線上，身長SDが年々低下している場合，年間成長速度が持続して4 cm以下の場合は検査を考える．とくに見落としてはいけないのは，それまで標準成長曲線に沿っていた成長が，ある時点から明らかに低下してきた場合である．

1st line：要受診の基準

低身長をきたす疾患というと「成長ホルモン分泌不全性低身長症」がまず想起されるが，本疾患の頻度は低身長児全体の10％に満たない．鑑別すべき疾患は❶に示すように多岐にわたるため，基本的な問診・診察を行い，総合的な鑑別診断を進めていくことが必要である．対象となる疾患を限定せず，まず児の成長を正確に把握することが1st lineである．

❶ 低身長をきたす疾患

内分泌疾患
成長ホルモン分泌不全症，甲状腺機能低下症，クッシング症候群，思春期早発症 など
染色体の異常
ターナー症候群 など
骨・軟骨の異常
軟骨無形成症，軟骨低形成症 など
奇形症候群
Prader-Willi 症候群，Noonan 症候群，Silver-Russell 症候群 など
低出生体重に関連したもの
SGA 性低身長症 など
心理社会的原因
愛情遮断症候群，虐待 など
慢性疾患，栄養障害，薬剤性 など
腎不全，先天性心疾患，クローン病，栄養障害 など
体質的なもの
体質性低身長，体質性思春期遅発症

赤文字は治療可能な疾患，下線は成長ホルモン治療適応となっている疾患．　　（伊藤純子．2009[2]）より一部改変）

❷ 成長の異常に関する要受診の基準案

1. 低身長：−2.5 SD 以下
   −3.0 SD 以下は必ず．家族が心配しているときは−2 SD でもよい
2. 成長速度の低下
   身長 SD スコアが年々低下，または年間成長速度 4 cm 以下
3. 高身長：＋3 SD 以上
4. 成長速度の増加
   身長 SD スコアの増加が正常の思春期以外によるもの（男児 9 歳未満または身長 135 cm 未満，女児 8 歳未満または身長 130 cm 未満）

「身長が低い」または「最近伸びていない」という訴えで受診した児に対しては，まず身長・体重を測定して現時点での身長 SD 値を評価するとともに，乳幼児・学校健診での計測値から成長曲線を描く．検査を要するか否かの判断基準を❷にあげる．このなかでとくに重視すべきは「成長速度低下」の有無である．

成長曲線を正確に判定するために，まず計測と記録がどのように行われているかを確認する．立位と臥位では身長の計測値が違うため，3 歳児健診で成長速度が低下したようにみえることがある．学校での計測値は 4 月時点での月例をふまえて正確に記入する．低身長と成長速度低下の両方を「成長障害」として包括的に扱うことが重要である．

低身長や成長速度の低下だけでなく，高身長や「正常の思春期によらない成長速度の増加」にも疾患が隠れていることがある．思春期早発症では，標準的な思春期年齢よりも早く成長速度が増大するため，身長 SD 値は一時的に上方へ偏位する．しかし，骨成熟が進行して身長の伸びが止まるため，成人身長は低くなってしまう．

二次性徴の診察を学校健診の場で行うことは困難であり，成長速度の増加が起きている年齢や身長に注意することによって，思春期の異常をスクリーニングすることが可能となる．

2nd line：診断の進め方

要検査と判断されたら，❸[2)]のような手順で診断を進めていく．

成長障害をきたす疾患で最も多いのは，家族性をはじめとする体質的な低身長であり，これは身長 SD 値があまり変わらずに経過する．内分泌疾患や染色体異常では，低身長に成長速度の低下を伴うことが多い．身長が−2.5 SD 以下の低身長，またはこれ以上でも明らかな成長速度低下のあるものは精査を考える．

病歴では，両親・同胞の身長，出生時の身長・体重，骨盤位や新生児仮死の有無などを確認する．SGA（small-for-gestational age）性低身長症として成長ホルモン（GH）適応となっているのは，出生時身長または体重が在胎週数相当の−2 SD を下回り，3 歳以降でも身長 SD 値が−2.5 SD 未満の場合である[3)]．

身体所見では，小奇形の有無，体幹・四肢の釣り合い，二次性徴などに注意を払う．

スクリーニング検査としては，血中インスリン様成長因子（IGF-Ⅰ）値と甲状腺ホルモンの測定が必要である．IGF-Ⅰ値が低いとき GH 分泌刺激試験を行う．GH 最高値が基準値を超えていれば分泌は正常である．1 種類だけでは 20％前後の偽陽性があるため，複数の検査で分泌低下があれば GH 分泌不全性低身長症（GHD）と診断される[1)]．この場合，頭部 MRI 撮影を行って脳腫瘍などの器質性疾患を鑑別する必要がある．

ターナー症候群では身体所見が乏しい例もあり，女児の低身長では染色体検査を考慮する．思春期の評価の際には，ゴナドトロピン（黄体化ホルモン〈LH〉と卵胞刺激ホルモン〈FSH〉），性ステロイド（男児ではテストステロン，女児ではエストラジオール）を測定する．思春期前では，LH と性ステロイドは測定感度以下の低値をとるのが通常である．

すべての疾患が除外されると体質性低身長ということになるが，−3 SD を下回るような極端

❸ 低身長をはじめとする成長障害児への対応

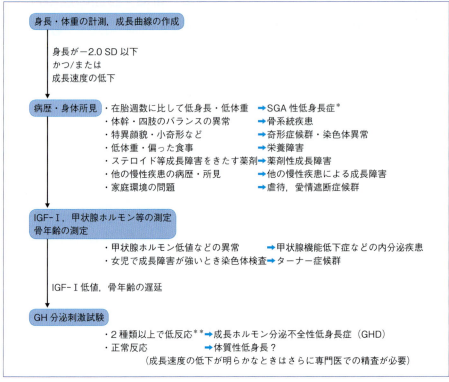

*SGAであってもターナー症候群やGHD併発の可能性については検討が必要.
**器質性の病変があって分泌低下が重度のときは1種類でも可.　　　（伊藤純子，2009[2)]より一部改変）

な低身長の場合には，見逃された疾患がないか小児内分泌専門医による再検討が必要である．見逃されやすい疾患は，骨系統疾患であるが変形が軽い軟骨低形成症，ヌーナン症候群など成長障害を伴うさまざまな症候群，尿細管性アシドーシス，SHOX半量不全などがあげられる．

とくに，これまで正常の成長をしていた児が，ある点から急に成長率が低下した場合，思春期遅発症による見かけ上の成長率低下の場合を除き，必ずなんらかの要因があると考え，総合的に精査を進める必要がある．

治療のポイント

疾患がある場合はそれに応じた治療を行う．GHは高価な薬剤であり，長期投与を必要とするため，保険適用や小児慢性特定疾病研究助成事業の助成要件をふまえて行う．身長SD値，検査所見などの条件があるため注意が必要である．重要なのはGHの投与量で，GHDでは生理的補充量で効果があるが，その他の疾患ではより多い薬理量を使用しないと効果が上がらない．GH治療は適応疾患に合わせた投与量で行うが，二次性徴や骨成熟に対する観察も必要なため，小児内分泌専門医の指導のもとで行う必要がある．

低身長児の70％以上が体質性低身長症であり，現時点では，これに対する特異的な治療法はない．低身長であるが成長速度には問題がない場合，成人身長は思春期発来時身長に大きく左右される．成長曲線を作成し，明らかなスパートが早期にみられた場合は専門医への紹介を考慮する．男児での変声，女児の初経がみられる段階では，すでに成長スパートのピークは超えていることが多い．

✓ インターネット上の情報に対する日本小児内分泌学会の見解

体質性低身長の児や家族がインターネットで病気について調べようとすると，低用量のGH治療や，「成長ホルモンの分泌を促すサプリメント」，カルシウム製剤などが，あたかも身長を伸ばす効果をもっているかのように宣伝する記事が多くみられる．これらはいずれも身長を伸ばす効果はないことがわかっている．

このような誤った情報に対して，日本小児内分泌学会のHPでは一般向けに「成長ホルモンの適正使用に関する見解（2007年2月10日公表，2011年4月1日改訂）」[4]，「身長を伸ばす効果があると宣伝されているサプリメント等に関する学会の見解（2013年3月29日公表）」[5]を公表している．

▶ 文献

1) 成長ホルモン分泌不全性低身長症の診断の手引き．厚生労働科学研究費補助金難治性疾患克服研究事業 間脳下垂体機能障害に関する調査研究班 平成24年度総括・分担研究報告書．2013.
2) 伊藤純子．気になる症状への一般外来での対応―低身長．五十嵐隆総編集．横田俊一郎専門編集．小児科臨床ピクシス8 小児プライマリケア．東京：中山書店；2009. p.71-3.
3) 田中敏章ほか．SGA性低身長におけるGH治療のガイドライン．日本小児科学会雑誌2007；111：641-6.
4) 日本小児内分泌学会．成長ホルモンの適正使用に関する見解（2007年2月10日公表，2011年4月1日改訂）．http://jspe.umin.jp/public/gh.html
5) 日本小児内分泌学会．身長を伸ばす効果があると宣伝されているサプリメント等に関する学会の見解（2013年3月29日公表）．http://jspe.umin.jp/public/kenkai.html

（伊藤純子）

症状から診断を絞り込む　肥満

> ⚠️ **これだけは見落としてはいけない**
> ▶症候性肥満，2型糖尿病の危険性がある高度肥満，家族性高コレステロール血症（FH）を伴い脂質異常を合併する小児肥満症
>
> 　小児期の肥満は99％以上が単純性肥満である．その指導はこれから一般外来で積極的に行うべきものと考える．しかし，①症候性肥満（プラダー・ウィリ症候群など低身長，知的障害を合併する）の場合，②肥満度50％以上の高度肥満で，かつ空腹時血糖が≧100 mg/dL，頸が黒ずむ黒色表皮症がある（インスリン抵抗性が高まっている）場合，③小児 FH ヘテロ接合体（診断基準は FH があり，高 LDL コレステロール≧140 mg/dL である）に肥満を伴う場合は，小児内分泌・代謝科への受診を勧めたほうがよい．

診断のポイント

1st line で考える疾患

▶ **小児肥満症，小児メタボリックシンドローム**

　小児科外来での肥満は見ただけではわからない．エビデンスをもって診断しなければ，保護者・本人の自覚が得られず改善は乏しい．小児肥満症，小児メタボリックシンドロームの場合は，介入を始めるべきである．

　問診に際して，児童・保護者には❶に示す特徴がみられることに留意しておくとよい．

診断

● **肥満度**：学校保健統計調査に使用されている．肥満度の計算は，日本小児内分泌学会などのホームページ[1]を参照されたい．

　われわれの厚生労働省班研究[2]で全国小学4～6年生（560人）のうち肥満度30％以上（中等度肥満）は，31人（5.5％）存在した．その合併症について評価したのが❷である（小児肥満症2003年診断基準による）．血液検査を行わなければわからない結果であり，これほど子どもたちの動脈硬化危険因子が進行していること

❶ 小児肥満症の児童・保護者の特徴

児童
①朝食を摂らない
②給食をおかわりする
③清涼飲料水をよく飲む
④運動習慣がない・部活をしない
⑤テレビ・ゲーム・スマホなどのスクリーンタイムが2時間以上
⑥自尊感情をもたない

保護者
①おやつの時間を決めず，高カロリー
②1週間の夕食で主菜に肉が多い
③運動習慣がない
④スクリーンタイムが長い
⑤家族歴（肥満，高血圧，脂質異常，糖尿病など）がある
⑥両親の肥満（BMI≧25）

❷ 小児肥満の合併症（2012，2013年）―小児生活習慣病検診受診者（小4～小6）での合併症の頻度（％）

肥満度	30％以上（31人）
中性脂肪≧120 mg/dL	35.5％
総コレステロール≧220 mg/dL	9.7％
HDL-C 40 mg/dL 未満	6.5％
空腹時血糖≧100 mg/dL	6.5％
肝機能異常≧30 U/L	45.2％
尿酸≧6.0 mg/dL	29.0％

全国の健康と自覚しているボランティア小4～小6の560人のうち，肥満度30％以上は「5.5％」．
（青木真智子ほか．未成年者，特に幼児，小・中学生の糖尿病等の生活習慣病予防のための総合検診のあり方に関する研究（吉永班）．平成24～25年度[2]）

❸ 小児肥満症の診断基準（2014年版）6〜18歳未満

> (1) A項目を1つ以上有する
> (2) 肥満度が＋50％以上でB項目の1つ以上を満たすもの
> (3) 肥満度が＋50％未満で，B項目の2つ以上を満たすもの
> 以上のいずれか1項目を満たす場合．ただし，参考項目が2つ以上あれば，B項目1つと同等とする．

A. 肥満治療を必要とする医学的異常：以下の(1)〜(5)の5項目

(1) 高血圧
(2) 睡眠時無呼吸など肺換気障害：無呼吸検査で1時間に1回以上の閉塞性無呼吸低呼吸
(3) 2型糖尿病，耐糖機能障害：空腹時血糖値≧126 mg/dL，随時血糖値≧200 mg/dL，HbA1c（NGSP値）≧6.5％
(4) 内臓脂肪型肥満：臍周囲径≧80 cm（男女とも），ただし小学生は75 cm以上
　　　　　　　　かつ/または　ウエスト身長比≧0.5
(5) 早期動脈硬化

B. 肥満と関連の深い代謝異常：以下の(1)〜(5)の5項目

(1) 非アルコール性脂肪性肝疾患（NAFLD）
　　ALT優位（ALT＞AST），ALT≧25 IU/Lで腹部エコーで脂肪肝
(2) 高インスリン血症　かつ/または　黒色表皮症
　　空腹時採血：IRI≧15 μU/mL，頸部に黒色表皮症が存在
(3) 高コレステロール血症　かつ/または　高non HDLコレステロール血症
　　TC≧220 mg/dL，non HDL-C（TC-HDL-C）≧150 mg/dL
(4) 高中性脂肪　かつ/または　低HDLコレステロール血症
　　空腹時採血：TG≧120 mg/dL，HDL-C＜40 mg/dL
(5) 高尿酸血症
　　小学生男女・中学生女児：尿酸値＞6.0 mg/dL
　　中学生男児・高校生男女：尿酸値＞7.0 mg/dL

参考項目　身体的因子および生活面の問題：以下の(1)〜(5)の5項目

(1) 皮膚線条　　(2) 肥満に伴う運動器機能不全
(3) 月経異常　　(4) 肥満に起因する不登校，いじめなど
(5) 低出生または高出生体重児（出生体重2,500 g未満または4,000 g以上）

(小児肥満症診断基準（2014年版）[4])

を，社会は認識すべきである．とくに肝機能異常は増加している．非アルコール性脂肪性肝疾患は，2〜4歳で0.2％，15〜19歳で17.3％，成人で9〜30％[3]といわれるが，小児期から成人期への移行で有病率の増加が予測され，小児期の早急な取り組みが必要である．その基準値については小児肥満症診断基準を参照されたい．

- **小児肥満症診断基準（2014年版）（❸）**[4]：診断基準を満たす場合，指導に踏み込む．
- **小児メタボリックシンドローム診断基準（2010年度改訂版）（❹）**：小児メタボリックシンドロームは小児肥満の重症型である．全小児の約0.5〜2％であるが，早急な生活改善を必要とする．

❹ 日本小児のメタボリックシンドローム（MS）診断基準（6〜15歳）「2010年度改訂版」

> 臍周囲径≧80 cm（男女とも）小学生は75 cm以上　かつ/または　ウエスト身長比≧0.5に加えて以下の①〜③のうち2項目以上
> ① 血清脂質　中性脂肪≧120 mg/dL　かつ/または　HDLコレステロール＜40 mg/dL
> ② 収縮期血圧≧125 mmHg　かつ/または　拡張期血圧≧70 mmHg
> ③ 空腹時血糖≧100 mg/dL
> なお，採血が食後2時間以内である場合は，中性脂肪150 mg/dL，血糖100 mg/dL以上を基準としてスクリーニングを行う（空腹時採血により確定する）

(厚生労働省班研究．2010.3)

内臓脂肪増多が認められると治療の対象になる．その判定は，腹囲（おへそ周囲径）が，小学生≧75 cm，中学生≧80 cm，年齢に関係なく腹囲/身長≧0.5である．また肥満の開始時期が問題である．3～5歳の幼児期開始の肥満は，思春期ですでにインスリン抵抗性が増加しており，成人期まで肥満が移行しやすく重症になりやすい．

成長曲線で肥満の経過を確認することが重要である．肥満度曲線（身長体重曲線）[1]は，より視覚に訴えやすい．幼児の場合は，母子健康手帳に記載されている．

厚生労働省班研究によるエビデンス

筆者も参加した平成24～26年度厚生労働省班研究「未成年者，特に幼児，小・中学生の糖尿病等の生活習慣病予防のための総合検診のあり方に関する研究（吉永班）」[2,5]では，運動指標（1日歩数など）が，高学年になるほど肥満度や心血管危険因子（収縮期血圧，中性脂肪，HDLコレステロール，HOMA-R）改善の独立した予測因子であり，スクリーンタイムの増加は，幼児期からの肥満度，心血管危険因子への悪化因子であった．睡眠時間は，小学校低～中学年のインスリン抵抗性改善に役立った．両親の高いBMIは，児童生徒の肥満度悪化の危険因子であり，保護者のスクリーンタイムは，子どものスクリーンタイムと強く相関していた．

これらのエビデンスをふまえて，生活習慣改善を指導する．

> ☑ **HOMA-R**
>
> HOMA-R（homeostasis model assessment insulin resistance index）は，肝臓でのインスリン感受性の指標となる．
> HOMA-R＝空腹時血糖値（FBS）〔mg/dL〕×空腹時インスリン値（IRI）〔mU/L〕/405
> 日本糖尿病学会編の『糖尿病治療ガイド』（2008）では1.6以下が正常，2.5以上が抵抗性あり．

❺ 小児生活習慣病予防のための18か条

食事
① できるだけ和食中心の食生活にしましょう．
② 朝ごはんをきちんと食べましょう．
③ ゆっくりよく噛んで食べる習慣を作りましょう．
④ 食物は一人分ずつつぎ分け，大皿盛りはやめましょう．
⑤ 野菜，海藻，こんにゃく，きのこなど，量が多く低カロリーの食品を食べましょう．
⑥ テレビ，ゲーム，漫画などに気を取られながらの"ながら食べ"はやめましょう．
⑦ 清涼飲料水は控えましょう．スナック菓子，ケーキ，アイスクリームなどの甘いものの食べすぎに注意しましょう．
⑧ 夕食はできるだけ早い時間にとり，夜食はしないようにしましょう．

運動
① なるべく歩きましょう．1日10,000歩が目標，10分で約1,000歩です．
② なるべく階段を利用しましょう．
③ 散歩，自転車乗り，縄跳び，ラジオ体操，水泳など，家族全員で楽しく続けられる運動をしましょう．
④ いきなり激しい運動をしても長続きしません．家でのお手伝いなど，毎日出来る事から始めましょう．

生活
① 早寝・早起きをし，睡眠を十分にとりましょう．
② テレビ・ゲーム・スマートフォンなどはなるべく短時間にしましょう．
③ 家の掃除や料理，後片付けなどを手伝いましょう．
④ 親子の会話の時間を増やしましょう．
⑤ 体重測定を日課にしましょう．
⑥ なりたい自分（将来の目標）について考えてみましょう．

（福岡市医師会小児生活習慣病対策部会編．2015[6]）

2nd line で考える疾患

▶ 生活習慣が改善しても肥満度の増加が著しい難治性の肥満

① 内分泌性肥満：クッシング症候群，甲状腺機能低下症，多嚢胞性卵巣症候群．
② 先天異常症候群：バルデー・ビードル症候群，ターナー症候群など．
③ 視床下部性肥満：間脳腫瘍，フレーリッヒ（Fröhlich）症候群．
④ 薬物による肥満：抗てんかん薬，副腎皮質ホルモンなど．

❻ 体重記録グラフ

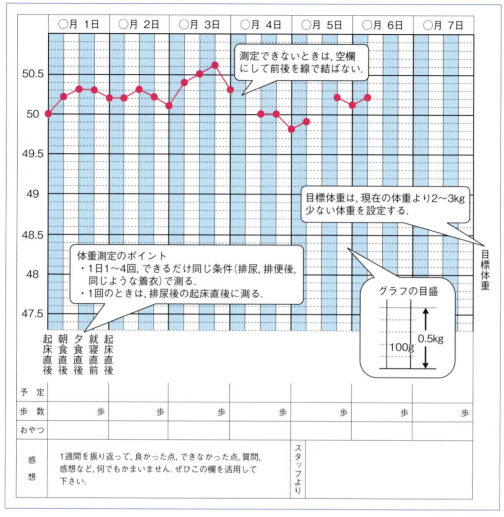

(吉村博信. 1996[7])

治療のポイント

　保護者には，肥満が継続すると，静かに動脈硬化が進行し心筋梗塞や糖尿病などが中年期に発症し，寿命を縮めることになることをわかりやすく説明する．福岡市医師会小児生活習慣病対策部会では，「今日からできる小児生活習慣病対策マニュアル・肥満編」を，家庭用・医療者用に分けて作成したので利用するとよい[6]．

　保護者は，どうしたら改善するかを必ず聞いてくる．まず，できることから始めること（問診で確認された問題点の改善），あきらめず継続すること，記録することが大切であり，家族・学校・保育所・幼稚園の協力・応援を得ることも必要である．「小児生活習慣病予防のための18か条」（❺）を渡し，グラフ（❻）をつけてもらうようにする[6]．

　次のことを実践してもらうようにする．
①体重を朝1回，夜入浴前に1回測り，グラフに記録する（可能なら4回）．
②夕食後に，すぐ歯磨きをして，後は水かお茶しか飲まない．
③週末は必ず1万歩以上歩行し記録する．

④スクリーンタイムは，週末も2時間以内を守る．

どういうときに体重が増加するのか，記録しながら（❻）本人自身が自分で考えることが成功の秘訣である．家族は，夕食の主菜を週3〜4回魚にし野菜を確実に食べさせる，お菓子・ジュースをおかないなど環境整備で応援する．

治療者は，肥満の子どものみでなく家族全体で取り組む必要性を説き，悪化しても怒らず，いつも応援メッセージを送り続ける．医師一人一人の努力が，子どもから家族そして日本人全体の健康につながることを，治療者自身が考え，関わることが，肥満改善のための第一歩である．

文献

1) 日本小児内分泌学会ホームページ．http://jspe.umin.jp/
2) 吉永正夫ほか．幼児，小・中学生，高校生の心血管危険因子値と本人，保護者の生活習慣との関係，「未成年者，特に幼児，小・中学生の糖尿病等の生活習慣病予防のための総合検診のあり方に関する研究」．厚生労働科学研究事業 平成26年度報告書．2015．p.21-45．
3) 宮城琢也，竹原徹郎．疫学が示す臨床へのインパクト．日本内科学会雑誌 2015；105：9-14．
4) 小児肥満症のUPDATE．肥満研究 2014；20：136-8．
5) 青木真智子ほか．福岡地区小児生活習慣病検診3年間の総括，「未成年者，特に幼児，小・中学生の糖尿病等の生活習慣病予防のための総合検診のあり方に関する研究」．厚生労働科学研究事業 平成26年度報告書．2015．p.96-116．
6) 福岡市医師会小児生活習慣病対策部会編．平成27年度「今日からできる小児生活習慣病対策マニュアル・肥満編」登録医療機関用・家庭用．2015．
7) 吉村博信．グラフ化体重日記．坂田利家編．肥満症治療マニュアル．東京：医歯薬出版；1996，p.55-102．

〈青木真智子〉

症状から診断を絞り込む　夜尿症

⚠ これだけは見落としてはいけない
▶器質的疾患に伴う夜尿症

　夜尿症という表現型をとりながら，絶対に見逃せない疾患がいくつか存在する．まずは種々の先天性腎尿路奇形（congenital anomalies of kidney and urinary tract：CAKUT），その他多飲多尿に随伴する夜尿症という観点からは糖尿病と尿崩症，さらに主としてCAKUTやヒンマン症候群が進行した形の慢性腎不全，外科的手術を要する脊髄係留症候群・高度な膀胱尿管逆流現象がある．

　遭遇頻度としては軽度のCAKUTが最も高いだろうが，医学的重要性から早期発見が望ましいのはその他の疾患群であろう．時間を経てから（とくに深刻な）器質的異常が他院の診療から判明した際の互いの気まずさは想像に難くない．さらにこの場合には医療訴訟に発展する可能性さえ十分にある．

夜尿症の成因など

　夜尿症は排尿機構の未成熟性が原因とされるが，臨床現場のベテラン医師であっても，なかなか具体的なイメージがわくものではない．

　通常は満5歳以降を夜尿症とする定義が多いが，時間はかかっても自然治癒が大多数であることから，なんらかの決定的な器質的異常を伴う場合は少なく，心理的理由も多いとされる．ただし，夜尿症患児本人が感ずるストレスは周囲の想像よりも強い可能性は十分にある．

　少数であっても，器質的異常の合併患児は存在する．結果的にさして有効でない治療を長期間漫然と継続することは，患児やその家族にむだな時間や費用の負担を強いたというだけではとどまらない可能性がある．基本的には，生死に関わる疾患ではないことから，実際には医事紛争化は少ないだろうが，口コミやインターネットで当該医療施設の失敗談として流布されることにもなりかねない．

診断のポイント

■ 1st line で考える疾患

▶昼間遺尿を伴わない夜尿症

　まず昼間遺尿を伴うかどうか問診で確認することが重要であろう．昼間遺尿は本人や家族であっても言いたがらないことも多く，あるいはまったく気がついていないこともある．具体的に日中下着が湿ることはないか，交換することはないかと尋ねる必要がある．

✓ 昼間遺尿のない場合の薬物治療

　まず抗利尿ホルモン剤から開始することでコンセンサスが得られている．ミニリンメルト®およびデスモプレシン・スプレー10®使用に関し保険診療上は早朝第1尿の浸透圧（800 mOsm/L以下）または比重（1.022以下）に関しての注意事項があり，理論的にはまことにわかりやすい．しかし，低浸透圧尿でなくとも本剤で十分な治療効果が得られることも実臨床上では多いので，過度にこだわる必要はないと考えている．

一次医療機関を受診する夜尿症患児の多くは，確率的に昼間遺尿を伴わない monosymptomatic nocturnal enuresis（MNE）（あるいは pure night wetting とも称される）であろう．

ただ，昼間遺尿を伴うタイプを当初からまったく別に考える立場と，夜尿症を治療していくと昼間遺尿も軽減・消失していくことも多く経験することから，ことさら別に考える必要はないとする立場がある．おおむね前者は小児泌尿器科医に多く，後者は小児内科医に多い印象をもつ．これには日常的に診療している夜尿症患児の母集団自体の偏りが影響している可能性があるため，どちらが正しいという評価は困難である．

2nd line で考える疾患

▶昼間遺尿が改善しない夜尿症：CAKUT，糖尿病，尿崩症，慢性腎不全，脊髄係留症候群，高度な膀胱尿管逆流現象

薬物治療の導入後も昼間遺尿や夜尿が改善しない場合は，全体方針の見直しや修正が必要になる．考えておかなければならない基礎疾患は，CAKUT，糖尿病，尿崩症，慢性腎不全，脊髄係留症候群，高度な膀胱尿管逆流現象などである．

では，基礎疾患のある症例を極力見逃さないためにはどうすればよいか．適切な問診および診察と最低限の検査であろう．

問診

①〜⑦は筆者が初診の夜尿症患児に必ず尋ねる問診内容である．
①昼間遺尿はあるか．
②多飲多尿はあるか．
③一次性か二次性か．
④尿路感染症の既往・学校検尿の結果はどうか．
⑤一晩に何回・何時ごろか．
⑥家族歴はあるか．
⑦頑固な便秘はないか．

診察

診察では，初診時にはとくに外陰部や殿部もしっかりと評価する．男児でも女児でも，外尿道口の位置の評価も可能な限り行う．腰部の皮膚洞や，脂肪腫などの腫瘤も見落としたくない．二次性の場合，もちろん心因性の場合もあるが，脊髄係留症候群や脊髄腫瘍が最も重篤な基礎疾患であろう．

検査（❶❷）

最低限の検査とは，一般検尿（尿タンパク/クレアチニン比を含む）・採血（末梢血・生化学検査）であり，また可能な限り腹部単純 X 線検査を行う必要がある．潜在性二分脊椎を呈する場合には，とくに大きな基礎疾患がなくても夜尿症が治癒しにくいという疫学的報告もある（複数の脊椎に異常があれば，脊髄 MRI 検査による評価も必要になる）．また腎尿路の超音波検査では，CAKUT の有無とともに，有意な残尿の評価も容易に診察室で可能である．

問診，尿・血液検査を行い，画像診断法については治療反応性が悪い場合に考慮しようという予定計画さえ患児側と共有できれば，一般クリニックではあとまわしにすることも可能だと思う．専門医への紹介のタイミングも，一般的治療に対する反応性が悪い場合と考えてとくに遅くない．

以上の問診，検査で慢性腎不全，糖尿病はまず発見できる．しかし，臨床的に緊急性はない

✓ CAKUT

基本的に腎糸球体機能異常というよりも，尿細管機能異常であるため低浸透圧尿で，腎糸球体機能の末期まで総尿量の低下を伴わないことや多尿の場合が多い．そのため，尿タンパク（正確にはアルブミン）濃度も低いので，尿試験紙法では見逃すこともありうる．したがって，尿タンパク/クレアチニン比で評価するほうが理論的に正しく，夜尿症で受診する年齢層の基準値は従来の 0.20 以下から 0.15 以下と，2015 年に日本小児腎臓病学会で変更になっている．

❶ 逆流性腎症の超音波画像（8歳男児）

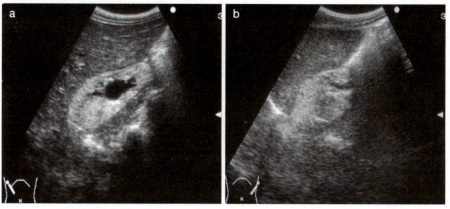

a：右腎，b：左腎．両側腎ともサイズが小さく，腎全体の輝度が上昇し，右腎では中心部エコーの離解を認める．

❷ 膀胱尿管逆流の排尿時膀胱尿道造影画像（5歳男児）

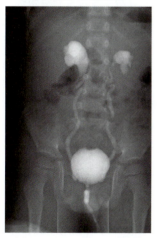

右側4度，左側3度程度の膀胱尿管逆流を認める．膀胱内壁の不整も認め，この正面像では明らかではないが後部尿道弁が疑われた．

✓ スターチャート法

　実際に患児自身で準備したカレンダーに○×をつけさせてもよいが，メーカー（協和発酵キリン社，フェリングファーマ社）で専用の記録用ダイアリー（筆者も協力して作成）が準備してあり，各社のホームページから医療機関は無償で提供が受けられる．

　1ページ1週間でわかりやすく，成功した場合にはシールを貼るようになっており，おおむね10歳以下の児には有効である．それ以上の年齢になると，シールを貼るということにモチベーションも感じなくなるためか，治療効果は低くなる．

ものの軽症の尿崩症（各種内分泌的検査を要する），および腎機能障害まで至っていないCAKUTは発見できない可能性が高い．

治療のポイント

▶ 年齢的・予定されているイベント的に時間的余裕がある場合

　まず水分摂取量や塩分摂取量の見直し，およびスターチャート法のみ行うのが基本であろう．最も安全で安価な治療であり，これにより劇的効果をもたらすことも珍しくない．患児や家族に最も感謝される．

▶ 抗利尿ホルモン剤ミニリンメルト®を使用する場合

　120 μgから始めるか，240 μgから始めるかという選択肢がある．通常，本邦では120 μgからであろうが，早期に効果を確認したいという目的であれば240 μgからという考え方がある．実際に欧米では（地域により若干設定用量が異なるようだが），240 μgが多いようで，120 μgは減量過程で用いられる．

　一方で，120 μgから240 μgに増量したものの

期待したほどの効果がないということもよく経験する．そこで，必ずしも単純に増量効果が期待できるわけではないことを家族に伝えておくほうが，その後の診療を円滑にするためにもよいだろう．

現時点では相当少数派であろうが，経口薬でなく従来の点鼻薬を選択した場合も，増量効果が期待できないかもしれないことを伝えておく．

▶ 抗利尿ホルモン剤使用中の水中毒

おそらく最も注意を要する副作用である．本邦でけいれんに至るほどの低ナトリウム血症をきたす小児例の報告は，現時点ではないようである．ただし，頭痛を時々訴え若干の低ナトリウム血症を伴う程度はあるようで，投与後なんらかの体調不良を訴える場合には，血中電解質を測定するほうがよいであろう．

厚生労働省に報告を要するような重篤な副作用症例はすべて高齢者となっており，その理由としては，①薬物の管理を親子できちんと行っている，②小児科医が効果とリスクを投与前にきちんと説明している，③小児は代謝が早く早期に影響が少なくなっている，④高齢者は早朝から覚醒し水分をとる習慣があることが多い，などが考えられる．

▶ 10歳以上の高年齢児の場合

とくに小学校の修学旅行を目前に控えている場合には，抗利尿ホルモン剤，三環系抗うつ薬（トフラニール® など），抗コリン薬，漢方薬などを3種類以上組み合わせたカクテル療法で開始して，経過に合わせて減量するということも一法で，数年前から日本夜尿症学会でも報告されるようになっている．もちろん，多くの場合はまず1剤から2剤，さらにカクテルへと，成績が向上しないのに合わせて併用を進める順序が一般的である．

▶ 三環系抗うつ薬

少なくとも日本では3種類以上用いることができる．しかし2010年の recommendation では，副作用の面からイミプラミンのみが記載されている．したがって，特別な事情がなければ，イミプラミンを用いるのが一般的である．

▶ 患児に心因的要素が強い場合

とくに薬物治療の減量・中止には注意を要する．純粋な医学的側面は別にして，本人が自分に対し最も有効と考えている薬物を中止すると，治療成績が想定外に悪化することが十分にありうる．したがって，複数の薬物治療を行っている場合，どの薬物を患児は最も有効と考えているのかを，（その選択に何の根拠もなくても，ただのヤマカンでも）確認しておくことは，おそらく臨床的に意味がある．もちろん，いくら治療成績が良好であっても，いきなり一度にすべての薬剤を中止することは行われていない．

▶ 月に1～2回の低頻度の場合

連日の薬物治療は通常なじまない．実際，月に1～2回の失敗と，まったく失敗しないのとでは相当の違いがあるが，このような状況の患児は決して少なくない．

● **アラーム療法**：失敗頻度が低い患児にも，いやそれだからこそ導入の適応があるという発想

まずは通常の薬物治療を

夜尿症に悩む患児数はきわめて多い．したがって夜尿症というだけで，いわゆる専門医へ紹介するということには大きな問題がある．少なくとも，通常の薬物治療を第一線の小児科臨床医に行ってもらい，治療反応性が悪い時点で精査や加療目的で専門医に紹介してもらうというシステムが現実的と考えられる．

夜尿症の病態生理に心理的因子が強いとすれば，文化的・習慣的地盤がまったく異なる諸外国での治療が日本においても必ずベストな方法であると速断することもまた，医学的・科学的根拠に欠けるような気がする．個々の患児に合わせた，きめ細やかな対応が求められる．

もある．アラーム療法は，通常は薬物治療でも十分な効果が得られない場合に導入されることが多いと思われるが，連日家族が睡眠不足となりかねず，導入に対し消極的になりやすい．アラーム音が鳴る頻度がもともと少なければ家族（とくに同じ部屋で眠っているきょうだいが最も強く反対しやすい）の同意も得やすい．ただ，高頻度・低頻度の有効率などの詳細な検討評価は，今後さらに必要になるであろう．

参考文献

- Van Tijen NM, et al. Perceived stress of nocturnal enuresis in childhood. Br J Urol 1998；81：98-9.
- ミニ特集 意見・異見 夜尿をめぐって．小児科臨床 2007；60：1061-97.
- Hjalmas K, et al. Nocturnal enuresis：an international evidence based management strategy. J Urol 2004；171：2545-61.
- Neveus T, et al. Evaluation of and treatment for monosymptomatic enuresis：a standardization document from the International Children's Continence Society. J Urol 2010；183：441-7.
- 松山 健ほか．夜尿を主訴とする患児から超音波検査で発見される腎尿路系形態異常に関する検討．日児誌 1999；103：26-31.

〈松山　健〉

症状から診断を絞り込む　食物アレルギー

> **これだけは見落としてはいけない**
> ▶ アナフィラキシーショック
>
> 　即時型食物アレルギーの場合，10％程度の確率でアナフィラキシー症状を呈し，なかにはショック状態に陥ることがある．アナフィラキシーショックは，時に命を落としかねず，また早期の対応により救命できる可能性が高まる．このため，的確にアナフィラキシーショックを発見し，適切な対応を行うことが求められる．
> 　ショックというと，血圧や意識レベルの低下を想像するが，ショックの初期段階では必ずしも低血圧にはなっていない．いわゆるプレショックとよばれる状態で，頻脈，末梢血圧と中心血圧の乖離を認め，症状としては活動性の低下，横になりたがる，見当識障害などがみられる．これらをアナフィラキシー症状の一部と判断したときには，すみやかなアドレナリンの投与が，低血圧性ショックを防ぎ救命するために効果的である．

即時型食物アレルギーの病型分類

▶ **病型分類 ❶**

　頻度が高いのは即時型および食物アレルギーが関与する乳児アトピー性皮膚炎型である．また特殊型として，口腔アレルギー症候群と食物依存性運動誘発アナフィラキシーが分類されるが，抗原曝露から発症までの時間を考えると，その多くが広義の即時型に分類される．

▶ **特殊型**

- **口腔アレルギー症候群（OAS）**：原因食物の多くが花粉症に関連した果物類であるが，さまざまな食物で発症しうる．症状は，原因食物を食べた直後から，口腔内違和感（舌が腫れた感じ，口蓋のひりひり感など），口唇周囲の症状（紅斑，膨疹，瘙痒感など），時に喉頭症状を呈することもある．全身症状を呈することは5％程度と少なく，一般的にはアナフィラキシーを呈することは少ない．これは抗原が消化酵素や加熱に不安定であることに起因する．花粉やラテックスの主要抗原との交叉抗原性があり，とくに花粉と交叉反応を起こして発症するものをpollen-food allergy syndrome（PFAS）とよぶ．

- **食物依存性運動誘発アナフィラキシー（FDEIA）**：原因食物（小麦，甲殻類，木の実類など）を摂取して，2～4時間以内に運動を行ったときに誘発される．運動量が増加する中高生と成人に発症のピークが二峰性にある．診断されても，運動する前に原因食物を食べないか，食べたら4時間は運動をしなければ，日常的な原因食物除去の必要はない．診断は，負荷試験に運動を組み合わせて行われるが，症状の再現性は必ずしも高くないため診断が難しい．

診断のポイント ❷

　即時型食物アレルギーの診断は，そのメカニズムを考えると抗原特異的IgE抗体の検出が有用となる．しかしすべての食物アレルギーがIgE介在性ではなく，また即時型でも抗原特異的IgE抗体の検出は，検査感度は高いものの，特異度が低く，陽性的中率は高くない．こうしたなか，いまだに食物アレルギーの診断のgold standardは，丁寧な問診と食物経口負荷試験（以下，負荷試験）である．

▶ **問診**

　食物アレルギー患者は，原因食物，重症度，

❶ 食物アレルギーの病型分類

臨床型		発症年齢	頻度の高い食物	耐性獲得（寛解）	アナフィラキシーショックの可能性	食物アレルギーの機序
新生児・乳児消化管アレルギー		新生児期乳児期	牛乳（乳児用調製粉乳）	多くは寛解	(±)	主に非IgE依存性
食物アレルギーの関与する乳児アトピー性皮膚炎		乳児期	鶏卵，牛乳，小麦，大豆など	多くは寛解	(+)	主にIgE依存性
即時型症状（じんま疹，アナフィラキシーなど）		乳児期〜成人期	乳児〜幼児：鶏卵，牛乳，小麦，そば，魚類，ピーナッツなど 学童〜成人：甲殻類，魚類，小麦，果物類，そば，ピーナッツなど	鶏卵，牛乳，小麦，大豆などは寛解しやすいその他は寛解しにくい	(++)	IgE依存性
特殊型	食物依存性運動誘発アナフィラキシー（FDEIA）	学童期〜成人期	小麦，エビ，カニなど	寛解しにくい	(+++)	IgE依存性
	口腔アレルギー症候群（OAS）	幼児期〜成人期	果物・野菜など	寛解しにくい	(±)	IgE依存性

（食物アレルギーの診療の手引き 2014）

✓ 食物アレルギー症状の再現性・整合性

　食物アレルギー症状には再現性と整合性がある．再現性とは，症状を誘発する食物は，何度食べても症状を誘発するということであり，整合性とは，50 mL 飲んで症状が誘発されるならば，100 mL 飲んだときも症状が誘発されることである．初診患者が自己判断または前医の指示で再現性と整合性の合わない除去をしていることにたびたび遭遇する．

　触れて出る症状：不要な除去，過剰な診断の一因になっているのが，"触れて出る症状"への誤解である．食物を摂取したとき，すぐに口周囲に発赤やじんま疹が現れたり，口唇が腫脹したりすることはよくみられる．これらはかなりの割合で，摂食時に皮膚・粘膜に食物が接触することで一次反応性に誘発されているのである．とくに乳幼児はよだれかぶれがあったり，口周囲に発疹がもともと存在したりすることが多く，接触性の皮膚粘膜症状が生じやすい．これら症状は再現性・整合性に乏しいことが多いので，正しい診断のヒントになる．

症状誘発閾値，耐性獲得の時期など，人それぞれに異なる特徴を有する．あらゆる疾患に共通するように，食物アレルギーも問診が非常に重要であり，丁寧な問診により不必要な除去指導を防ぐことができる．「食べて症状が出た」という保護者からの情報をそのまま信じて検査に進むと，患児らに不要な負担を負わせることになる．

　問診は，①いつ，②何を，③どれくらい食べ，④何分後に，⑤どんな症状が現れたのか，時間経過と併せて聴取する．さらにそれらの症状に⑥再現性があるのか，⑦整合性があるのか，⑧症状は客観性があるのかなどを聴取する．ほかにも⑨食品の加熱の状況，⑩関係因子（運動，体調，服薬，アルコールなど），⑪受診および治療状況，⑫アレルギー病歴，⑬アレルギー家族歴などを聴取するとよい．

▶ IgE 検査

● **特異的 IgE 抗体検査**：診断効率は決して良いわけではなく，診断の根拠にならないことは十分に理解しておかなければならない．安易に検査結果から除去指導すると，不要な負担を患児らに負わせることになる．

❷ 食物アレルギー診断のフローチャート（即時型症状）

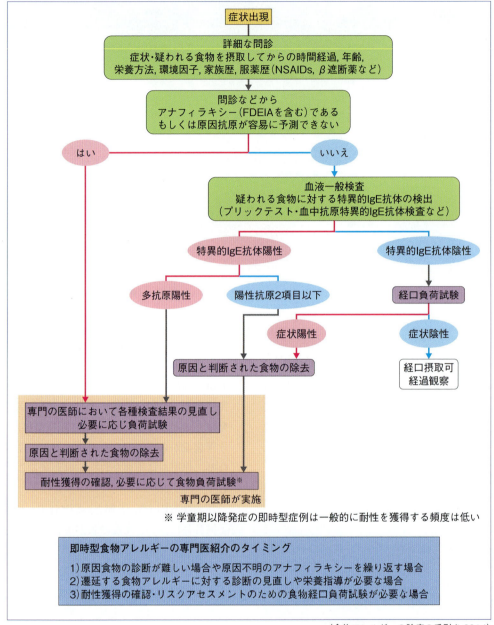

(食物アレルギーの診療の手引き 2014)

しかしながら，有用な指標であることは間違いない．負荷試験を実施したときの95％以上の陽性的中率やプロバビリティカーブの報告が複数あり（❸），因子（年齢，原因食物）を考慮しながら，負荷試験の陽性リスクを計ることができる．しかしプロバビリティカーブも，あくまで確率論なので，診断を確定するものではなく，負荷試験への効率的なエントリー指標と考えるべきである．

● **皮膚プリックテスト**：特異的IgE抗体検査よりもさらに感度，特異度ともに高い．しかし陽性的中率は低く，疑陽性が非常に多い．乳児アトピー性皮膚炎型や食物依存性運動誘発アナフィラキシーの診断においては血液検査よりも

❸ プロバビリティカーブ（イムノキャップ®値と症状誘発の可能性）

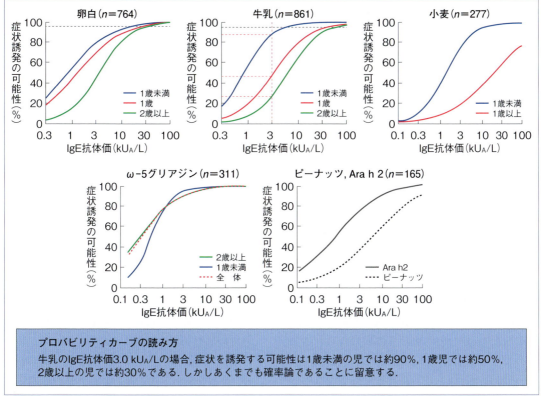

プロバビリティカーブの読み方
牛乳のIgE抗体価3.0 kU$_A$/Lの場合，症状を誘発する可能性は1歳未満の児では約90％，1歳児では約50％，2歳以上の児では約30％である．しかしあくまでも確率論であることに留意する．

（食物アレルギーの診療の手引き 2014）

効率的である．逆に耐性化の指標としてしまうと，いつまでたっても陰転化しないので，不要な除去を継続することになるので注意を要する．

▶食物経口負荷試験

● **対象**：曖昧なエピソードや感作は認められるが未摂取で診断が確定しない症例の診断確定を目的とする場合と，耐性獲得を確認する目的で多くの負荷試験が実施される．なお，事前のエピソードや問診，プロバビリティーカーブを参照し，原因がおおよそ特定できるのであれば，あえて診断目的に負荷試験を行う必要はない．

● **準備**：場所，人員，機材・薬品，負荷試験食，インフォームド・コンセントなどの準備が求められるが，その根本にあるものは，"適切なアナフィラキシー対応ができる体制の準備"に集約される．

重篤児を対象とする場合，症状誘発時に対応に専念できる医師と看護師が最低1人いること

> ✓ **食物経口負荷試験の保険診療の要件**
>
> 負荷試験は，9歳未満の患児に対して年2回まで診療報酬が認められる．実施には，小児科を標榜している保険医療機関，小児食物アレルギーの診断・治療の経験を10年以上有する小児科を担当する常勤医師が1名以上，急変時等の緊急事態に対応するための体制その他当該検査を行うための体制が整備されている必要があり，その旨を届け出る必要がある．上記条件を満たさなかった場合，負荷試験ができないのではなく，保険請求ができないだけである．

は必須である．また，これは負荷試験を同時に実施する数によっても異なり，適切な人員配置が求められる．

機材・薬品はパルスオキシメーターや酸素・マスク，血圧計，心拍呼吸モニター，ネブライ

ザー，吸引器具，蘇生セットなどとともに，アドレナリン，生理食塩水，吸入β_2刺激薬，抗ヒスタミン薬，ステロイド薬などの準備が必須である．

●**方法**：オープン法とブラインド法があり，ブラインド法にはダブルブラインド，シングルブラインドがある．ダブルブラインドで実施することが理想的であるが，幼児はオープン法でも，シングルブラインドとしての代用が十分可能である．負荷試験にあたり，抗ヒスタミン薬は72時間，β_2刺激薬は12時間，ロイコトリエン受容体拮抗薬は24時間前に中止するよう勧告されている．

負荷食物の形態と負荷量は施設ごと，また負荷試験の目的によって異なる．昭和大学小児科の負荷食物と負荷量を例示する(❹)．負荷量の設定は，患者がその負荷量を食べられたとき，なんらかのQOLの改善が具体的に得られるなどのメリットが必要である．たとえば牛乳24 mLが摂取できると，一般的な乳加工食品類に対して全般的に解除指示が出せ，患者のメリットはとても大きい．

プロトコルは通常60〜120分かけて不均等分割したものを漸増する．摂取は1〜4回に分ける．当院では60分不均等2分割法（1/3〜2/3）で実施している．経過観察は，最終摂取から最低2時間は追うべきである．

●**評価・判定**：当院では負荷試験の判定を一次判定と最終判定に分けている．

一次判定：負荷試験を実施した日に判定する暫定的なものであり，陽性，陰性と判定保留に分ける．陽性とは明らかな客観的症状が出現した場合，陰性とは何も症状が誘発されなかった場合，判定保留とは，弱い客観的症状（口唇周囲のじんま疹や痒み，また口唇や眼瞼がやや腫れる程度の皮膚粘膜症状など）もしくは主観的症状（口腔や咽頭，喉頭の違和感や弱い腹痛，嘔気，場合によっては弱い咳嗽も含めることもある）のみが誘発された場合に判定する．弱い客観的症状は負荷食物の接触性皮膚反応の場合を多く含み，主観的症状は，患児自身も緊張しているのでこうした症状が現れやすい傾向があるため陽性判定とはとらえない．

一次判定が陰性もしくは判定保留であった場合，負荷食物の上限を決めて自宅での4〜5回以上の摂取を指示する．

最終判定：一次判定から2〜4週間後ごろが目安となる．筆者らの経験では，判定保留患者の70〜80％には最終的に解除指示を出している．また，判定保留で最終判定が除去継続となった

❹ 昭和大学小児科における食物負荷試験負荷量

負荷食品		目標量	負荷食品		目標量
食品	STEP		食品	STEP	
鶏卵	Zero	全卵 1/32個	魚類		非加熱40 gを加熱調理
	①	全卵 1/8個	エビ・イカ		
	②	1/2個	魚卵		非加熱15 gを加熱調理
牛乳	Zero	牛乳 3 mL	貝類		
	①	牛乳 24 mL	そば		乾麺十割そば40 g
	②	200 mL	ピーナッツ・ナッツ類	①	1 g
小麦	Zero	ゆでうどん 3 g	ゴマ	②	10 g
	①	ゆでうどん 24 g	果物類		通常食べる1回量
	②	100 g	いも類		100 g
大豆	①	絹ごし豆腐 24 g	その他		
	②	100 g			

POINT

食物アレルギーに治療方法はない．医師は必要最小限の除去指示を出して，あとは自然耐性を獲得していくのを待ち，最良のタイミングで負荷試験を実施して，できるだけ早期に耐性獲得を診断する．自然耐性が獲得できなければ，生涯除去を続けるしかない．昨今経口免疫療法が取り組まれ始めているが，あくまで研究的な取り組みであり，一般診療で行われるものではない．耐性が獲得されるまでの間，栄養指導を進め除去によるQOLの低下を最小限にする．

❺ 主要3大食物抗原に関する食事指導のポイント

鶏卵アレルギー
・魚卵や鶏肉のセット除去は不要である
・卵殻カルシウムは焼成・未焼成ともに除去の必要はない
・加熱による原因タンパク質の変性に関する注意をする
・代替を行えば特定の栄養素不足にはならない

牛乳アレルギー
・牛肉のセット除去は不要である
・乳化剤，乳酸菌，乳酸ナトリウム，乳酸カルシウムなどは摂取可能である
・加熱の影響を受けない
・乳糖は，重症牛乳アレルギー児のみが除去の対象とすればよい
・カルシウム摂取不足になるので，その代替方法を指導助言する
・乳児で母乳栄養では十分でない場合，加水分解乳を紹介する

小麦アレルギー
・他の麦類はとくに指示がなければ除去は不要である
・麦茶，麦芽糖，麦芽は摂取可能である
・加熱の影響を受けない
・しょうゆは例外的に発酵過程で分解し，小麦アレルギーでも摂取できる
・小麦を完全除去しても，代替を行えば特定の栄養素不足にはならない

症例も，自宅摂取でアナフィラキシー反応が誘発されることは通常ない．

治療のポイント

▶栄養指導

● **必要最小限の除去指導**：除去生活は非常にストレスフルであり，患児らのQOLを大きく低下させる．このため医師はQOLの低下を最小限にとどめるよう努めることは必須であり，これを実現するために必要最小限の除去の実践はとても重要である．

必要最小限の除去とは，食べると症状が誘発される食物だけを除去することであり，原因食物でも，症状が誘発されない"食べられる範囲"までは食べることができる，とされる．症状が誘発される食物を除去するのは当然であるが，実際は"食べても症状が誘発されない食物を除去している"ことが少なくない．鶏卵-鶏肉，牛乳-牛肉，大豆-大豆油，赤身・白身・青背など魚類を色で分けるなど，不必要な除去はいまだ枚挙にいとまがない．栄養指導では最新の食物アレルギーの考え方を学び，患者や保護者に示

❻ 主要食品ごとの誤解と少量摂取に関する指導

	除去の必要なし	重症児に一部除去の必要あり	除去
鶏卵	鶏肉，魚卵，卵殻カルシウム		
牛乳	牛肉，乳酸カルシウム，乳酸ナトリウム，乳化剤，乳酸菌，カカオバター	乳糖	乳酸菌飲料
小麦	他の麦類，しょうゆ，麦茶，麦芽糖	酢	デュラムセモリナ粉
大豆	他の豆類，大豆油	しょうゆ，みそ	
ごま		ごま油	
魚	※色で分けない	だし	
肉	※肉ごとに診断	肉エキス	

☑ アナフィラキシー

定義

アナフィラキシーは，食物，薬物，ハチ毒，ラテックスなどの原因物質により誘発される即時型アレルギー反応の一型であり，その症状は複数の臓器症状が短時間のうちに全身性に現れる点で特徴的である．現在国際的にはWAO（World Allergy Organization）が提唱した診断基準（❼）が一般的に受け入れられており，日本のガイドラインもそれに準拠している．

治療

アナフィラキシー対応の基本は，十分な酸素投与と輸液管理であり，アドレナリンも有効な循環血液量が保持されたうえでの薬効であることを忘れてはならない．また，ショック体位を早期からとらせ，不用意な体位変換は循環動態の望ましくない変動の理由となり，心肺停止の誘引になりうるので避けるべきである．

アドレナリン：アナフィラキシーによって生じる病態を改善させる最も効果的な薬剤である．ア

❼ アナフィラキシーの診断基準

> 1. 皮膚症状（全身の発疹，瘙痒または紅潮），または粘膜症状（口唇・舌・口蓋垂の腫脹など）のいずれかが存在し，急速に（数分～数時間以内）発現する症状で，かつ下記a, bの少なくとも1つを伴う

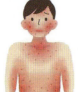
皮膚・粘膜症状

さらに，少なくとも
a, bの1つを伴う

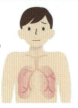
a. 呼吸器症状
（呼吸困難，気道狭窄，喘鳴，低酸素血症）

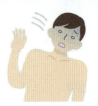
b. 循環器症状
（血圧低下，意識障害）

> 2. 一般的にアレルゲンとなりうるものへの曝露の後，急速に（数分～数時間以内）発現する以下の症状のうち，2つ以上を伴う

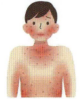
a. 皮膚・粘膜症状
（全身の発疹，瘙痒，紅潮，浮腫）

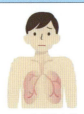
b. 呼吸器症状
（呼吸困難，気道狭窄，喘鳴，低酸素血症）

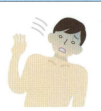
c. 循環器症状
（血圧低下，意識障害）

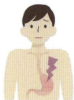
d. 持続する消化器症状
（腹部疝痛，嘔吐）

> 3. 当該患者におけるアレルゲンへの曝露後の急速な（数分～数時間以内）血圧低下

収縮期血圧低下の定義：平常時血圧の70%未満または下記

```
生後1か月～11か月   <70mmHg
1～10歳            <70mmHg＋(2×年齢)
11歳～成人          <90mmHg
```

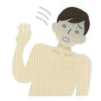
血圧低下

(Simons FE, et al. WAO Journal 2011；4：13-37, Simons FE. J Allergy Clin Immunol 2010；125：S161-81, Simons FE, et al. アレルギー 2013；62：1464-500 より作成)

ドレナリンの効果発現は速いが，代謝も速く（10〜15分），必要に応じて反復投与する．投与量は0.01 mg/kg（最大0.3 mg），投与経路は筋肉注射である．吸入による循環器系に対する効果は否定的であり，挿管時の経気道的投与とは一線を画して理解するべきである．

アドレナリン投与の遅れが，致死と関連があるとする報告は枚挙にいとまがない．しかし日常診療においてアドレナリンは使い慣れない薬剤であり，治療指数（治療効果を示す量と致死量との比較）が狭く，また劇薬指定であることが影響して，その投与時期が遅れることがきわめて多い．致死の可能性がある症状，すなわちショックおよびプレショック，そして呼吸器（上下気道）症状に対して，迅速積極的に投与されるべきである．

アドレナリン自己注射薬（エピペン®）：食物アレルギーによる症状は，自宅，保育所，学校など医療機関外で発生することがほとんどである．アドレナリン投与の遅れは致死と強く関連しており，この事態を避けるためにアドレナリン自己注射薬（エピペン®）が処方される．処方対象者は，アナフィラキシーショックの既往またはアナフィラキシー症状を繰り返す例，微量で即時症状の既往例などとなる．保護者の希望例や即時症例全例を対象とすると，保育所・学校での負担増につながるため，処方症例を選択することも必要である．

自己注射薬の使用に際して問題点がいくつか指摘できる．

- 適切に注射できない点があげられる．その原因としては，処方時に適切に手技を指導していないこと，また保護者や当事者が単純に使用手技を忘れてしまうことがあげられる．少なくとも処方医が初回処方時に使用手技を丁寧に説明することは必須である．また指導内容を自宅で反復練習することも併せて指導する．
- 適切なタイミングで注射できないことも少なくない．小児アレルギー学会では，アドレナリン自己注射薬の注射のタイミングに関する13症状を提案しているので，患者らに習熟させる必要がある（❽）．
- 注射時の受傷の問題と誤注射の問題があげられる．注射時に児の固定が不十分で，注射とともに体動が大きいと，大腿部に大きな切創を残すことが報告されている．また実機を用いて練習をしてしまったり，患児が実機を適用タイミングでない状況で打ってしまったりすることが報告されている．併せて指導を十分に行うとよい．

抗ヒスタミン薬（H_1受容体拮抗薬）：抗ヒスタミン薬はじんま疹や瘙痒に対する効果は明らかであるが，紅斑にすらその効果は限定的である．ましてショックはもちろん，呼吸器・消化器症状に対する効果は期待できず，投与は推奨されていない．さらに注射薬はその鎮静効果から，かえって患者の意識レベルの評価を困難にする．このため，安易な投与はむしろ避け，投与対象を慎重に考え，使用後は継続的なモニタリングを行い急変に備える．

ステロイド薬：抗ヒスタミン薬と同様，アナフィラキシーの急性期治療に対するステロイド薬の効果に対するエビデンスはきわめて乏しい．二相性反応に対する効果を期待されて投与されることが多いが，そのエビデンスも乏しい．アナフィラキシーに対して漫然とステロイド薬を投与して，モニタリングもせずに経過を追うことはあってはならない．

呼吸器症状へのβ_2刺激薬吸入：下気道症状にはβ_2刺激薬吸入が効果的なことが多い．しかし，急速に増悪することを考慮して実施するべきであり，反応が乏しい場合にはアドレナリン筋肉注射のタイミングを逸しないよう注意する．また上気道閉塞症状（嗄声，無声，喉頭絞扼感，嚥下困難感など）にはβ_2刺激薬は無効であり，急速な気道閉塞の可能性を念頭に対応する必要がある．呼吸器症状にはまず吸入というステレオタイプな考えは捨て，救命のために上気道閉塞にアドレナリン筋肉注射が唯一有効な薬剤であることを確認する必要がある．

❽ 一般向けエピペン®の適応（日本小児アレルギー学会）

消化器の症状	呼吸器の症状	全身の症状
・繰り返し吐き続ける ・持続する強い（我慢できない）腹痛	・のどや胸が締めつけられる ・声がかすれる ・犬が吠えるような咳 ・持続する強い咳込み ・ゼーゼーする呼吸 ・息がしにくい	・唇や爪が青白い ・脈を触れにくい・不規則 ・意識がもうろうとしている ・ぐったりしている ・尿や便を漏らす

エピペン®が処方されている患者でアナフィラキシーショックを疑う場合，上記の症状が1つでもあれば使用すべきである．

していかなければならない．

- **食生活の評価，除去食生活への指導**：栄養指導の最も基本的な指導要点である栄養評価を行う．身長・体重の成長評価はもちろん，食生活のバランス（主食，主菜，副菜）が適当かなども併せて確認する．また除去する食物を使わない調理方法や加工食品を紹介し，食生活を豊かにする指導助言を行う．
- **除去食物別の適切な食事指導**：主要3大食物抗原に関しては指導のポイントを抽出して❺に示す．それ以外のものに関しては❻に示すように，除去を最小限にするように指導する．
- **食品表示の理解**：日本では，食品衛生法にてアレルギー物質を含む食品表示が法整備されている．本法を理解することで患者の食生活は安全に広がりをもたせることができ，QOL改善に大きく貢献する．

表示義務があるのは特定原材料7品目（鶏卵，乳，小麦，落花生，そば，えび，かに）のみであり，その他の食品に表示義務はない．このため推奨20品目は，表示されていなかったとしても，使用している可能性はある．しかし最近の食品業者は義務および推奨27品目に関して，加工食品に使用指定がなければ「使用していない」旨の表記することが増えてきた．この場合は原材料表示に記載がなくても，安心して摂取することができる．

表示は容器包装された加工食品のみが対象である．それ以外の外食や中食（惣菜類など）は同じような表記があっても，法的な安全性は担保されていない．また表示欄外の注意喚起表示（「○○を同じ工場内で使用しています」など）は，その加工食品に○○が原材料としては含まれていないことを示唆すると指導・助言できるとよい．

▶ **経口免疫療法**

「食べて治す」というキャッチフレーズで，免疫療法はメディアを通して瞬く間にその存在が知られるようになった．その効果は明らかであり，重症な患者たちが免疫療法に取り組むことによって，みるみる耐性を獲得していった．2014年の免疫療法に関するメタ解析では，83報が対象となり，その結果，鶏卵アレルギーは免疫療法をしたグループが，実施しなかったグループよりも鶏卵の完全解除が3.3倍，部分解除が5.7倍治りやすかったと報告されている．

しかし輝かしい成果の裏には必ず影の部分があり，免疫療法も同様である．免疫療法を行うことで，アナフィラキシー症状が誘発されたり，予測外の副反応（好酸球性胃腸炎や食道炎など）を合併したりすることは周知の事実である．先ほど紹介したメタ解析においても，軽症から重症までのアナフィラキシーリスクは約6.1倍高まると報告されている．また免疫療法は年余にわたる治療なので，覚悟と忍耐が必要で，かつ困難や負担を強いられるものである．効果ばかり強調されている風潮があるが，改めてリスクにも目を向け，対策を講じる必要がある．

このような研究成果が集まってくるなかで，

少量ずつ食べさせていく指導のリスク

　免疫療法の効果が明らかになるなかで，"食べて治す"考え方が誤った方向で広がっている向きがある．最近初診患者のなかに，「今まで除去指導されていた食物を，あるとき突然「少しずつ食べてみなさい」と主治医に指導され，困惑している」と相談にくることが明らかに多くなってきた．

　われわれが患者に与える医療はリスクとベネフィットの天秤にかけられ，ベネフィットが優位であり，かつリスクが少ないものが選択されていくはずである．確かに"早期耐性獲得"のために，従来のように完全除去するよりも少しずつでも摂取したほうが良さそうであることは，免疫療法や臨床経験から同意する．しかし，そこには少なくないリスクを伴っていることを決して忘れてはいけない．"食べられるか食べられないかわからない除去食物を食べさせること"は，まさに負荷試験に相違ない．当院での膨大な負荷試験の結果を解析すると，特異的IgE抗体が陰性や疑陽性のレベルであっても，重篤なアナフィラキシー症状を呈する例はまれではない．

　経口免疫療法の定義が曖昧なので，議論の余地は残すべきであるが，"食べられない食物をあえて食べて耐性を誘導する"のが経口免疫療法なのであれば，"今まで除去指導されていた食物を，「少しずつ食べてみなさい」"とする指導は，主治医が意図しようとしまいと，それは経口免疫療法である．経口免疫療法は，日本を含めた各国のガイドラインで研究的位置づけにあり，一般医が実施することは推奨されていない．実施には倫理委員会の承認や十分なインフォームド・コンセント，および重篤症状が誘発されたときの万全な対応整備が必須である．こうした準備が十分でないなか，気軽に食べさせていってしまううちに，万が一にもショックから死亡事故に発展してしまった場合，その責任を問われる可能性は否定されない．

世界各国の食物アレルギーに関連するガイドラインでは，日本を含めて「免疫療法を研究的位置づけとし，一般診療での実施を推奨できるレベルにない」と勧告している．免疫療法を行ううえで，こうした事実を医師はしっかりと患者に伝え，インフォームド・コンセントを得ることは，治療上本来は必須である．

（今井孝成）

乳児湿疹

これだけは見落としてはいけない

▶新生児エリテマトーデス，敗血症，ブドウ球菌性熱傷様皮膚症候群，重症薬疹，伝染性膿痂疹（とびひ），川崎病，麻疹

新生児エリテマトーデス：出生直後から生後12週に出現（2〜4週が好発）．顔面・頭部に始まり，体幹・四肢に広がることもある．米粒大ないし貨幣大，左右非対称の環状・円板状の浮腫状紅斑を呈し，鱗屑を伴ったり膿痂疹様を呈したりすることもある．シェーグレン症候群や全身性エリテマトーデスなどのリウマチ性疾患に罹患している母親から出生した新生児に一過性に発症する．家族歴と皮膚症状がある場合は，心合併症，肝障害，末梢血検査などで異常がないかどうか検索し，重症であればステロイドの全身投与など入院加療の適応となる．

敗血症：発熱していたり，何となく元気がなかったりする乳児に皮疹がある場合，敗血症を疑う．新生児を含む乳児早期に多い．入院可能な施設で精査加療を急ぐべきである．

ブドウ球菌性熱傷様皮膚症候群（staphylococcal scalded skin syndrome：SSSS）：発熱と口囲，眼囲の発赤に始まることが多いが，全身の猩紅熱様紅斑を生じ，水疱が軽い力で容易にびらんとなる（ニコルスキー現象）．抗菌薬の投与とびらん面の保護が治療の中心となる．

スティーブンス-ジョンソン症候群（SJS），**中毒性表皮壊死剥離症**（toxic epidermal necrolysis：TEN）：薬剤投与歴がある患者に，円形の浮腫性紅斑や標的病変のみられる多形紅斑が出たら，SJSを疑い，原因と疑われる薬剤をすぐに中止する．重症型であるTENは乳児ではきわめてまれである．

伝染性膿痂疹（とびひ）：紅斑を伴った水疱から始まり，膿疱となって破れるとびらんとなる水疱性膿痂疹と，小膿疱と厚い痂皮を主体とする痂皮性膿痂疹とがある．水疱性膿痂疹は，主に黄色ブドウ球菌が起因菌であり，初発病変を縁取るように周囲に拡大していく．痂皮性膿痂疹の多くは，A群β溶血性連鎖球菌が関与しており，顔面，手足などの体の一部に多発する場合と全身に汎発する場合とがある．

川崎病，麻疹：湿疹ではないが，発熱を伴う皮疹で重症化する可能性が高い疾患なので，皮疹を主訴に来院した場合には常に念頭におく．

「乳児湿疹」と治療方針

乳児湿疹は，単一疾患名ではない．乳児期に発症する湿疹，すなわちジクジク，ブツブツ，びらん，乾燥，かゆみなどを伴う皮膚炎の総称である．そのなかには，乳児脂漏性湿疹，おむつ皮膚炎，接触皮膚炎，乳児アトピー性皮膚炎などが含まれる．診断がつかないときに，暫定的につけるには便利な呼称であるが，誤った治療法を続けていると治らないばかりか，悪化原因となるため注意が必要である．

▶乳児の皮膚の特徴

乳児の皮膚は，成人と比べ皮脂が少なく薄いためバリア機能が低い．それに加え，発汗が多く，摂食に際しては乳汁や食物が口周囲を汚しやすく，排泄が自立していないためおむつ内は便や尿によって皮膚が傷害を受ける可能性が高い．出生後，乳児のホルモン動態には変化がみられるため，皮脂分泌量もそれに応じて変化する．

多くの出産施設ではガーゼで顔を拭くように指導されており，乳児の皮膚はさまざまな刺激に曝される．そのため，多くの乳児は湿疹を発症することになる．

▶問診の重要性

皮膚疾患は，皮膚に異常があることはみればすぐにわかるが，表現型である皮膚症状は似ていても，原因によって治療方針が異なる．正確な診断のためには，視診，触診だけでなく，受診に至るまでの詳しい経過を知るための問診が重要となる．

診断のポイント

1st line で考える疾患

▶新生児痤瘡

顔面，とくに頬部に好発する．体幹には発症しない．角栓が詰まって増大した過形成の毛包皮脂腺が皮疹の正体である．新生児の定義は本来生後1か月以内であるが，本症は生後2週〜3か月ころまで発症する可能性がある．マラセチアが関与していると考えられている．

通常は，ぬるま湯と洗浄剤によるスキンケアで軽快治癒するが，難治性の場合，抗菌薬や抗真菌薬の外用を必要とすることがある．

▶乳児脂漏性湿疹（❶）

頭皮，顔面（前額部，頬，眉間など），胸部を中心に皮脂分泌が多すぎるために起きている紅斑，丘疹のほか，びらん，痂皮などの皮疹である．軽症であれば，石けんやボディシャンプー，頭皮用シャンプーなどの洗浄で改善するが，かゆみを伴って掻破している場合や滲出液が出ている場合は，手指を使った洗浄だけでなく，マイルドまたはストロングのステロイド外用薬を1日2〜3回塗布し，治療する．

▶汗疹（❷）

多量の発汗があり，汗が蒸発しにくい部位に生じる．頸部，肘窩，膝窩，被髪部が好発部位であるが，仰臥位で寝ている乳児は背部にもしばしばみられる．通気性のないおねしょシーツを用いている場合などは汗疹の悪化を招く．汗管の一部が閉塞することによって発症すると考えられる．

角層付近で閉塞した水晶様汗疹は，無治療でも数日で消退する．表皮内で閉塞した紅色汗疹は，紅暈を伴った漿液性丘疹を形成し，かゆみを伴う．時に，鱗屑や小膿疱を伴うこともある．一般に気温の高い夏季に多いが，衣服の着せすぎや室内の過度の暖房などで冬季にみられることもある．脱衣した直後の皮膚に実際に触ってみると汗ばんでいることが多いため，触診が大切である．

▶おむつ皮膚炎（❸）

下痢に伴って肛囲やおむつとの接触部位に紅斑，漿液性丘疹，びらんなどが急性に発症した場合に本症を強く疑う．女児の場合は，下痢がなくても排尿により外陰部に同様の所見がみら

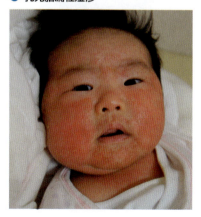

❶ 乳児脂漏性湿疹

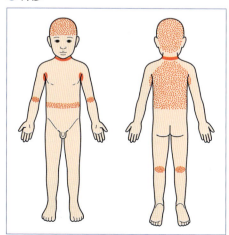

❷ 汗疹

れる場合，本症の可能性が高い．排便，排尿の際におむつ交換が遅れてしまうと，下痢便や尿が接触皮膚炎をきたし，おむつとの摩擦によって症状が悪化する．

おむつと接触しにくいしわの中から始まる皮膚炎は，カンジダ皮膚炎の可能性が高い．落屑の検鏡で菌糸が確認されれば，カンジダ皮膚炎の診断は確実である．培養検査によるカンジダの証明は便中の細菌叢を見ているだけであり，カンジダ皮膚炎の証拠とはいえない．

治療は，早めのおむつ交換と皮膚の擦過中止である．拭くのではなく，水や微温湯で洗ったあと，ワセリンで保護するよう指導する．それでも改善しない場合は，亜鉛華単軟膏ないしはエキザルベ®を処方する．

▶ **ガーゼによる接触皮膚炎（❹）**

筆者の診療所で最も多くみられる皮膚炎は，ガーゼによる擦過が関与した接触皮膚炎である．多くの出産施設では，新生児の顔面をガーゼで清拭するように母親が指導される．よだれをガーゼで拭くように指導する医師もいる．❹の乳児のような皮膚炎の多くが，ガーゼやティッシュペーパーで拭くことをやめてもらうことによって再発を防止できている．

マイルドクラスのステロイド外用薬（キンダベート®軟膏など）を1日3回多めに数日間塗布することにより治癒する．

▶ **洗いすぎによる乾燥肌（❺）**

関東地方の冬は外気が乾燥する．室内で暖房を使用するとさらに空気中の湿度が下がる．

❺は衣服から露出している部分に強い乾燥があり，小丘疹が集簇し，皮膚の肥厚を認めた2か月児の上下肢である．ザラザラ，ゴワゴワの皮膚である．保湿剤を頻回に塗っていたが，いっこうに改善しない．乾燥によってバリア機能が低下した皮膚にさまざまな刺激が加わって皮膚炎を生じた状態である．ふろの湯温を40℃未満に下げてもらい，浴槽に浸かる時間を3分以内に短縮，皮膚が正常化するまでリドメックス®ローションもしくはリドメックス®軟膏を塗布して，皮膚が正常化してから保湿剤に変更してもらった．

❸ おむつ皮膚炎

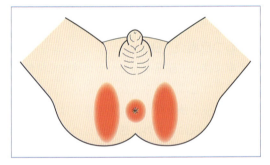

❹ ガーゼによる擦過

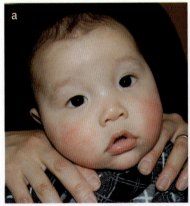 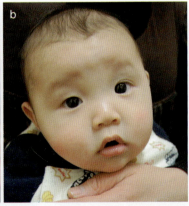

a：治療前，b：治療後（9日後）

❺ 洗いすぎによる乾燥肌

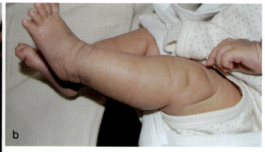

a：上肢の乾燥肌紅斑小丘疹肥厚．
b：下肢の乾燥肌紅斑小丘疹肥厚．

❻ カンジダ皮膚炎

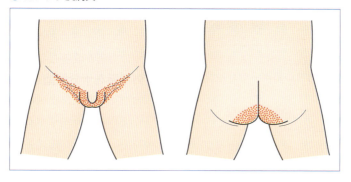

2nd line で考える疾患

▶ カンジダ皮膚炎（❻）

いわゆる"乳児寄生菌性紅斑"は，おむつ内にみられるカンジダ皮膚炎である．肛門周囲に鱗屑を伴う丘疹が島状に散在したら，本症を疑う．検鏡で菌糸を確認すれば診断は確実である（自ら KOH 処理をして検鏡するのが理想であるが，筆者は隣接の皮膚科に紹介している）．

清潔，乾燥のみで改善することもあるが，1週間後も検鏡で菌糸がみられるようであれば，抗真菌薬の軟膏を処方する（液体の抗真菌薬は接触皮膚炎をきたす可能性が高いので推奨されない）．

口腔内に鵞口瘡がある場合，高率におむつ内にカンジダ皮膚炎が存在する．

▶ アトピー性皮膚炎

「アトピー性皮膚炎診療ガイドライン」で2か月以上の難治性の湿疹とされている．本疾患を疑って筆者の診療所を訪れる患者の多くは，適切なスキンケアと短期間のステロイド外用薬塗布で治癒していく．アトピー性皮膚炎，花粉症，気管支喘息の家族歴は重要であるが，生活歴と治療歴を聴き取ることが最も重要である．きちんとしたスキンケアや治療がなされていない患者がきわめて多いからである．

筆者の経験では，乳児のアトピー性皮膚炎は比較的まれな疾患と思われる．

治療のポイント

どの皮膚疾患も，療育者の正しい理解と治療

> ✓ **食物アレルギーと乳児湿疹の関係**
>
> 　2008年，英国のLackによって提唱されたdual allergen exposure hypothesis（二重抗原曝露仮説）を支持する論文が近年多くみられる．
>
> 　日本では，2010年に社会問題化した"茶のしずく石鹸"使用者における小麦アレルギーの多発により，経皮感作の存在が一般に知られるようになった．このときの小麦アレルギー発症者の多くが，バリア異常のある皮膚炎などはなかったとしている．このことは，界面活性剤が健常皮膚のバリア機能を傷害する可能性を示唆している．
>
> 　乳児のスキンケアに際しても，界面活性剤（石けんのみならず，洗浄剤すべて）の使用に慎重であるべきであろう．バリア機能が障害された皮膚に食物タンパクが接触することで感作され，のちに食物を摂取した際にじんま疹やアナフィラキシーなどのアレルギー症状を発症するのである．
>
> 　一方で，乳児期早期に経口摂取をしたほうが当該食品のアレルギー発症が少ないという調査がある．ピーナッツバターを乳児に与えるイスラエルのほうが，乳児期に与えることを控えている英国よりもピーナッツアレルギー発症率が低い[1]のである．その後，英国で行われたハイリスク乳児に対するピーナッツ摂取のランダム化試験（LEAPスタディー）によってそのことが裏づけられた[2]．
>
> 　以上をふまえると，食物アレルギーを発症しないためには，皮膚のバリア機能を損なわないように適切なスキンケアを行い，適切な時期に食事を開始して進めていくことが最善と思われる．根拠のない除去食は，療育者の過剰なストレスや乳児の栄養不足の原因ともなりかねないため，有害無益である．

ある．治癒後に健康な皮膚を保つためには，適切なスキンケアが不可欠である．誤ったスキンケアが原因である湿疹もあるため，問診の時点で，入浴の方法（湯温，浴槽に浸かる時間，洗浄剤，ガーゼやナイロンタオルなどの使用），保湿剤や外用薬の塗布回数，塗布量などを確認しておく．薬を処方するだけでなく，外用薬を塗布する時間帯，塗り方，量まで指導する．

▶1日3回外用薬を塗布する

　塗布する時間帯は，朝，入浴後の2回は必須である．夜間入浴している場合は，午後すなわち入浴前に2回目の外用薬塗布を勧める．日中入浴している場合，就寝前に外用薬を追加しておくと，湿疹の改善が早い．乳児は体動が多く，療育者の衣服や乳児自身の手によって外用薬を除去してしまうことが多いため，1日2回の外用では湿疹が改善しないことが多い．

▶外用薬を十分量塗る

　塗布した直後に皮膚がべたつく，触ると指につくくらいたっぷり塗るのが，外用薬の適量である．フィンガーチップユニット（FTU）の概念を伝え，実際に外来で患部に外用薬を塗布してみせると，「そんなにたくさん塗っていいのですか？」「舐めても大丈夫ですか？」と聞かれるが，ニコニコして「大丈夫です．これくらい塗らないと治りません」と返答する．

▶完全に治癒するまで外用薬を続ける

　次の外来受診の目安を必ず伝える．筆者は，改善傾向がみられない場合は3〜4日後に再受診，1週間後に完治していない場合も再受診してもらうようにしている．処方した外用薬が何日でなくなるかの目安も初診時に伝えておく．

　乳児の皮膚炎では，使用量不足のために治らないことが圧倒的に多い．ほかの疾患ではないことだが，皮膚がきれいになって"疾患が治る"と，療育者はなぜか外用ステロイド薬を怖がるのである．「咳を治すために薬を飲んで，治ったら薬をこわがりますか？」と尋ねると，納得してもらえる．

　なるべく早く治すために十分量のステロイド

の実践がなければ治癒しない．すなわち，指導・教育が最も重要である．外用薬，とくにステロイド外用薬の必要性と副作用をきちんと納得してもらえるまで説明する．

　いったん治癒しても繰り返す場合は，スキンケアが適切になされていない場合がほとんどで

外用薬を投与して，治ったら中止する．十分に治らないまま外用薬を中止して，すぐに元の状態になる患者が少なくない．発赤がなくなると，丘疹や皮膚のざらつきや硬さが残っていても，ステロイド外用薬を中止する保護者が多い．つるつるすべすべとなり，周囲の健常皮膚と区別がつかなくなってから治療薬を中止するように，保護者に念を押す必要がある．

すでに，そのような経過を繰り返している患者には，必ず1週間後に受診してもらい，問題があれば軌道修正をして，治癒するまであと何日程度かかりそうか，目安を伝える．当院初診の時点で2か月以上治療をしても治らないという患者のほとんどが，適切な治療を一度も実施していない．

▶治療薬と維持管理薬を使い分ける

外用薬には，ステロイドや抗菌薬，抗真菌薬のように，病的状態から健常皮膚にするための治療薬（多くの場合は短期間の投与）と，健常皮膚を維持するために塗布する保湿剤や皮膚の保護を目的としたワセリンのような維持管理薬（日常的に長期的に使用）と2種類あると考え，皮膚の状態によって使い分ける．

▶スキンケアの重要性

治癒後は，適切なスキンケアを指導する．汚れは洗う．しかし，洗いすぎない．洗ったら保湿する．汚れは，拭くよりも洗うほうがよい．洗うときにはガーゼやスポンジなどを用いず，手指を駆使する．手指は，触覚により皮膚の状態を正確に把握する，皮膚を傷つけないというメリットがある．

水やぬるま湯できれいにならない部位のみ，すなわち油脂などによるしつこい汚れに対してだけ石けん・シャンプーのような洗浄剤（界面活性剤）を用いる．界面活性剤を用いた場合は，洗浄後に皮膚に合った保湿剤を塗布する．皮膚と保湿剤の相性には個人差があり，保険薬がよいとか市販薬がよいとか，一概にはいえない．実際に使用して個人に合った保湿剤を探すしかない．

筆者は，ヒルドイド®（ヘパリン類似物質）のほか，ザーネ®を処方したり，皮脂の補てんとしてプロペト®（ワセリン）を処方したりするほか，キュレル®など市販薬を試すことも勧めている．

文献

1) Toit GD, et al. Early consumption of peanuts in infancy is associated with a low prevalence of peanut allergy. J Allergy Clin Immunol 2008 ; 122 : 984-91.
2) Toit GD, et al. Randomized trial of peanut consumption in infants at risk for peanut allergy. N Engl J Med 2015 ; 372 : 803-13.

参考文献

- 中村健一．子どもの皮膚疾患．東京：日本医事新報社；2015．
- 末廣豊，宮地良樹編．小児の皮膚トラブルFAQ．東京：診断と治療社；2008．
- 馬場直子．外来でみる子どもの皮膚疾患．東京：診断と治療社；2006．
- 宇理須厚雄ほか監修．日本小児アレルギー学会食物アレルギー委員会作成．食物アレルギー診療ガイドライン2012．東京：協和企画；2011．

〈田中秀朋〉

症状から診断を絞り込む：発達障害

これだけは見落としてはいけない
▶ 器質性神経疾患（てんかん）

発達障害といわれる，注意欠陥多動性障害（ADHD）や自閉症スペクトラム障害（ASD），学習障害（LD）などは脳の器質的・機能的障害が背景にあるため，てんかんや脳波異常を合併することが多いといわれているが[1]，一方で基礎疾患としてのてんかん症状は二次的に不注意，多動，学業不振として現れることも多く，診断がつき治療を始めることによりすみやかに症状の消退がみられる場合がある．とくに側頭葉てんかんは，発作性の自律神経症状，意識状態の変化，情動などを認めるため，自閉症スペクトラム障害との鑑別はしばしば困難である．また，すでにてんかんと診断され抗てんかん薬を投与されている場合に，LDや注意欠陥障害を疑わせる認知障害や集中力の低下が認められることもあり，薬剤の影響にも留意が必要である．

診断する前に

● **定型発達と発達障害との間には境界線はなく連続性があるため診断が難しい**：自閉スペクトラム症，注意欠如・多動症，限定性学習症などの発達障害は，それぞれ単独で存在するというよりも，さまざまな組み合わせで存在する．支援のためには，一つ一つを論じることよりも，発達障害スペクトラムという概念でとらえるほうがアプローチがしやすい．また古典的な重度〜中等度の自閉スペクトラム症を除き，軽度の発達障害は社会生活のなかでの困難性が明らかになってはじめて顕在化する．身体的な疾病の診断とは異なり，障害の絶対性はなく，対社会での相対的な関係性の障害といえる．症状は定型発達の子どもの苦手さと連続性があり，その苦手さの量的な多さや質で支援や療育が必要になる．そのため，診断をすることの困難さとともに，支援の必要性を適切な時期に予測・告知し，つなげていくことの難しさがある．

● **診断・支援のスタートには旬がある**：保護者の気づきからスムーズに支援につながる一方で，障害の受容が進まないと対応すべき大切な時期を逃してしまい，子どもの困難感の解決や自立の妨げとなる．気づきと支援はなるべく早い時期，すなわち幼児期から学童初期までに行うことが重要である[2]．

● **ジェネラリストも見て見ぬふりはできない**：いまや急性疾患での外来受診や乳幼児健診で来院する約6%[3]が発達障害といわれている．一般小児科医・総合医は，その周辺のグレーゾーンを入れると1割近くになることを認識し，専門医に任せるのではなく，日常の診療のなかで，子どもの特性をありのままに注意深く観察し，発達を継続的，包括的に診ていく姿勢が最も必要である．そうすることによって，アセスメントだけでなく配慮やアドバイスができ，必要であれば専門医への支援につながるよう橋渡しをすることができるであろう．

1st lineで考える疾患

● **診察室で気づく発達障害とそのサイン**：同じ障害でも，年代によって特性の強さや現れ方が変化してくるので，年代別にその特徴をとらえておくことは重要である．ここでは発達障害を分類・診断することはそれほど重要ではなく，それぞれに抱えている困り感を，適切な時期に

✓ 日本精神神経学会の提案呼称

「障害」という診断名に保護者は落胆と拒否感を覚え、そのためにスムーズな支援につながらないことも多い．最近は発達障害のなかの呼称を見直す動きが出ている．日本精神神経学会は2014年，自閉症スペクトラム障害を「自閉スペクトラム症」，注意欠陥多動性障害を「注意欠如・多動症」，学習障害を「限局性学習症」，発達性協調障害を「発達性協調運動症」という言い換えを提案している（❶）．本項では，医師が家族に伝えやすく受容しやすいよう，障害という表現を避け，提案呼称を用いた．

❶ 発達障害の呼称

一般呼称	提案された呼称
自閉症スペクトラム障害 autism spectrum disorder（ASD）	自閉スペクトラム症
注意欠陥・多動性障害 attention deficit/hyperactivity disorder（ADHD）	注意欠如・多動症
限局性学習障害または学習障害 specific learning disorder（LD）	限局性学習症
発達性協調障害 developmental coordination disorder（DCD）	発達性協調運動症
軽度知的能力障害 mild intellectual disability	軽度知的発達症

❷ 発達障害の重なり

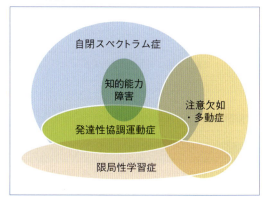

支援に結びつけることが重要であるため，日常診療の診察室で年代別に気になるサインや保護者の訴えを発達障害の特徴と関連づけて，❷〜❹に示す．

▶ 乳児期・幼児期早期

乳児健診で相談される不安や育てにくさの訴えは，発達障害の診断の重要な手がかりとなる．

- あやしても笑うことが少ない，抱かれたがらない→愛着行動の乏しさ，感覚過敏，人に興味が湧きにくい➡**自閉スペクトラム症**
- 乳児期後期になっても睡眠がいつまでも細切れで寝つきがきわめて悪い→睡眠障害➡**自閉スペクトラム症**
- 人見知りが異常に強く，診察室に限らず自宅以外の日常性のなかにない場所で大泣きをする．診察室で痛いこともしないのに，病院に入ったとたんに大泣きをする→見通しが立たず周りの状況が理解できないため不安が強い➡**自閉スペクトラム症**
- 乳児期後期になって，名前を呼んでも呼応せず目が合うことが少ない．母親と医師が話し込んで，一人にしていても泣かずに遊んでいる．母親の後追いをすることが少ない，ぐずりや母親を困らせることが少ない→物に興味はあっても人に気持ちが向きにくい➡**自閉スペクトラム症**
- 指さしをしない，共感してほしい気持ち（ジョイントアテンション）が少ない，クレーン現象（要求時に言葉で伝えられず，他者の手を使って代わりにしてもらおうとする行動）→気持ちを共感すること，伝えることが苦手➡**自閉スペクトラム症**
- 幼児期初期の健診で言葉，二語文が遅い，会話になりにくい，オウム返し（エコラリア）→人に伝える気持ちが少ない，相手の話す内容がわからない➡**自閉スペクトラム症**

▶ 幼児期

- 偏食が強く一定の食品しか食べない．冬なのにコートを着ず，ぶかぶかの半袖しか着ない，人と手を握りたがらないなど，さまざまな感覚に偏りが強い→感覚過敏または鈍麻．

❸ 成長過程でみられる発達障害の種類とサイン

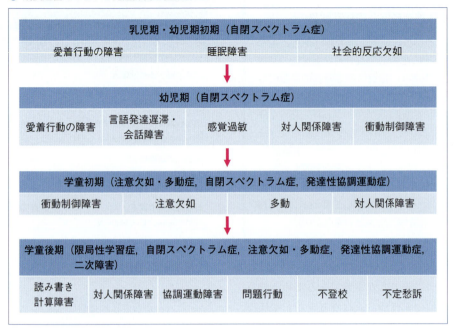

年齢とともに表現形は変化する.

❹ 診察室で気づく発達障害のサイン

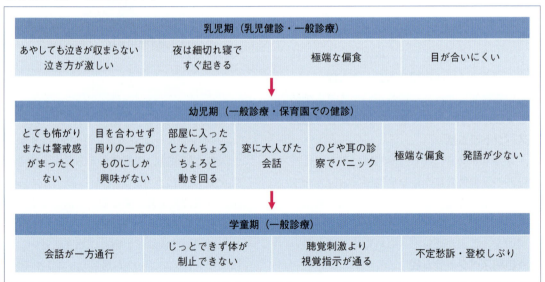

診察室では口の中に舌圧子が入ることが極端に嫌い ➡ **自閉スペクトラム症**
- 診察する順番にこだわり,順序が違うとパニックになる.診察室の車のおもちゃのタイヤだけくるくる回すことに集中する.ミニカーを1列に並べて集中する→同じ動作に没頭する.ルールに執着 ➡ **自閉スペクトラム症**
- 迷子になる,診察室に入ったとたん人と視線を合わせず,椅子に座らず,母親から離れスタッフゾーンに行ってしまう.ベッドや椅子

> ☑ **寝つきが悪いという相談**
>
> 健診で寝つきが悪いという相談はしばしば経験する．そのなかには，自閉スペクトラム症としての睡眠障害が含まれている場合もある．「大きくなれば大丈夫」と答えてすませることなく，真摯に母親の困り感を傾聴し，経過を観察することが必要である．

に立ち動き回る→多動，周りの状況が理解できない➡**注意欠如・多動症，自閉スペクトラム症**
- 初めて会う人にもなれなれしく話しかける．物怖じしない→人との距離感がわからない，コミュニケーションが一方通行➡**自閉スペクトラム症，注意欠如・多動症**
- 話して指示するよりも絵など視覚で指示したほうが診察ができる，行動がスムーズになる→視覚優位➡**自閉スペクトラム症**
- 診察の医師からの質問に，年齢に似合わない大人びた答え方，独特の話し方をする．診察室で異常にカレンダーの数字やアルファベットなどに興味を示し年齢不相応に記憶力が高い→相手の立場が読み取りにくくマイペース．特定のものへの興味が強い➡**自閉スペクトラム症**
- 運動会や発表会などの行事に参加できない→日常性でない変化に対応することが苦手➡**自閉スペクトラム症**
- 歩き方や走り方がぎこちない→協調運動が苦手➡**発達性協調運動症，自閉スペクトラム症**

▶ **学童期**
- 場の雰囲気が読めない，人の表情が読めない，自分の気持ちを言葉に置き換えることが苦手，冗談がわからない→相手の気持ちが理解しにくい➡**自閉スペクトラム症**
- 突然，怒る，ふさぎ込む→気持ちを伝えることが苦手で言語化できない➡**自閉スペクトラム症**
- 運動が苦手，姿勢保持が苦手で，診察室でも

> ☑ **診断スクリーニング**
>
> 診断スクリーニングの活用として，乳幼児期のM-CHAT[5]，幼児期から学童期のPARS-TR[6]などがある．健診のような機会で使用してスクリーニングとして有用性が報告されている．育ちを経時的，総合的に見守れる立場にあるかかりつけ医は，スクリーニングの点数で診断するのではなく，診療のなかでの気づきを大切にする姿勢をもちたい．
>
> M-CHAT：英国で開発された乳幼児自閉症チェックリスト（Checklist for Autism in Toddlers：CHAT）を米国で修正を加え発展させたものである．23項目から成り，「はい」「いいえ」で答える親記入式の質問紙である．
>
> PARS-TR：Parent-interview ASD Rating Scale-Text Revisionの略．「親面接式自閉スペクトラム症評定尺度テキスト改訂版」とよぶ．広汎性発達障害の支援ニーズを評価するための評定尺度．

体がくねくねして，じっとできない→固有覚感覚が未発達➡**発達性協調運動症，自閉スペクトラム症，注意欠如・多動症**
- ルールが守れない，診察室で「じっとしなさい」と言われても動き回る，順番が守れない，がまんや，がんばることができない→抑制系が弱い，周りの状況が把握できない➡**注意欠如・多動症，自閉スペクトラム症**

診断基準と診断ポイント

● **自閉スペクトラム症**（autism spectrum disorder：ASD）：DSM-5の診断基準（❺❻）[4]を参照されたい．

● **注意欠如・多動症**（attention deficit/hyperactivity disorder：ADHD）：DSM-5の診断基準を参照されたい．

● **限局性学習症**（specific learning disorder：LD）：LDの特性は学習という機会によって明らかになるため，学童期以降になって目立ってくる．知的能力に遅れはなく，努力しているにもかかわらず特定の学習（読み書き，聞き取り，

❺ ASD の診断基準（DSM-5）

A．複数の状況で社会的コミュニケーションおよび対人的相互反応における持続的な欠陥があり，現時点または病歴によって以下により明らかになる
　1．相互の対人的-情緒的関係の欠落
　2．対人的相互反応で非言語的コミュニケーション行動を用いることの欠陥
　3．人間関係を発展させ，維持し，それを理解することの欠陥

B．行動，興味，または活動の限定された反復的な様式で，現在または病歴によって以下の少なくとも2つにより明らかになる
　1）常動的または反復的な身体の運動，物の使用，または会話
　2）同一性への固執，習慣への頑ななこだわり，または言語的，非言語的な儀式的行動様式
　3）強度または対象において異常なほど，きわめて限定され執着する興味
　4）感覚刺激に対する過敏さまたは鈍感さ，または環境の感覚的側面に対する並外れた興味

C．症状は発達早期に存在していなければならない（しかし社会的要求が能力の限界を超えるまでは症状は完全に明らかにならないかもしれないし，その後の生活で学んだ対応の仕方によって隠されている場合もある）

D．その症状は，社会的，職業的，または他の重要な領域における現在の機能に臨床的に意味のある障害を引き起こしている

E．これらの障害は，知的能力障害（知的発達症）または全般的発達遅延ではうまく説明されない．知的能力障害と自閉スペクトラム症はしばしば同時に起こり，自閉スペクトラム症と知的能力障害の併存の診断を下すためには，社会的コミュニケーションが全般的な発達の水準から期待されるものより下回っていなければならない

注：DSM-Ⅳで自閉性障害，アスペルガー障害，または特定不能な広汎性発達障害の診断が十分確定しているものには自閉スペクトラム症の診断が下される．社会的（語用論的）コミュニケーションの著しい欠陥を認めるが，それ以外は自閉スペクトラム症の診断基準を満たさないものは，社会的コミュニケーション症として評価されるべきである．

（DSM-5 精神疾患の診断・統計マニュアル．2014[4]）に基づく要約）

もしくは計算）にだけ困難があるため，気づくのが遅れることが多い．相談された場合，ある教科の学習が突出して遅れていることが手がかりになる．知的能力障害を除いたほかの発達障害と併存することが多い．早い段階で適切な支援を受けることができないと，学年が上がるにつれ授業についていけなくなるので，専門機関に早めに紹介することが必要である．

● **発達性協調運動症**（developmental coordination disorder：DCD）：神経学的な異常はないが，微細運動・粗大運動ともに不器用で，協調運動が不得意なため体育が苦手であったり工作が苦手で，ほかの発達障害との合併が多い．

● **注意すべき経過中の障害—二次障害**：二次障害とは，一次障害を有する子どもが多くの失敗や挫折を経験し，叱責され，自己肯定感が低下し，生きづらさから感情や行動にゆがみが生じる状態をさす．学童期以降にみられることが多い．二次障害には，不満や怒りが外に向かう外在化（過度の反抗や暴力，非行）と，感情が自分の内面に向かう内在化（不定愁訴・うつ，対人恐怖，不登校，引きこもり）がみられる．

2nd line で考える疾患

発達障害と間違えられやすい疾患に，反応性愛着障害（reactive attachment disorder：RAD）があげられる．愛情に対する情動欲求が養育者によって満たされることがない社会的ネグレクトや，養育者が頻回に変わる（離婚，里親など）ことなどで，アタッチメントが形成される時期に十分な養育を受けられていない場合に，対人関係や情動の障害が起きて感情の抑制が生じ，いらだちや悲しみによって反抗的行動や落ち着きのなさ，気持ちを伝えることを抑制するなどの行動様式が現れる．それはしばしば，自閉スペクトラム症のコミュニケーションの困難さ

❻ ADHD の診断基準（DSM-5）

A. 1) および/または 2) によって特徴づけられる，不注意および/または多動性-衝動性の持続的な様式で，機能または発達の妨げになっているもの：
 1) 不注意
  以下の症状のうち6つ（またはそれ以上）が少なくとも6か月以上持続したことがあり，その程度は発達の水準に不相応で，社会的および学業的/職業的活動に直接，悪影響を及ぼすほどである．
  a) 学業，仕事，または他の活動中に，しばしば綿密に注意することができない．または不注意な間違いをする
  b) 課題または遊びの活動中に，しばしば注意を持続することが困難である
  c) 直接話しかけられたときに，しばしば聞いていないように見える
  d) しばしば指示に従えず，学業，用事，職場での義務をやりとげることができない
  e) 課題や活動を順序立てることがしばしば困難である
  f) 精神的努力の持続を要する課題に従事することをしばしば避ける，嫌う，またはいやいや行う
  g) 課題や活動に必要なものをしばしばなくしてしまう
  h) しばしば外的な刺激によってすぐ気が散ってしまう
  i) しばしば日々の活動で忘れっぽい
 2) 多動性および衝動性
  以下の症状のうち6つ（またはそれ以上）が少なくとも6か月持続したことがあり，その程度は発達の水準に不相応で，社会的および学業的/職業的活動に直接，悪影響を及ぼすほどである．17歳以上では少なくとも5つ以上の症状が必要である
  a) しばしば手足をそわそわ動かしたりトントン叩いたりする，またはいすの上でもじもじする
  b) 席についていることが求められる場面でしばしば席を離れる
  c) 不適切な状況でしばしば走り回ったり高いところへ登ったりする
  d) 静かに遊んだり余暇活動につくことがしばしばできない
  e) しばしば"じっとしていない"，またはまるで"エンジンで動かされているように"行動する
  f) しばしばしゃべりすぎる
  g) しばしば質問が終わる前に出し抜いて答え始めてしまう
  h) しばしば自分の順番を待つことが困難である
  i) しばしば他人を妨害し，邪魔をする
B. 不注意または多動性-衝動性の症状のうちいくつかが12歳以上になる前から存在していた
C. 不注意または多動性-衝動性の症状のうちいくつかが2つ以上の状況において存在する
D. これらの症状が，社会的，学業的，または職業的機能を損なわせているまたはその質を低下させているという明確な証拠がある
E. その症状は，統合失調症または他の精神病性障害の経過中にのみ起こるものではなく，他の精神疾患ではうまく説明されない

（DSM-5 精神疾患の診断・統計マニュアル．2014[4]に基づく要約）

や，注意欠如・多動症の落ち着きのなさや多動との鑑別が困難となる．背景に養育環境の問題や虐待などがないかを十分に検討することが必要である[7]．

診断・診察のポイント，アドバイス（紹介のポイント）

特徴がそろい診断基準に合致したら DSM-5に従い重症度を判定する．中等症*以上であればなるべくすみやかに専門の療育機関に紹介

---

*ADHD の重症度
軽度：診断を下すのに必要な項目数以上の症状はあったとしても少なく，症状がもたらす社会的または職業的機能への障害はわずかでしかない．
中等度：症状または機能障害は，「軽度」と「重度」の間にある．
重度：診断を下すのに必要な項目数以上に多くの症状がある，またはいくつかの症状が特に重度である，または症状が社会的または職業的機能に著しい障害をもたらしている．

❼ 診察室でできる対応

・気になったら，その後も診察の際に留意する
・何回か気になる状態が続けば，それを家族に伝えて継続した受診を促す
　具体的には
　　どれくらいの期間
　　どんな様子に注意しながら
　　どのようなことをしたほうがいいか
・特徴がある程度はっきりしたら
　　療育を開始

する．疑うが診断基準には当てはまらない場合は，診断は1回で行わず，経過をみながら複数回の診察を経て行うべきである．

　医師は，その子の困り感を共有し，家族が気づいていけるよう，診察場面で診断名や障害であるという伝え方でなく，具体的な気づきを伝えていく．気になる点の経過観察が必要であることも伝えるが，その際にはどれくらいの期間，どのような様子に注意しながら，どのようなことをしたらいいかを伝えることが必要である（❼）．児に対しては，否定的な言葉を使わず，短いわかりやすい指示で伝える．もしくは視覚支援（絵カードなどで次にすべき行動を示す）を使った診察技法を用いるとスムーズに診察を行うことができる場合が多い．

　乳児健診では，子育てでストレスや不安を訴えられる場合も多く，がんばりすぎずできることに目を向けることや，一人で抱え込まず，気持ちを打ち明けられる環境や家族，友人をもつことなどをアドバイスする．

文献

1) 齊藤万比古ほか編．改訂版 注意欠陥/多動性障害—AD/HDの診断・治療ガイドライン．東京：じほう；2006．p.127-8．
2) 神尾陽子ほか．1歳6ヶ月健診における広汎性発達障害の早期発見についての予備的研究．精神医学 2006；48：981-90．
3) 厚生労働省．実証的研究成果 軽度発達障害児に対する気づきと支援のマニュアル．2007．
http://www.mhlw.go.jp/bunya/kodomo/boshi-hoken07/h7_02a.html
4) 日本精神神経学会日本語版用語監修．髙橋三郎ほか監訳．DSM-5 精神疾患の診断・統計マニュアル．東京：医学書院；2014．
5) 国立精神・神経センター．早期診断へのM-CHATの活用．
http://www.ncnp.go.jp/nimh/jidou/aboutus/M-CHAT2.pdf
http://www.ncnp.go.jp/nimh/jidou/aboutus/mchat-j.pd
6) 安達 潤ほか．広汎性発達障害日本自閉症協会評定尺度（PARS）短縮版の信頼性・妥当性についての検討．精神医学 2008；50：431-8．
7) 永田雅子．乳幼児期のこだわりと親子関係．こころの科学 2015；183：15-20．

（宮田章子）

たまに遭遇する疾患

熱傷度分類に従った管理と予後

われわれ小児科医は，従来熱傷患児を診察することはほとんどなく，皮膚科や外科，形成外科を受診するように説明することが普通であった．しかし，湿潤療法を行うようになってから，外来で，特別な器具や手技を必要とせず，従来の熱傷治療と比べて，治療中の痛みも少なく，きれいに治療させることができるようになった．

まず，軽度の熱傷から，自信をもって熱傷治療に取り組めるように，熱傷度分類に従った管理と予後を述べる．

熱傷度分類

▶ Ⅰ度熱傷（表皮熱傷〈epidermal burn〉）

水疱形成がなく，有痛性の発赤と軽度の腫脹を伴うこともある．数分間，水道水などの流水で冷やし，消毒薬は使用せず，ワセリン（なければ軟膏基剤の外用薬）を厚く塗布し，非固着性の被覆材（なければ食品用ラップ）で覆う．1～2日で痛み，発赤はほぼ消失する．ただし，受傷直後は水疱形成がなくⅠ度熱傷と思われても，翌日に水疱が出現することがあるので注意を要する．

▶ Ⅱ度熱傷（真皮熱傷〈dermal burn〉）

痛みが強く，水疱形成を伴う．Ⅱ度熱傷はさらに浅達性Ⅱ度熱傷（真皮浅層熱傷〈superficial dermal burn：SDB〉）と深達性Ⅱ度熱傷（真皮深層熱傷〈deep dermal burn：DDB〉）に分類される．成書によると，SDBは真皮への損傷が少ないため，約2週間でほぼ瘢痕を残さず治癒する．DDBは真皮深層まで損傷が広がっているもので，治癒には3～4週間を要し瘢痕を残すことが多い．水疱底は白色で知覚も鈍麻し，Ⅲ度熱傷へ移行しやすいと述べられている．

受傷後2週間経過しても上皮化しない深達性Ⅱ度熱傷においても，適切な湿潤療法と，テーピング・圧迫などによる適切な後療法を施せば，ほとんど瘢痕を残すことなく治癒する．

▶ Ⅲ度熱傷（皮下熱傷〈deep burn：DB〉）

皮膚全層，あるいはそれ以上の深度で損傷をきたしたものである．皮膚は灰白色で水疱を形成しないか，あるいは褐色に炭化する．皮膚は壊死に陥り焼痂を形成し，自己融解を起こす．自然治癒は創周囲からの表皮増殖を待つしかなく，多くは植皮術が必要になると述べられている．

❶ 浅達性Ⅱ度熱傷（SDB）―症例1

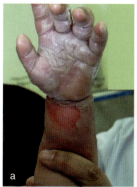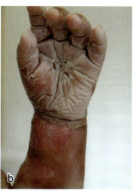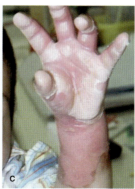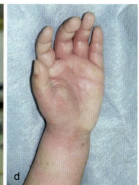

a：初診時，b：受傷5日後，c：受傷2週間後，d：受傷1か月後．まったく瘢痕を残さずに治癒した．その後4年が経過しているが，傷の痕はまったくわからない．

❷ 深達性Ⅱ度熱傷（DDB）—症例2

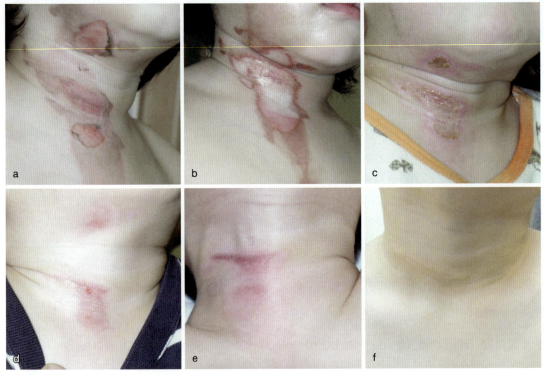

a：初診時（受傷翌日）．浅達性Ⅱ度熱傷に見えた．b：受傷4日後．水疱底は白色（深達性Ⅱ度熱傷）．c：受傷2週間後．まだ上皮化は完了していない．d：受傷1か月後．肥厚を認め，テーピングした．e：受傷2か月後．肥厚は消失した．f：受傷3年後．ほとんど熱傷の痕はわからない．

症例

● 症例1：浅達性Ⅱ度熱傷（SDB）（❶）

床に置いてあった汁物の寸胴鍋に手を突っ込み受傷．病院皮膚科を受診し，軟膏ガーゼ療法を受けていた．受傷3日後，当院を受診した．流水で洗浄し，取れる限りの水疱膜を除去したのち，ワセリンを塗布したプラスモイスト®で被覆し治療した．

● 症例2：深達性Ⅱ度熱傷（DDB）（❷）

2歳11か月男児．沸騰しているやかんの熱湯をこぼして受傷．翌日受診した．消毒はせず，流水で洗いつつ取れる範囲の水疱膜を除去して，ワセリンを塗布したプラスモイスト®で被覆した．

● 症例3：Ⅲ度熱傷（DB）（❸）

1歳男児，アイロンによる熱傷．病院形成外科ではⅢ度熱傷のため植皮しなければ治らないと診断され，受傷3日後に当院を受診した．ワセリンを塗布したプラスモイスト®で被覆した．

Ⅲ度熱傷と診断され，皮膚移植が必要とされる2週間を超え，上皮化に2か月近くを要したが，適切に湿潤療法を施すことにより，皮膚移植をすることなく，機能障害もほぼ残さず治癒した．

熱傷に対する湿潤療法（❹）

まずは流水でやさしく丁寧に洗い，できるだけ水疱膜を除去する．次に，ワセリンを塗布した創傷被覆材で被覆する．ワセリンを塗布する

❸ Ⅲ度熱傷（DB）—症例3

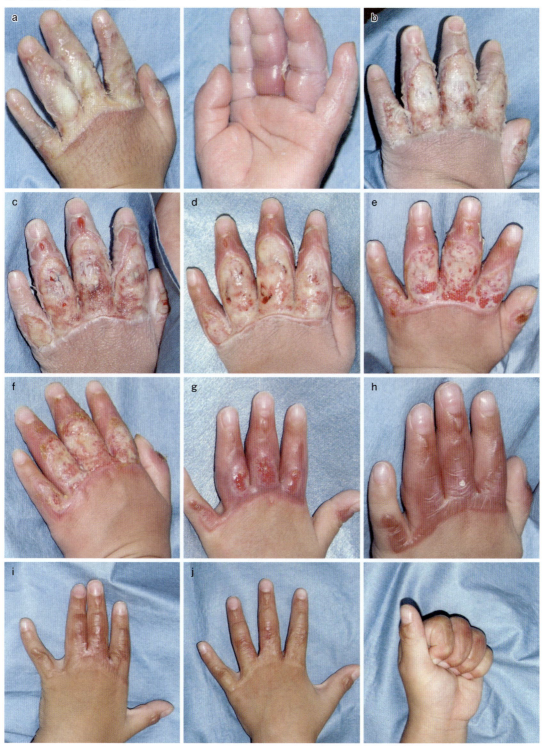

a：初診時（受傷3日後）．発赤，腫脹があり，創感染と診断し経口セフェムを投与した．b：受傷4日後．c：受傷5日後．d：受傷7日後．e：受傷13日後．創面の一部がイクラ状の盛り上がりを呈し過剰肉芽と診断，Ⅲ群ステロイド軟膏を使用した．f：受傷17日後．過剰肉芽は消失した．g：受傷1か月後．h：受傷2か月後．i：受傷10か月後．この後，滋賀県小児保健センター整形外科にて指間形成術を施行．j：受傷2年後．

❹ 熱傷に対する湿潤療法の流れ

（夏井睦．新しい創傷治療より．http://www.wound-treatment.jp/）

ことで痛みが軽減する．被覆材は，通常はプラスモイスト®などの非固着性透水性メッシュシートとその表側に吸水層，さらに滲出液が漏れない表面ポリシートから成る3層構造となっているものを用いる．

顔面や指先などの比較的面積の小さな熱傷は，ワセリンを塗布せずデュオアクティブET®などのハイドロコロイド被覆材単独で被覆するほうがよい場合がある．被覆材は創に合わせて適当な形に切って使用する．

留意点としては，初診翌日，無理なら翌々日には必ず再診し創部を観察する．保護者に症例の写真を見せるなどして，十分に説明し，標準療法ではないことに同意を得て，診療録に記載しておく．経過写真を残しておくことも重要である．また，過剰肉芽が出現した場合にはすみやかに強いステロイド軟膏を用いることや，肥厚性瘢痕予防のためのテーピングや色素沈着予防の遮光などの後療法も重要である．

このように，少なくとも小児科外来を受診するような熱傷に関しては，たとえⅢ度熱傷と診断されていても，適切に湿潤療法を行えば，皮膚移植せずに治癒する．湿潤療法の立場からいえば，熱傷深度はその治療期間と後療法の必要性の差でしかない．

とはいえ，初心者が最初から深達性Ⅱ度以上の深い熱傷の治療を行うことは躊躇されると思われる．自院で無理だと判断した場合は，夏井睦医師のwebサイト「新しい創傷治療」から，湿潤療法を行っている医療機関を検索して，紹介すべきであると考える．

自院で行う場合でも，夏井睦医師やわれわれ湿潤療法を行っている医師にメールで相談することを考慮されたい．また，筆者がFace book上で運営する非公開の「湿潤療法研究会」グループに参加するのもよいと思う．

われわれ小児科医は子どものアドボケーターであると自負している．やけどを負った子どもたちに，できるだけ痛みが少なく，痕の残りにくい治療法があれば，少なくともその選択肢を保護者に提示すべきであると考える．

参考文献

- 清水 宏．あたらしい皮膚科学．第2版．東京：中山書店；2011．
- 特集：小児科外来における湿潤療法—熱傷を中心に．外来小児科2013；1：30-73．
- 岡田清春，福田弥一郎．熱傷処置の薬の使い方．小児科学レクチャー2012；1：95-101．
- 夏井 睦．ドクター夏井の熱傷治療裏マニュアル．東京：三輪書店；2011．
- 岡田清春，福田弥一郎．熱傷．特集/子どもの外傷—小児科医でもできること，小児科医だからこそできること．小児科診療2015；79（1）．

（岡田清春）

たまに遭遇する疾患

小児科医でも対応できる創傷
—ステープラーを用いた小縫合とステリストリップ固定

小児科医がまず除外すべき創傷

　創傷処置を実施する場合，局所の創傷にとらわれるのではなく，全身状態を評価し，かつ合併損傷の有無や機能を評価したうえで局所の処置を行う．

　一般小児科医が創傷処置を行う際には，これらの原則を把握したうえで，処置医のスキルに応じて対応できる創傷とそうでない創傷を区別しておくべきである．

▶生命維持のために介入を必要とする創傷

　たとえ大きな開放創があったとしても，まず生命維持に関わる気道，呼吸，循環，神経機能に問題がある場合，創傷処置は後回しにして全身状態の安定化を図る．また出血がコントロールできていない場合も，まず圧迫止血を行う．外傷の初期診療も，最初は生命に直結するABCDEの異常を早急に検出し，異常を認めたら可及的すみやかに対応する．

▶専門医が対応すべき創傷

　非専門医が対応することで機能的予後や整容的予後が影響を受けるようであれば，施設の状況によるが，できるだけ専門医の診療を受けることができるよう調整すべきである．

　機能的予後に影響する可能性がある創傷には，四肢の神経，血管，腱損傷があげられる．これらを除外するために，創傷より末梢の神経機能や循環状態を評価し，評価を診療録に明記しておく．

　整容的予後に影響する可能性がある創傷は，顔面や耳介の創傷（とくに真皮層にも及ぶ創傷や口唇縁をまたぐ創傷など）が主なものであろう．

　これらの創傷に対し，処置施行医が十分訓練され，適応も検討して実施できる場合は非専門医であっても対応することに問題はない．ただ，もし十分訓練を受けた自覚がなければ，処置を受ける子どもの一生に関わる傷になることを考えると，安易に手を出すべきではない．

▶合併症をきたしうる創傷

　動物咬傷，汚染された創傷，異物混入が疑われる創傷，また処置開始までの時間が6〜8時間を超えている症例などは，創感染を起こす可能性が高いため，慣れた医師が処置をすべきであろう．

対応可能な創傷

　創縫合の訓練を受けていなくても対応可能な創傷は，前述以外の創のうち，次に述べるようなものである．なお閉創に先立ち，創部は必要に応じて局所麻酔による疼痛緩和を図り，生理食塩液で十分に洗浄する．残存する異物がなく，止血もされていて，適応に合致する場合は縫合糸を用いずに閉創を試みる．

▶頭皮内の創傷

　真皮層内で収まる深さの創であり，十分止血されている3cmに満たない線状創であれば，スキンステープラーや皮膚表面接着剤（ダーマボンド®）を用いて閉創を試みてもよい．

- **スキンステープラーを用いた閉創**：ポイントは，創縁が内反しないように留意すること，ステープラーそのものは創に強く押し付けないようにすることである（❶）．
- **皮膚表面接着剤を用いた閉創**：hair apposition technique（HAT）法である（❷）．髪の毛が3cm以上あり3cm未満の創が適応．頭皮に使用するのではなく，より合わせた頭髪に対して使用する．基本的にフォローは不要である．創傷治癒に関する結果は縫合と差はないとされている．ただし，本製品は頭皮への使用は禁忌

❶ スキンステープラーによる閉創（実際は頭皮に対して使用）

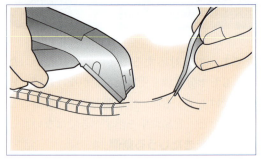

創縁が内反しないよう留意し，強く押し付けないで使用する．

❷ hair apposition technique（HAT）法による閉創

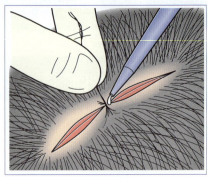

創に対し向かい合う位置の頭髪を寄り合わせ，皮膚接着剤を数滴垂らして頭髪を固める．

とされているので，慎重に使用すべきである．結い目に対して数滴程度にしておくこともポイントであり，使用しすぎると固まった頭髪がなかなか元通りにならないことがある．

▶創縁に緊張がかからない創傷

こめかみや下顎部など，創治癒を妨げる方向に張力がかからない3 cmに満たない線状の創傷で，残存する異物がなく止血もされている場合は，皮膚表面接着剤や皮膚接合用テープを用いた閉創を試みてもよいだろう．

● **皮膚表面接着剤を用いた閉創**：粘膜への使用は禁忌である．創を合わせる力は縫合に比べると弱いため，張力がかからない創に限定すべきである．適応を検討すれば，整容的予後は縫合と差がないとされている．

塗布する際には，止血できたことを確認したうえで製剤が創内に入らないようにしっかりと創縁を合わせて2〜3層に塗布し，塗布後は最低でも30秒程度は創縁を合わせた力を緩めないようにする．この際，術者の指に接着剤が付着しないように注意する．保護者には，閉創後1日程度は水に濡らさないこと，創離開がなければ1週間ほどで接着剤は自然に脱落することを伝えておく．

● **皮膚接合用テープ（Steri-Strip™）を用いた閉創**：皮膚表面接着剤と同様に創を合わせる力は弱い．適応も皮膚表面接着剤と同様である．ただ，汗をかきやすい部位や患児が外してしまうことが予想される場合には適さない．状況に応じ，皮膚表面接着剤を使用した後，補強のために皮膚接合用テープを用いることもある．

創周辺は乾燥させ，止血されたことを確認して使用する．創縁に対して垂直方向に，創を寄せ合わせるように貼付する．使用後は治癒まで（顔面であれば4〜5日）は濡らさないように指示する．

⤴ 参考文献

- Farion K, et al. Tissue adhesive for traumatic lacerations in children and adults. Cochrane Database 2002；(3)：CD003326.
- Hock MO, et al. A randomized controlled trial comparing the hair apposition technique with tissue glue to standard suturing in scalp laceration (HAT) study. Ann Emerg Med 2002；40：19-26.
- Zempsky WT, et al. Randomized controlled comparison of cosmetic outcomes of simple facial lacerations closed with Steri Stip™ skin closures or Dermabond™ tissue adhesive. Pediatr Emerg Care 2004；20：519-24.

（井上信明）

対応可能か適応を明確にする

創傷は専門医が対応しなければ，美容的・機能的予後が悪化するものがある．小児科医が対応してもよい適応を明確にすることが肝要である．

たまに遭遇する疾患：肘内障

肘内障の特徴，処置

橈骨輪状靱帯が橈骨頭と上腕小頭の間に滑ってはまり込むことで肘関節の屈曲ができなくなってしまう状態である．一般的には，上肢に長軸方向に牽引する力が急激に加わった直後から上肢を動かさなくなった，寝返りした後から体の下になっていた上肢を動かさない，といった典型的な病歴があり，また患側は軽度回内伸展位で保持されている典型的な肢位をとっている場合，間違いなく肘内障と考えてよいだろう．

ただし典型的な病歴は，肘内障の約半分程度にしか認められない．時には転倒して手をついた直後から動かさない，ということもある．病歴，肢位ともに典型的である場合は，あえて単純X線検査を行う必要はなく，そのまま整復手技を行ってよいが，転倒した直後から動かさないような非典型的な病歴や病歴が明らかでないときには，まず骨折を除外する必要がある．

▶ **整復**

整復には，主に回外屈曲法（❶）と過回内法（❷）の2通りが用いられる．一般的に過回内法のほうの整復率が高いといわれている．コツは，痛がるからといって恐る恐る整復を試みるのではなく，一気に行うことである．

❶ 回外屈曲法

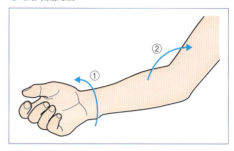

①患側上肢は約90°の屈曲位でしっかりと回外させる．
②勢いよく屈曲させる（第5指が肩につくイメージで行う）．

❷ 過回内法

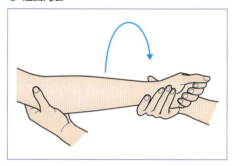

術者の利き腕で患児の患側上肢の手関節部を把持し，肘関節を固定させた状態で過回内させる．

整復がうまくいくと，通常クリック音を触知する．早ければ整復直後から，遅くとも10～15分もすれば患肢を自由に動かしだす．年少児や整復までに時間がかかった症例では，動かしだすまでに時間がかかることがある．そのような場合は単純X線写真を撮影せざるをえない．

また，時には何度整復を試みても整復できないこともある．クリック音を感じたのになかなか動かさない場合や，典型的な肘内障の病歴なのに何度整復を試みても整復できない場合は，肘関節を90°の屈曲位にし，手掌を患児の体に向けた肢位で固定するか，三角巾で患肢をつっておき，整形外科医の診療を求めるべきである．

なお，20%前後が再発するといわれている．

> ✓ **骨折を想定した単純X線写真の撮影**
>
> 単純X線検査時には，疼痛部位を同定することが肝要である．丁寧に，時には保護者の協力を得て丹念に触診し，疼痛部位を見つけだす．
>
> 小児の骨折では，必ずしも骨折部位の腫脹を認めるわけではないが，疼痛は必ずみられる．疼痛部位が同定できれば，その部位を2方向，また健側も含めて単純X線検査を施行する．

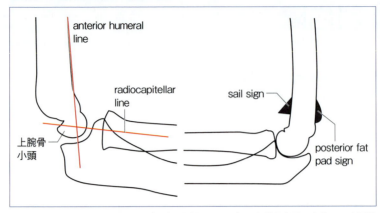

❸ 骨折時の肘関節側面 X 線像の読影ポイント

2 つの line：anterior humeral line（上腕骨前縁のライン）は上腕骨小頭の中央 1/3 を通過する．ずれている場合は上腕骨顆上骨折を疑う．radiocapitellar line（橈骨長軸方向の中央の line）は上腕骨小頭の中央を通る．ずれている場合は橈骨頭の脱臼を疑う．
2 つの fat pad：関節内の脂肪が黒く抜けてみえる．anterior fat pad は正常だが，船の帆のように飛び出している場合（sail sign）や posterior fat pad を認める場合，外傷の結果であれば関節内に血液が貯留していることを意味し，関節内に骨折があることを示唆する．posterior fat pad を認めれば異常である．

整復ができて帰宅させるときには，不用意に上肢を引っ張ることがないように指導しておく．

受傷機転や肢位が典型的でない場合に考える疾患

▶ 骨折（上腕骨顆上骨折，鎖骨骨折）

幼児は転倒すると上肢を伸ばした状態で手をつくために，幼児の骨折は上肢が最も多い．そのなかでも伸展位で手をついて受傷した場合は上腕骨顆上骨折が多く，肩から転倒した場合は鎖骨骨折が多くなる．

診断には単純 X 線写真が必要だが，小児の肘関節の単純 X 線写真の読影にはポイントがある（❸）．ただし，小児の骨折は初診時に単純 X 線写真ではわからないこともある．優先させるべきことは，患児の訴える疼痛である．受傷後痛みが強い場合は，単純 X 線写真上問題がないと思われても，決して「骨折がない」と言わないことであり，むしろ骨折に準じて最低限三角巾を利用して固定しておくべきである．

なお，受傷部位より末梢側の神経障害，血流障害が疑われるときには，可及的すみやかに専門医に相談すべきである．

▶ 骨髄炎，化膿性関節炎

とくに発熱を伴う場合，明らかな外傷のエピソードがないのに進行する局所の発赤，熱感，腫脹などを伴う場合に疑う．積極的に除外することを目的に局所の単純 X 線写真，血液検査，

虐待を念頭に病歴聴取し，除外診断を

子どもの外傷はすべて虐待を想定すべきである．病歴聴取では，まず目撃した情報なのか，伝聞や憶測による情報なのかを区別する．そして虐待を否定するために可能な限り詳細に，ただし詰問調にならないように病歴を聴取し，丁寧に全身の身体診察を行う．

典型的な受傷機転ではない症例（あるいは受傷機転が不明）や肢位が典型的ではない場合，整復手技を試みる前に単純 X 線検査を行い，明らかな骨折を除外しておくべきである．

培養検査を行う．ただし，単純X線写真による異常の検出力には限界があるため，関節液貯留を確認するための超音波検査や骨髄内の異常検出のためにCTやMRI検査を検討する．否定できないときには専門医へのコンサルトが必要である．

▶腫瘍

小児の上肢にみられる腫瘍は，ほとんどが良性である．単純X線写真で異常を認めることが通常であり，必要に応じてCT検査などの画像検査を行う．

● 参考文献

- Krul M, et al. Manipulative interventions for reducing pulled elbow in young children. Cochrane Database 2012；(1)：CD007759.
- Schutzman SA. Immobile arm. In：Fleisher GR, et al, editors. Textbook of Pediatric Emergency Medicine. 6th ed. Lippincott & Williams；2010. p.324-7.
- Alexandre A, et al. Benign bone tumor of the upper extremities in children. J Pediatr Orthop 2010；30：S21-6.

〈井上信明〉

夜泣き，たそがれ泣き

> **POINT**
>
> 「夜泣き」は REM（rapid eye movement）睡眠に関連するか？
>
> 睡眠中に起こる異常行動（パラソムニア）には，non REM 睡眠が関連するものと，REM 睡眠が関連するものがあり，それぞれ病態，対処の方法が異なると考えられる．その病態を理解するには，睡眠機構の発達への理解が欠かせない．

non REM-REM リズムの発達

non REM-REM リズムの発達は，胎生期は動睡眠，静睡眠と分類され，胎生30週前後にてREM，non REM 睡眠の原型が出現する[1]．

出生後 non REM-REM のサイクルは新生児期は30〜40分，生後3か月をすぎると50〜60分となり，2歳で75分となる．すなわち，non REM 睡眠は，新生児期30％から生後3か月ごろ50％に増加し，一方，REM 睡眠は，新生児期50％だが2歳ごろ20〜25％に減じる．

non REM 睡眠（とくに徐波睡眠）は環境要因，昼間の覚醒に左右されながら発達すると考えられており，生後の昼間の覚醒レベルの良否が深睡眠の発達に影響する．REM 睡眠は，遺伝的素因に規制された REM-non REM サイクルに順じ，一定の時刻に出現すると考えられている（❶❷）．

睡眠機構のうち，REM 睡眠の発現とその要素は，コリン作動性ニューロンの活性と青斑核ノルアドレナリン（NA）ニューロン，縫線核セロトニン（5-ヒドロキシトリプタミン；5HT）ニューロンが同期的に抑制するために出現し，この周期は NA（5HT）ニューロンの self inhibition によると推測されている（❸）．

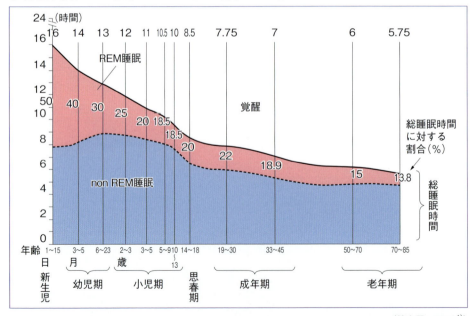

❶ 総睡眠時間，REM 睡眠，non REM 睡眠の加齢による変化

（神山潤．2008[1]）

❷ 継時的に4回の睡眠ポリグラフィーを施行した乳児の睡眠経過図

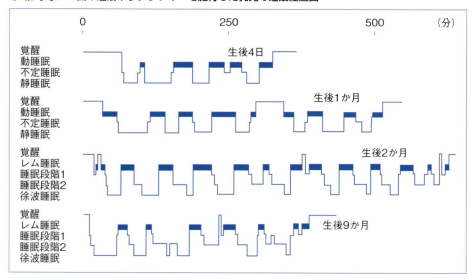

（神山潤，2008[1]）

❸ REM-non REM 睡眠のサイクルとアミン系・コリン系神経系の活動

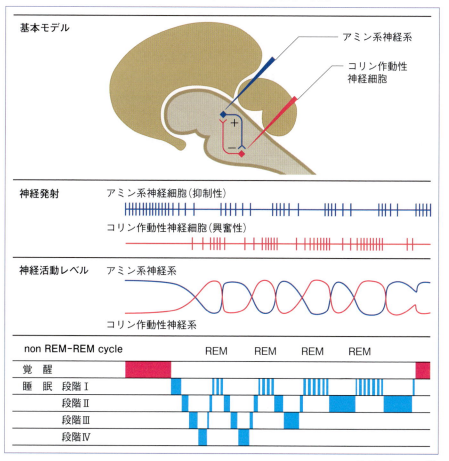

（瀬川昌也，1988[2]）

睡眠要素の良否は，環境要因と遺伝的要素の影響はあるが，同時にそれを制御するNAと5HTニューロン神経系の良否を反映する．すなわち睡眠要素の改善は，NAと5HTニューロンの活性の改善を意味すると考えられている．乳幼児期では，アミン系神経系は脳の形態形成と高次脳機能の発達に重要な役割を担っており，睡眠要素の良否をみることは，これら神経系の活性の良否につながると考察される．

睡眠リズムの発達の継年齢的な発達を理解し，それに伴い臨界齢をもって発達する心身の各要素を正常に発達させることが，その後発現するかもしれない異常を予防する鍵となる．

夜泣き（中途覚醒）と夜驚症，たそがれ泣き

● **夜泣き（中途覚醒）**：病態生理学的に，non REM睡眠の異常によるものとREM睡眠の異常によるものの2つに大別されるが，厳密には鑑別は難しい．

non REM睡眠期の異常に起因するものは，ノンレム睡眠関連睡眠随伴症群に分類され，錯乱性覚醒，睡眠時遊行症，睡眠時驚愕症がある．REM睡眠の異常に起因するものは，時刻依存性（clock dependent）に出現し，レム睡眠行動異常症，悪夢がある．

● **夜驚症**：一般的に，深睡眠から覚醒する際に認められる覚醒反応の異常といわれているが，その本質は深睡眠の異常に起因する．完全に覚醒することはなく，翌朝記憶していない．遺伝的な素因が強く，小児期に多い特徴をもつが，徐波睡眠の効率の低下が誘因とも考えられ，昼間の覚醒レベルを十分上げ，安定した深睡眠を促すことで改善することが多い．注意すべきことは，前頭葉てんかんとの鑑別であり，学童になっても症状が改善しない夜驚症は睡眠脳波検査が必要となる．

● **たそがれ泣き（colic）**：生後2週間から3か月ごろまで夕方ひどく泣く，という現象で，夜泣きとは別の病態と考える．最近，発症機序に，腸内細菌の偏倚が関連するという報告が出ているが，原因は不明である．

● **外来で相談される夜泣き**：筆者は，外来にて多くみられる「夜泣き」は時刻依存性の中途覚醒でREM期に関連すると推測している．その病態として，大脳基底核疾患の研究から，睡眠中の体動を制御するドパミン神経系の受容体過感受性と関連し，twitch movementを含む過剰な体動のための覚醒と推測している．すなわち，夜泣きは正常なアミン系神経の発達過程で起こる現象である．一方，アミン系神経系の異常を呈する自閉スペクトラム症，Rett症候群などは，高頻度にREM睡眠に関連し覚醒し，深夜に数時間覚醒するなどの睡眠障害を経験する．

昨今，外来で相談される「夜泣き」は，REM期に覚醒し泣いた場合，すぐに授乳するなどの刺激を行った結果，次の夜の「夜泣き」を助長していると筆者は考えている．❹は，上段は夜間泣くとすぐに授乳をしていたが，中止してから中途覚醒がなくなり，昼寝のリズムも安定した症例である．

対応

小児神経学クリニックでは，ほぼ全例に睡眠表を記録してもらい，図などを見せながらnon REM-REM睡眠を説明し，昼間の過ごし方，夜間の授乳の指導をする．再診時，ほとんどの症例で改善傾向を示す．睡眠表が行動療法の効果を有し，保護者が理解し昼間の生活に気をつけ，夜間の授乳を減らすことによるものと考えている．昼間，いかに十分に活動したかは，その日の寝つきの良さとして評価することができる．

一方で，基礎疾患を有する病的症例では改善が難しく，ドパミン受容体過感受性を安定化させる少量L-ドパ療法，メラトニン，トリクロホスナトリウム，ベンゾジアゼピン系薬剤，少量の向精神薬などの薬物療法を行うこともある．アリピプラゾールはドパミン活性を増加するこ

❹ 夜間授乳による「夜泣き」を呈した 1 歳児の睡眠表（母親の記録した睡眠表より）

上段：夜中起きるたびに授乳をしていた時期，下段：指導直後に断乳，「夜泣き」は消失．

> **正常な non REM-REM 睡眠リズムは心身の発達に重要**
>
> 　早期に睡眠要素，睡眠覚醒リズムの異常を見いだし，それを矯正することは脳幹の発達に関与するアミン系神経系の変調を修正し，大脳皮質全体の正常な発達の基盤となると考えている．夜間，いかに正常な non REM-REM 睡眠リズムの発達を促すかが，子どもたちの心身の発達の重要な鍵と考えられる．

とから，REM 期の中途覚醒をきたすことがあるので注意が必要である．いずれにしても病態を評価し，理解したうえで薬物療法を行う．

文献

1) 神山　潤．睡眠の生理と臨床．東京：診断と治療社；2008．
2) 瀬川昌也．渡辺一功編．小児神経疾患診療ハンドブック．東京：南江堂；1988．

参考文献

- 瀬川昌也．幼児の眠りの調整．鳥居鎮夫編．睡眠環境学．東京：朝倉書店；1999．p.110-23．
- 瀬川昌也．睡眠中の体動─その神経学的意義．神経内科 1985；22：317-25．
- 瀬川昌也．発達過程にみる睡眠・覚醒リズムの異常．神経研究の進歩 1992；36：1029-40．
- Fukumizu M, et al. Sleep-related night time crying (Yonaki) in Japan：a community-based study. Pediatrics 115（Suppl）：217-24.

（星野恭子）

乳児の鼻閉

乳児の鼻閉の特徴

鼻の入口から鼻腔，のどまでの間の呼吸路が狭くなると鼻閉が起こる．

▶ 乳児の呼吸の特徴

ヒトは鼻呼吸が基本で，とくに乳児は口呼吸が苦手なため鼻閉によって有効な換気が得られず，呼吸障害を呈しやすくなる．

❶に示すように，乳児は成人に比較して喉頭が高く，舌は上方に位置して喉頭蓋は軟口蓋に接しやすい．乳幼児の吸啜は下顎と舌の協調運動によって行われ，喉頭は上方に移動して喉頭蓋が気道をふさがず哺乳できる構造になっているため，誤嚥しにくく鼻呼吸がしやすい反面，のどが容易に閉塞して口呼吸では有効な換気が得られない．生後半年が過ぎ，徐々に喉頭の位置が下がってくると，鼻呼吸が障害されても軟口蓋が挙上してのどが開き口呼吸に移行しやすくなる．

▶ 鼻閉の原因

鼻閉の原因は先天的疾患と後天的疾患に分けられ，先天的疾患では後鼻孔閉鎖症や狭鼻症がある．両側の先天性後鼻孔閉鎖症では生直後よりチアノーゼや呼吸困難になるが，一側性の閉鎖や狭鼻症ではすぐに症状が起こらないこともある．ほかの顎顔面奇形の合併を認めることも多いため，細径の内視鏡やCTで閉塞部位を確認する．

最も多いのは後天的な鼻閉で，感冒による急性鼻炎，鼻アレルギーに伴う鼻汁や鼻粘膜腫脹によって起こる．新生児の鼻腔はもともと狭小なため，わずかな鼻汁や痂皮でも鼻閉が生じる．乳児では強い鼻閉があると哺乳困難や不眠，不機嫌になる．また，後鼻漏は湿性咳嗽を引き起こし，長引く咳の原因になる．乳児では多くはないがアデノイド肥大も鼻閉の原因になる．

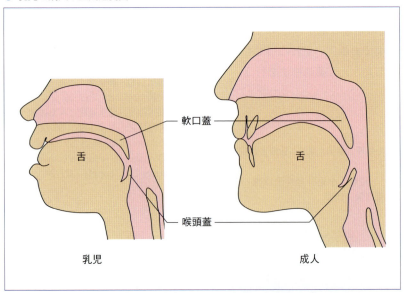

❶ 乳児と成人の上気道側面

乳児は喉頭の位置が高く舌は上方に位置して，喉頭蓋は軟口蓋に接しやすくなっている．

感染はライノウイルス，コロナウイルスなどのウイルスによる上気道感染が発端となるが，数日後には細菌感染に移行する場合が多い．主要原因菌はインフルエンザ菌，肺炎球菌の2菌種で，*Moraxella catarrhalis* が次いで検出される．

膿性鼻汁が10日間以上持続または5〜7日後に悪化をみる場合は細菌の二次感染による急性細菌性副鼻腔炎と診断して，適切な抗菌療法が必要となる．鼻汁がウイルスや細菌による感染，吸入抗原によるアレルギー反応による炎症で鼻汁の量が増加したり性状が変化したりすると鼻閉の原因になる．病的な鼻汁のうっ滞によって炎症は増悪，遷延する．

検査

ヘッドランプなどの光源を用いた前鼻鏡検査で，鼻腔，鼻甲介の腫脹，鼻汁の性状などを観察するが，幼児の鼻は狭くて診にくく，鼻汁が充満していることも多い．ウェルチ・アレン耳鏡（デジタル）マイクロビューなどでも鼻内を観察できる[1]．

前鼻鏡で閉塞所見がない場合や鼻づまりが長引く場合は，細径の内視鏡で左右の鼻腔，鼻咽腔，のどを確認する．小児の鼻閉は鼻腔だけではなく，アデノイド肥大による後鼻孔閉鎖によっても起こる．膿性鼻汁があれば適切な抗菌薬投与のために細菌検査を行う．

乳幼児の副鼻腔（上顎洞，篩骨洞）は未発達なため，単純X線検査では有用な情報が得られない．

治療

▶内服療法

カルボシステインを処方する．膿性鼻汁や頬部の発赤など副鼻腔炎を疑う所見がなければ抗菌薬は必要としない．重度の鼻閉では，麻黄湯を処方する．麻黄湯1日量1g分4（1回量0.25

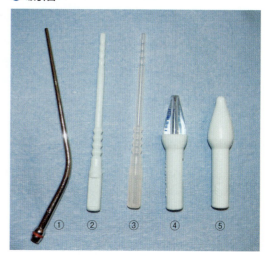

❷ 吸引管

左側から大人用の吸引管（①），乳幼児用の吸引管（ハードタイプ〈②〉，ソフトタイプ〈③〉），オリーブ吸引管（ガラス〈④〉，シリコン〈⑤〉）．

g）を哺乳の30分前にほぼ6時間ごとに投与する．

橋本は，保護者の指先を白湯で濡らしその指で麻黄湯を乳児の上顎に塗りつける方法で投与し，58例中48例（82.7％）に改善がみられたと報告している[2]．

▶局所療法

小児の鼻閉に対して，鼻汁の除去などの局所処置が有効である．乳幼児はもともと鼻腔が狭く，鼻汁が鼻腔内に停滞しまた鼻粘膜の腫脹によってさらに狭小化するので，鼻汁除去と粘膜の浮腫をとる鼻処置が必要である．

耳鼻咽喉科の外来処置では，まずオリーブ管で鼻汁を吸引した後に5,000倍ボスミン®などの薬液を噴霧し，鼻粘膜の腫脹が改善してからカテーテルの吸引管で奥の鼻汁を吸引する（❷）．鼻汁の吸引後も後鼻漏が残り咳を伴う場合は，副鼻腔洗浄（Proetz置換法）を行うこともある[3]．保護者の膝の上で頭を医師の膝で支えて洗浄する．

乳幼児では鼻かみがまだできないため，自宅での鼻汁吸引を指導する．血管収縮薬の処方は2歳未満には禁止されているので控える．鼻簡易鼻汁吸引器，電動の吸引器を使用して床に仰

❸ 簡易鼻水吸引器（ママ鼻水トッテ®）

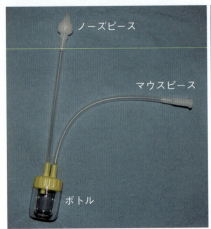
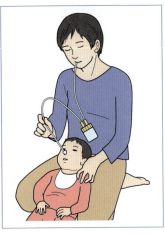

子どもの体を手と足で固定して，ノーズピースを鼻に当てて，マウスピースから吸引する．吸った鼻水はボトルに入るので，口に入ったり逆流しないのが特徴である．

鼻汁吸引による鼻洗浄は治療の一環として有用

乳幼児の鼻閉では，哺乳困難や夜中に起きてしまい十分に眠れない，また不機嫌で泣くことが多いため，保護者も不眠，不安になる．

子どもが固定されて泣きながら受ける鼻洗浄だが，鼻閉の改善によってその日から睡眠，哺乳が改善するので，保護者もその効果によって継続して熱心に取り組んでくれるようになる．鼻閉・鼻汁の改善によって難治の中耳炎を減らすこともできるので，治療の一環として有用な方法である．

向けに寝かせ，保護者の手足で児を固定して吸引する（❸）．高張の食塩重曹溶解液（塩化ナトリウム 0.4 g，炭酸水素ナトリウム〈重曹〉0.1 g，滅菌精製水 20 mL）を処方し，自宅で点鼻噴霧し数分たってからの吸引が勧められる．自宅で食塩重曹溶解液をつくる場合は，食塩 20 g＋重曹 5 g を 1 L の水道水に溶解して点鼻用容器に 1 回ごとに分注して使用時に体温程度に温める．

入間田らは洗浄効果だけではなく，鼻粘膜の浮腫を軽減し，繊毛運動を改善する効果を挙げている．菌量の減少や消失がみられ，50〜70％の症例で自覚症状の改善がみられ，全例中耳炎などの合併症を認めなかったと報告している[4]．

文献

1) 工藤典代．鼻を診る．子どものみみ・はな・のどの診方．東京：南山堂；2009．p.10-3．
2) 橋本浩．乳児のかぜ症候群に伴う鼻閉に対する麻黄湯の効果の検討．漢方医学 2000；24：281-3．
3) 駒崎陽子．長引く疾患治療のコツ．小児副鼻腔炎．MB ENT 2008；86：51-6．
4) 入間田美保子ほか．乳幼児鼻副鼻腔疾患に対する簡易鼻洗浄療法の有効性．日鼻誌 1999；38：230-4．

（新谷朋子）

臍ヘルニア

臍ヘルニアとは，臍帯が出生後7～10日に自然に脱落する過程において臍輪における瘢痕形成が十分になされず，腹膜および腸管が脱出する状態である．生後1か月ごろから認められ3か月ごろに大きさはピークとなり，生後6か月ごろには縮小し，1歳までには80％が，2歳までに90％が自然治癒するとされている．そのため，治療対象になるのは2歳までに自然治癒しなかった場合で，一般的に小児外科，形成外科の疾患と考えられている．

臍ヘルニアは，人種差によって発生頻度は大きく異なり，白人10％，黒人30％，日本人では4～10％程度とされている．また，低出生体重児にも多いとされている．

症状

啼泣に伴う腹圧上昇時に欠損孔を通じ腹腔内容が突出する．その大きさは，母指頭大からくるみ大くらいまでとなる．しかし破裂，嵌頓，絞扼までになる症例は非常に少ない．児本人においての自覚症状（痛みなど）はないが，両親，家族にとっては不安が大きく，医療機関を受診するきっかけとなる．

いわゆる「でべそ」には，2つの形態がある．一つは臍ヘルニア状態が生後から持続するもの，もう一つは臍ヘルニア状態を脱したものの治癒過程に生じた余剰皮膚が残り臍突出症として残るものである．

▶ 臍ヘルニア，臍突出症の問題点

どちらの状態においても生命に別状があるものではなく，見た目の問題，すなわちあくまでも外見上の問題なのであるが，友だちに引っ張られる，裸で遊べない，プール遊びができないなどから児の心理的な問題，ひいてはいじめの原因にもなることがある．また保護者には手術に対する不安もあり，それが治療法を選択するうえで大きな問題となっている．

治療

▶ 治療方針

自然治癒傾向が強い疾患であるので，経過観察し2歳までに治癒しない場合は，手術療法を念頭に小児外科，形成外科紹介が従来の教科書的方針であり，現在もこの指針に従っている施設は多い．

現在，保存的療法（臍被覆療法，臍圧迫療法，絆創膏固定法など表現は異なるが，行われる内容はほぼ同じ）を早期に行い，それでも治癒しないものは外科的な治療を行う方針の施設も，少しずつではあるが増えてきている．

▶ 保存的療法

日本においては，昔から臍ヘルニアに対して，神社札，コインなどを貼る療法が存在した．しかし圧迫が不十分であることや，絆創膏による皮膚のかぶれなどが指摘され，かつ圧迫によって治癒するのではないことが報告され，ほぼ行われなくなっていた．

ところが2000年ごろより小児外科を中心に，臍突出症を防ぐ効果があると再評価されるようになってきた．大塩らの報告によれば，小児外科専門医の約60％が臍圧迫療法を施行しその満足度は80％以上と非常に高いことが報告されている[1]．また2014年の診療報酬改定にて，臍ヘルニア圧迫療法の管理指導料が導入されるようになった．

▶ 手術療法

手術時期は，通常自然治癒が期待できない2歳以降である．

以前は，ヘルニア門を閉鎖するだけで，術後の臍の形が考慮されることが少なかった．今日

❶ 臍圧迫療法

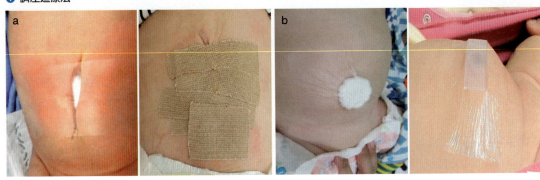

a：皮膚を寄せる方法，b：皮膚を寄せない方法．

✅ 現在行われている臍圧迫療法

具体的な方法は，臍ヘルニア内容を還納させたのち臍に綿球などの圧迫子を入れ，上から防水性のカバー材で固定する．その際に臍を左右に寄せる方法（上下という方法もある）（❶a）と圧迫のみで臍を寄せない方法（❶b）がある．

臍を寄せる方法は，より強力に圧迫され，ヘルニア門の早期の閉鎖を促すとされる．しかしながら，対面する皮膚を接触させて，より強い張力で貼るために，皮膚障害が多くなる可能性がある．臍を寄せない方法の利点は，皮膚障害が少ない点があげられるものの，自然閉鎖を促す点では劣るかもしれない．どちらの方法においても指導，カバー材，圧迫子の交換は医療サイドにおいて行われることが肝要である．比較試験は行われておらず，両者の優劣に関しては議論のあるところである．

筆者らが行ったアンケート調査結果を中心に，圧迫療法に使用される代表的カバー材，圧迫子について❷に，現在の圧迫療法の特徴を❸にまとめた[2,3]．圧迫療法と一口にいっても，施設により手技，使用される材料も非常に多様である．

❷ 臍圧迫療法に使用される代表的カバー材，圧迫子

カバー材	テガダーム™，テガダーム™ロール，カテリープ™，カテリープ™FSロール，エラストポア™マルチフィックス，マルチフィックス®ロール，パーミロール®，キズパワーパッド™，ビニテープ®，メッシュポア™，絆創膏，ワーデル®絆創膏など
圧迫子	綿球，ガーゼ，エラストン™，ヘソプラグ™，EVA樹脂など

❸ 現在の臍圧迫療法の特徴

- カバー材の交換は，3～7日間隔
- 開始時期は，生後2か月からが多い
- 治療期間は，2か月くらいが多い
- 入浴は，そのまま可能
- 防水カバー材の使用により皮膚障害減少
- 生後6か月以降開始したものは効果が少ない

においては，見栄えのよい縦長の臍をつくることが要求されている．しかし皮膚を使って擬似的な窪みをつくることは決して簡単な手技ではなく，小児外科医，形成外科医の技量によるところが大きい．もちろん手術療法は，臍ヘルニアにとって重要な治療法であることには変わりはない．

医学的には，臍ヘルニアの危険性は非常に少なく，また臍突出症は見た目の問題である．そのため最終的に手術するか否かは，本人・家族の判断に任されるところである．医療者側の満足と患者・家族の評価が一致することが重要である．

🔗 文献

1) 大塩猛人ほか．本邦における乳幼児臍ヘルニアの診療方針に対するアンケート調査報告．日小外会誌 2011；47：47-53．
2) 平岡政弘．乳児臍ヘルニアの頻度と圧迫固定療法の

小児科における臍ヘルニアの保存的治療法に際して

　小児科から小児外科に紹介した症例においても約 60％の症例が臍圧迫療法を施行されていることから，小児一般を診る機会の多い小児科においても，臍ヘルニアの保存的治療法を行うことは一考に値するものと考えられる．どんな小さな手術であろうと，本人・保護者にとって負担になることは否めない．保護者としては，できれば手術せずに児に負担のない方法で治療を受けたいというのが願いであろう．

　臍ヘルニアへの対応としては，圧迫療法という治療方法を選択しうるが，施設によって方針に違いがあること，他院と方針が異なる可能性もあるので，自院の方針を伝えて治療方針の違いによる誤解を避けること，地域性（圧迫療法を比較的多く行っている，行っていないなど），保護者の希望も尊重すること，などを考慮して決める必要があると思われる．

効果．日小誌 2014；118：1459-501．
3）長田伸夫ほか．日本外来小児科学会医師会員における臍ヘルニア治療方針の実態調査．外来小児 2016；19：82-7．

（長田伸夫）

保護者の身近な訴えに応える

あざ，母斑

あざ・母斑診察時の3つのポイント

　生まれつきの皮膚の色調や形態の異常である「あざ≒母斑」の相談を受けたとき，考えるべき大切なポイントが3つある．

①母斑の自然史，すなわち自然消退するのか，生涯不変で残るのか，増大したり悪性化するおそれはないのか．

②母斑が皮膚だけのものなのか，皮膚以外の合併症を伴う母斑症のサインではないのか．

③早期治療をすべきか，経過観察だけでいいのか，将来的に待機治療でよいか．

　この3点に明確に答えるためには，母斑の診断を正確に行い，それぞれの母斑についての自然史を考え，最新の治療法と合併する可能性がある疾患について知っておく必要がある．

　早期治療を要するのに，経過観察として専門医への受診時期を遅らせ，適切な治療タイミングを逃すことにならように注意する．

あざ・母斑の鑑別（❶）

　❶に，新生児期からみられる母斑として頻度の高いものを色調別にあげ，それぞれの母斑について，自然経過，合併症の有無，悪性化の可能性についてまとめた．❶に示した母斑の種類と経過を知っていれば，たいていの母斑については患者に説明できる．

❶ 母斑の種類と経過

色	種類	自然経過	悪性化	合併症
赤色	サーモンパッチ	出生時→乳児期	−	−
	ウンナ母斑	出生時→乳児期（半数は成人）	−	−
	イチゴ状血管腫（乳児血管腫）	生後数日→乳幼児（瘢痕化）	−	多発＋
	ポートワイン母斑（毛細血管奇形）	出生時→成人（ポリープ状）	−	＋
	色素失調症	出生時→学童期（成人で白斑）	−	＋
	先天性血管拡張性大理石様皮斑	出生時→学童期	−	＋
	色素血管母斑症	出生時→成人	−	＋
褐色	扁平母斑	出生時→成人	−	−
	カフェオレ斑	出生時→成人	−	＋
	脂腺母斑	出生時→思春期に隆起→腫瘍	＋	多発＋
	肥満細胞腫	出生時→幼児期	−	多発＋
	若年性黄色肉芽腫	乳児期→幼児期	−	時に＋
	若年性黒色腫	乳幼児期→（切除）	−	−
青色	異所性蒙古斑	出生時→幼児期→成人4％	−	−
	太田母斑	出生時（または思春期）→成人	−	−
白色	脱色素性母斑	出生時→成人	−	−
	白皮症	出生時→成人	時に＋	＋
	伊藤白斑	出生時→成人	−	＋
	結節性硬化症	生後数週→成人	−	＋
黒色	先天性色素性母斑	出生時→成人	まれに＋	多発＋
	獣皮様母斑	出生時→成人	時に＋	＋
	神経皮膚黒色症	出生時→成人	＋＋	＋
	Puetz-Jeghers症候群	乳児期→成人	−	＋

❷ イチゴ状血管腫（乳児血管腫）―腫瘤型

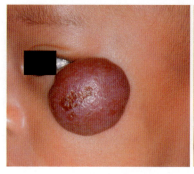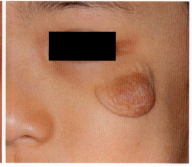

6年後（右），たるみ，皺，瘢痕が残った．

▶赤色斑

　赤く見える母斑の本態は血管の拡張や増殖であるが，これには腫瘍的なものと先天奇形的なものが含まれていて，それらを混同しないために近年，国際的な新分類（The International Society for Study of Vascular Anomalies：ISSVA 分類）ができ，日本でも 2013 年に血管腫・血管奇形ガイドライン[1]が作成され，この ISSVA 国際分類に準じるようになりつつある．今後は国際間や診療分野間で異なる病名でよぶための混乱を避けるために，新分類に従ってよぶことになると思われるが，まだ広くこの分類名が浸透していないため，当分は従来の病名も使われていくことになりそうである．本項では，知名度の高い従来の病名を先に，新分類名をカッコ内に併記した．

- **サーモンパッチ・ウンナ母斑**：サーモンパッチは正中部母斑ともよばれ，新生児のおよそ 1/3 にみられる，額，上眼瞼，鼻翼，鼻の下の，境界不明瞭な不整形の淡い紅斑である．1 歳過ぎにはほぼ自然消退するが，時に成人まで残る場合がある．消えない場合は，V ビームレーザー治療を行えば，よく反応してほぼ消退させることができる．

　ウンナ母斑は，後頭〜項部の赤色斑で，しばしばサーモンパッチに合併する．サーモンパッチよりも消退が遅く，10 年くらいかかって消える場合と，薄くはなるが成人まで残存する割合がほぼ半々である．しかし，ほとんど頭髪で隠れて見えなくなるため，レーザー治療をする必要はまずない．

- **イチゴ状血管腫（乳児血管腫）**：生後すぐには現れず，数日〜1 か月くらいの間に鮮紅色の紅斑が現れ，急激に増大ないし隆起してくる．①扁平に隆起する程度の局面型，②ドーム状に隆起する結節型，③大きな腫隆を形成する腫瘤型の 3 型に分けられる．増大のピークは 3〜12 か月ごろにあり，ピークを過ぎるとゆっくりと消退し始める．

　局面型では 6〜7 歳までには自然消退するが，結節型，腫瘤型では瘢痕や皺，たるみが残る（❷）．

- **ポートワイン母斑（毛細血管奇形）**：出生時より隆起しない境界鮮明な赤色紅斑として，全身どの部位の皮膚にもみられる．とくに顔面には非常に多く，次いで四肢にも好発する．

✅ イチゴ状血管腫に対するレーザー治療

　絶対適応ではない．レーザー治療によって自然消退を早める効果と，生後 2〜3 か月以内の増大期であれば，増大を抑制しピーク時の大きさを小さくとどめる効果が期待できる．ただし，レーザー治療で完全に抑えられるわけではない．顔や腕など目立つ部位にある場合は，少しでも早く赤みがとれるように行うことが多いが，生後 6 か月を過ぎてから始めるのではあまり意味がない．

❸ ポートワイン母斑（毛細血管奇形）

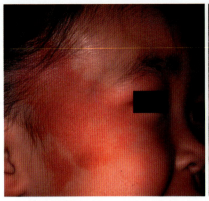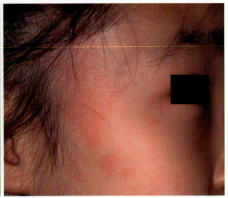

レーザー照射3回後，赤みが80％以上消退した（右）．

> ✓ **プロプラノロールの乳児血管腫縮小効果**
>
> 2008年にβ遮断薬のプロプラノロールが乳児血管腫を縮小させる効果があることが偶然発見され，欧米では第1選択の治療法となりつつある．日本でも乳児血管腫用のプロプラノロールシロップの治験が終了し，認可が待たれているところである．顔面はじめ露出部の巨大な血管腫，視界を遮ったり気道狭窄をきたしたり，消化器出血のおそれのある乳児血管腫に対して，将来は第1選択の治療法となるであろう．

> ✓ **ポートワイン母斑に対する治療**
>
> Vビームレーザーが第1選択である（❸）．自然経過ではイチゴ状血管腫のように消退することがないばかりか，思春期になると紫がかった暗赤色に濃く変色し，さらに中年期以降はポリープ状に隆起してくることがある．
> レーザー治療は，外来でリドカイン含有テープ貼付やクリーム塗布などの局所麻酔だけでも行うことができる．乳幼児期から早く治療を開始するほど予後が良く，顔面や体幹などの皮膚が薄く，まだ日焼けをしていないほど良い効果が期待できる．「大きくなったら治療を考えたら」というのではなく，できるだけ早期から治療を勧めてほしい疾患である．

片側性に三叉神経第1・2枝領域にポートワイン母斑がみられると，Sturge-Weber症候群を疑う（❸）．眼の脈絡膜血管腫，脳軟膜にも血管腫を伴い，緑内障，てんかん，片麻痺がみられる場合があるので，眼科と神経内科や脳神経外科を受診する．

四肢の片側に広範囲にポートワイン母斑がみられ，患側の肥大がみられるとKlippel-Trenaunay-Weber症候群を疑う．出生時からすでに左右差がみられ，成長とともに差が大きくなり，下肢の場合は脚長差や靴のサイズの違いが顕著になり問題となる．

▶ **褐色斑**

● **扁平母斑**：生来ある隆起しない褐色斑で，自然消退することはない．時に点状の濃い褐色斑がその面上に複数みられる．また，思春期ごろに遅発性に生じる場合もあり，片側性に胸や背中に有毛性に生じたものをベッカー母斑とよぶ．

扁平母斑に対してQスイッチルビーレーザー治療が保険適用となっているが，通常レーザー治療は奏功せず，80％以上が再発してしまう．時に再発しないケースがあるのは，年齢が若い（1歳未満），母斑の辺縁が凹凸不整，比較的小さい面積の場合である．

● **カフェオレ斑（von Recklinghausen病）**：カフェオレ斑は生後すぐ，または数か月以内に気づかれる．鶏卵大以上の大きさの扁平母斑が

5～6個以上ある場合をいう．典型例では学童期～思春期になると，皮膚に神経線維腫が出現する．時に，大きく懸垂状に皮膚が垂れ下がるびまん性神経線維腫もある．

　カフェオレ斑の治療は扁平母斑に準じる．レーザー治療が試みられているが，扁平母斑と同様に再発が多く，数が多いとすべてを治療することは難しい．神経線維腫は増大したり，圧痛がある場合は切除術を行う．とくにびまん性神経線維腫は腫瘍内出血や悪性末梢神経鞘腫瘍の合併の可能性があるため，増大する前に外科的切除を行うことが望ましい[2]．術前の梗塞療法も有用であるが，頭頸部に生じた場合は治療が難しい[2]．

- **脂腺母斑**：出生時より頭部に黄紅色調の光沢のある脱毛性局面としてみられる．頭皮に圧倒的に多いが，時に顔面にもみられる．加齢とともに褐色調となり，思春期になると脂腺が増殖するため疣状・ポリープ状に隆起してくる．さらに成人以降は，10～20％に二次性の上皮系腫瘍が発生する．当科では，思春期に疣状となる前の7～12歳ごろに，局所麻酔下に切除することにしている．

▶ 青色斑

- **異所性蒙古斑**：新生児の仙骨部以外にみられる青色斑で，手掌，足底以外のどこにでもできるが，手背，前腕，下腿，肩～上腕，殿部～大腿部に好発する．色調の薄いものは，通常の蒙古斑と同様に12歳ごろまでに自然消退するが，中等度以上の濃いものは生涯残る．成人で残存している割合は約4％といわれる．

❹ 太田母斑

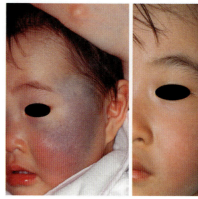

レーザー照射5回後，ほぼ消失した（右）．

- **太田母斑**：生後すぐまたは数か月以内に，三叉神経第1～2枝領域に，青～褐色の小斑点が多数集簇して生じる（❹）．眼の強膜や虹彩，眼底にも色素沈着を認めることが多い．生涯消えることはなく，思春期ごろに再び濃くなったり，思春期に発症する遅発型もある．

▶ 白色斑

- **脱色素性母斑**：出生時から，皮膚の色が白く抜けた部分が不規則形～線状・帯状にみられる．生涯，形や大きさは不変で，数が増えることもない．単発であれば問題ないが，列序性配列を示したり多発する場合は，伊藤白斑を疑う．
- **伊藤白斑**（hypomelanosis of Ito）：生後間もなくより，線状，帯状のBlaschko線に沿った配列を示す白斑がみられる（❺）．全身に及ぶ広範のものもあるが，体幹や四肢の片側だけの小範囲でも2分節以上に及ぶ場合は，伊藤白斑の範疇に入る．てんかんや発達障害などのなんらかの神経症状や検査異常を合併する割合が非常に多く，当科の集計でも80％がなんらかの神経

> ✓ **異所性蒙古斑へのレーザー治療**
>
> 　目立つ部位にあったり，色が濃くて気になる場合は，QスイッチルビーまたはQスイッチアレキサンドライトレーザー治療の適応となる．レーザー治療を行うならば，皮膚が薄く日焼けしていない幼少時のうちに行うほうがより良い効果が期待できる．

> ✓ **太田母斑の治療**
>
> 　異所性蒙古斑と同様のレーザー治療が奏功し（❹），できるだけ早く乳児期から治療を開始したほうが効果が期待できる．

❺ 伊藤白斑

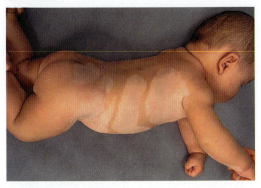

学的異常を合併していた．

▶ 黒色斑
● **先天性色素性母斑**：出生時から存在する黒〜褐色のやや厚みのある母斑で，有毛性の場合もある．出生直後に5 cm以上の大きさのものは，将来悪性黒色腫が発生する危険性が高まるとされ，10歳ごろまでに切除を勧めているが，それほど急ぐ必要はない．レーザー治療では再発が多く，強く照射すると瘢痕が残るので，切除縫縮術または植皮術が第1選択と考える．

● **神経皮膚黒色症**：出生時より全身の皮膚に黒色斑が多発し，体幹の半分近くを占める巨大色素性母斑がある．脳軟膜や髄膜にも色素斑が多発し，脳圧亢進症状，水頭症，嘔吐，てんかん，発達障害などを伴う．頭部MRI，脊椎穿刺，脳室造影検査などを要する．根治術は難しいが，可能な限り母斑を切除し，水頭症に対するシャント術，抗てんかん薬などの対症療法を行う．脳軟膜および皮膚からの悪性黒色腫発生に注意し，早期診断・早期治療を行う．

▶ 文献
1) 血管腫・血管奇形診療ガイドライン作成委員会（厚生労働省「難治性血管腫・血管奇形についての調査研究」班）編．血管腫・血管奇形診療ガイドライン 2013．
http://www.dicomcast.com/va/guidline.html
2) 吉田雄一．扁平母斑，神経線維腫症1型，Legius症候群．小児科診療 2015；78：1542-5．

（馬場直子）

保護者の身近な訴えに応える

小児の眼疾患，斜視，遠視

　小児における眼疾患を最初に発見するのは，低年齢ほど小児科医の割合が高くなる．0歳では外眼部・顔貌に関わる疾患や先天性疾患が多く受診し，視力不良が主訴となるのは3歳児健診の精密検査以降である．眼科医の関与が遅れがちであるため，小児科医が早期発見すべき重大な眼疾患について述べる．

視力と両眼視機能

　小児の視力は，1歳で0.1，2歳で0.5，3歳で1.0と成人なみに発達する．視力の発達不良を弱視とよび，多くはトレーニングによって治療が可能である．原因は斜視，遠視や強度近視，左右の屈折差，先天白内障や眼瞼下垂などであり，それぞれ斜視弱視，屈折性弱視，不同視弱視，形態覚遮断弱視とよばれる．

　視力検査は本人の自己申告によるため，言語発達や意思伝達が十分可能となる3歳にならないと測定できない．そのため，弱視は3歳児健診ではじめてスクリーニングされるが，視力発達の感受性期間は8〜10歳といわれ，ある程度時間的余裕がある．しかし早期に治療開始するほど治療効果が高い．

　両眼視機能の発達は視力よりも早く完成する．感受性期間は2歳までであり，とくに乳児内斜視は多く遠視を合併し，眼鏡や手術による眼位矯正を2歳までに行わないと，3Dや立体視の感覚が永久に失われる．乳児は内眼角贅皮が多く内側の結膜が見えにくいため，偽斜視と混同することがあるが，フラッシュを用いて写真を撮ると容易に鑑別できる（❶）．

　遠視があると像がぼやけるため調節力を利用して焦点を合わせると，同時に輻輳が生じて調節性内斜視となる．治療は調節力を必要としないよう眼鏡で焦点を合わせる．眼鏡を装用して

❶ 斜視と偽斜視

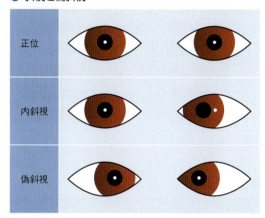

フラッシュを用いてカメラ目線の写真を撮影し，左右対称の位置に角膜反射があれば正位または偽斜視である．

❷ 屈折異常と眼軸長

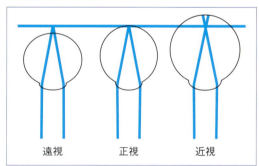

眼軸長が短いと網膜面よりも後方に焦点がくる．

も内斜視が残る場合には，プリズムや手術で追加治療を行う．

　屈折異常は眼球の直径に大きく依存し，短眼軸では焦点が網膜面よりも後方になり遠視に，長眼軸では焦点が網膜面よりも前方になり近視になる（❷）．眼軸長も成長によって変化するため，生直後は遠視傾向，成長により近視傾向に変化する．

注意を要する小児眼科疾患

　代表的な疾患と症状を❸に示す．

❸ 代表的な疾患と症状

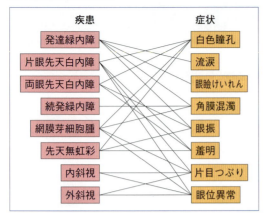

上段ほど緊急性が高い．

❹ 左白色瞳孔

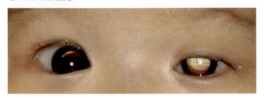

瞳孔内が白色に混濁している．

❺ 両眼発達緑内障

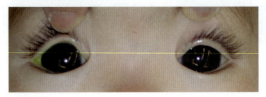

発達緑内障の3か月女児．両眼とも角膜径が著明に拡大している．

❻ 両眼先天白内障

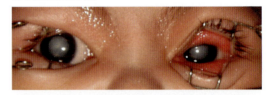

手術前の全身麻酔下での外眼写真にて白色瞳孔がみられる．

- **網膜芽細胞腫**：日本での年間発症数は約80例である．病期が進行すると白色瞳孔を呈し(❹)，眼球摘出が必須であったが，近年，早期では眼球温存が可能な場合がある．両眼性と片眼性の比は1対2で，両眼性のすべてと片眼性の10%強が遺伝性（*RB1*遺伝子13q染色体）である．先天無虹彩では隣接遺伝子症候群としてウイルムス腫瘍を合併することがある．

- **発達緑内障**（❺）：特発性の新生児期発症型で，以前は先天緑内障とよばれた．スタージ-ウェーバー（Sturge-Weber）症候群などに伴う緑内障は続発緑内障とよばれる．発症が早いと角膜径が拡大し，高眼圧に伴って角膜が混濁する．新生児で角膜の横径が11 mm以上では注意が必要である．古典的三徴は，流涙，羞明，眼瞼けいれんである．非常に難治性だが，早急な手術が必要となることが多い．

- **先天白内障**（❻）：白色瞳孔で気づくことが多い．適切な手術時期を逃すと難治性の弱視となり，片眼性で生後4～6週，両眼性でも6～12週の間に手術が必要とされる．術後に人工水晶体を挿入すると低年齢ほど術後合併症が多くなる傾向があるが，屈折が矯正しやすくなり，使用に関しては意見が分かれる．

小児科医による眼科紹介がポイント

乳児内斜視では早期に両眼視機能が失われる可能性が高く，乳児期の診断と治療が必要である．
網膜芽細胞腫は小児眼科領域のなかで数少ない致死的疾患である．早期では眼球温存が可能な場合がある．受診動機は白色瞳孔（60%）の次に斜視（13%）があげられる．
新生児期に発症する発達緑内障・続発緑内障では角膜径が拡大する．
片眼性先天白内障の手術時期は生後4～6週，両眼性の場合でも6～12週である．
乳幼児期には小児科医の関与が高く，適切な時期に眼科に紹介する必要がある．

（根岸貴志）

歯の心配―歯並びとかみ合わせ

保護者の身近な訴えに応える

　厚生労働省は「歯科口腔保健の推進に関する法律」に基づき，3歳児で不正咬合が認められる者の割合を現在の12.3％から平成34（2022）年には10％に減らす目標を立て，幼少期からの口腔機能の健全な発達に力を注いでいる．歯並びやかみ合わせの異常は成長発育に伴い改善がみられる場合もあるが，通常は自然治癒は考えられない．そこで適切な時期に極力負担の少ない介入処置が必要となってくる．

　本項では，不正咬合の原因と考え方のポイントについて述べる．

不正咬合の原因

　不正咬合の原因には，大きく分けて遺伝的な顎（あご）の大きさや歯の大きさのアンバランス，歯の不足や余分な歯の存在，歯の萌出位置異常などのような先天的要因と後天的要因の2つが考えられる．

先天的要因

▶後継永久歯の先天的欠如，過剰歯

　歯の不足は小臼歯や側切歯にしばしばみられる．❶は下顎左右側第二乳臼歯の後継永久歯が先天的に欠如している症例である．また上顎左右側中切歯の間にスペースがあり，過剰歯（余分な歯）が埋伏して存在することもある（❷）．生えてくる方向が逆向きに位置している過剰歯は口腔内に生えることが少なく，歯並びに影響を与えている場合がある．

　❷の症例では2本の埋伏過剰歯を抜去して，矯正治療によって2本の前歯間のスペースを閉鎖し，横の前歯が生えてくるのを経過観察している．

▶位置異常

　上顎左右側第一大臼歯が生えてくる場所がなく，傾斜して手前の第二乳臼歯の下に入り込み，乳臼歯の根を吸収して位置の異常となっているケース（❸）もしばしばみられる．❸の例では，上顎右側中切歯も上前方に位置異常となっていて，このような視診だけでは確認できない歯並びの異常は時にみられる．

後天的要因

▶う蝕・外傷による歯の喪失や口腔習癖，口呼吸など

　乳歯をう蝕（むし歯）や外傷で早期に失うと，そのスペースが減少して永久歯の生える場所がなくなり，歯並びがデコボコしてくることがある．

　❹は下顎左側乳臼歯2本をう蝕で失い，永久歯が生えるすき間がなくならないように小児義歯を装着している状態である．また指しゃぶりなどの口腔習癖，鼻疾患による口呼吸などが原因となり，不正咬合を惹起している場合もある．

　❺は5歳児で，いびきをかき，鼻が詰まりやすく，いつも口をぽかんと開けて口呼吸をしており，夕行，サ行の発音が聞き取りにくいことを主訴に耳鼻咽喉科を受診し，口蓋扁桃とアデノイドを摘出した後の口腔内写真である．鼻呼吸はできるようになったが，まだ舌を前方に突出し，かみ合わせは開咬である．開咬とは上下の前歯の間にすき間ができて咬めない状態のことをいう．後天的要因の場合，適切な対応をす

> **➕ POINT**
> 　乳歯の下に存在する後継永久歯がすべて確認できる4〜5歳ごろには，パノラマX線写真を撮影して，う蝕の発見だけでなく，顎骨の中の歯の成長発育の状態を観察することはたいへん重要である．

❶ 歯の先天性欠如（8歳児）

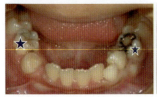

下顎左右側第二乳臼歯の後継永久歯がパノラマＸ線撮影にて確認できない.

❷ 過剰歯2本

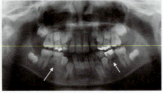

左右中切歯の間にスペースがあり，埋伏過剰歯（余分な歯）が存在する．逆向きに位置している場合は口腔内に生えてくることは少ない．

❸ 歯の位置異常

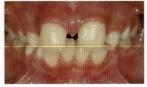

上顎左右側の第一大臼歯が手前の乳歯の根を吸収し位置異常がみられる（⇨）．また，上顎右側中切歯が上方に向いている（➡）．

❹ 乳臼歯欠損のため小児義歯装着

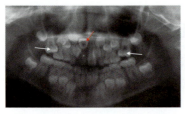

❺ 口呼吸，舌突出癖による開咬

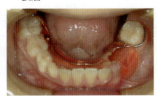

子どもの歯並び，かみ合わせの考え方

▶1歳6か月まで

乳歯は最初に下顎前歯が6〜8か月ごろに生えてくることが多い．まれに下顎前歯が出生時にすでに生えている場合があり，これを先天性歯（❻）という．母親の乳首を傷つけて授乳障害になっている場合や，舌下部に潰瘍を形成（リガ・フェーデ病）して哺乳障害になっている場合は小児歯科医に相談してほしい．とくに問題がなければ1歳6か月児健康診査までは経過観察でよい．

▶1歳6か月〜3歳ごろ

1歳6か月ごろには第一乳臼歯が生えているが，その手前の乳犬歯はまだ生えていないことが多い．歯は生えると，外側からは口唇や頬の筋肉，内側からは舌の筋肉の力でバランスのとれたところに並んでくる．この時期は前歯のかみ合わせが逆になっていても，第二乳臼歯が生えてくるころに自然に改善することもある．そ

のため，母子健康手帳には反対咬合と記載するが，保護者には3歳児健康診査にて相談するように伝えておく．

その他，おしゃぶりや指しゃぶりの質問もあるが，この時期にはやめさせる必要はないものの，おしゃぶりに関しては，遅くとも2歳半までには使用を中止すべきである．2歳児でおしゃぶりをしていると63%が開咬（❼）になるという報告がある[1]．

▶3歳〜就学前

3歳児健康診査の時期には乳歯は上下20本生えており，かみ合わせもほとんど完成している．大人の前歯が生えてくるときに，乳歯より永久歯のほうが大きいため前歯の間にはすき間（歯間空隙）があるほうが望ましい（❽）．すき間がなかったり，前歯が重なっている場合（叢生，❾）は将来，永久歯がデコボコになる可能性が高いので，成長による歯列の変化を経過観察していく必要がある．

歯並びの矯正治療のために，永久歯の抜歯（間引き）が必要になることもしばしばある．歯を抜かずに，乳歯列から積極的に拡大をする方

❻ 先天性歯とリガ・フェーデ病

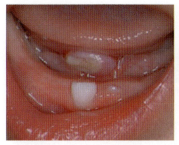

生まれたときから生えている下顎前歯が原因で舌下部に潰瘍形成がみられる．

❼ おしゃぶりによる開咬

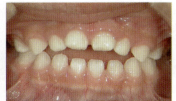

2歳を過ぎても長時間おしゃぶりを使用していると，上下顎前歯の間にすき間ができてかめなくなる．

❽ 歯間空隙（3歳児）

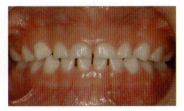

前歯の間には大人の歯がきれいに並ぶため，すき間があるほうがよい．

❾ 乳歯列叢生

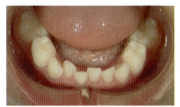

下顎乳前歯が重なっていて，永久歯の歯並びはデコボコになる可能性が高い．

❿ 歯ぎしりによる歯の摩耗

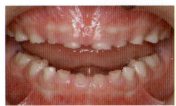

すべての歯がすり減って知覚過敏になっている．歯が極端にすり減る前に歯ぎしり防止装置を装着することも必要である．

法もあるが，叢生のすべての症例が乳歯列の拡大治療で良好に治癒するとは限らない．

また3歳ごろより保護者から，歯ぎしりの相談をしばしば受けることがある．最近の子どもは硬いものをかまないので歯がすり減っていることは少ないが，極端な歯ぎしりで歯が摩耗している場合は知覚過敏の症状が出現する（❿）こともあるので，すり減りがひどくなる前に，就寝時にマウスピースのような歯ぎしり防止装置を装着することもある．

反対咬合（⓫）は，歯の傾きが原因で反対の場合（歯性）と，上下顎骨のバランスの不調和で生ずる場合（骨格性）がある．骨格性の場合は遺伝的要因が大きいので，家族に同様のかみ合わせの人がいないか確認しておくことが大切である．できれば就学前に一度頭部X線規格写真を撮影して骨格のバランスを検査し，治療開始時期や治療方法の説明を受けるべきである．歯性の場合，簡単な装置により半年ぐらいでかみ合わせが改善することもある（⓫）．

歯は，外側から頰や口唇の筋肉の力が加わり，内側からは舌の力が働き，歯槽骨内で両者のバランスのとれたところに位置している．しかし，うつ伏せ寝，頰杖，腕枕などの外圧が長時間加わると，下顎が横にずれて臼歯部が逆にかむ交叉咬合（⓬）になることがある．

硬い骨の中を歯が移動することは不思議なことであるが，歯科矯正治療では，100〜200 gf/cm^2の適度の力をかけて歯を動かしている．指しゃぶりでは4歳の小児でもピーク時1.5〜2.4 kgf/cm^2の力[2]がかかっている．歯科矯正力の10倍以上の力がかかるのであるから，指の吸い方が短時間でも5歳過ぎまで継続していれば，極端な上顎前突や開咬（⓭）のかみ合わせになっても不思議ではない．

このようなかみ合わせが長期間続くと，顎骨の変形による顔の非対称，なかには食べ方や話し方などの口腔機能の発達に大きな影響を与えることもある．したがって，正常な永久歯列の完成のためには，上下顎骨の3次元的不調和を就学前に一度改善して，正しい口腔機能を獲得しておいたほうがよい場合が多い．

❶ 乳歯列期の反対咬合（4歳女児）

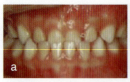 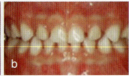

a：装着前．b：装着半年後．簡単に取り外しができる装置を夜だけ装着して改善．

❸ 指しゃぶりによる上顎前突，開咬（5歳女児）

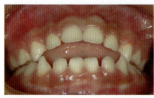 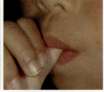

眠いときや一人でボーっとしているときは，今でも指しゃぶりをしているため，上下顎前歯が開いて舌が突出してくる．

❷ 交叉咬合（5歳児）

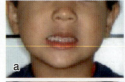 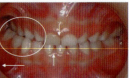

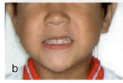 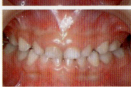

a：下顎が右側へずれて奥歯のかみ合わせが逆になっている．
b：治療後，顔も左右対称になった．

小児歯科，矯正歯科へ受診を勧めるポイント

　歯並びがよくないと汚れがたまりやすく，歯みがきに手間がかかり，う蝕や歯肉炎になりやすい．また，かみ合わせの異常があると顎（あご）の成長や食べ方，話し方にも影響を与えることがある．気にかかる子どもに出会ったら，就学前の年長の時期に，かかりつけ歯科医または小児歯科専門医や矯正専門医への受診を勧めていただきたい．

　一般的に歯並びやかみ合わせの問題は，乳前歯よりも大きな永久前歯が上下生えそろう8歳ごろに顕在化してくることが多い．そのとき専門医に相談しても，不正咬合の状態や遺伝の有無，保護者の希望，子どもの歯科矯正治療に対する理解協力度，習癖や生活環境などのさまざまな要因により，治療時期が一致するとは限らない．また，矯正治療に関しては自由診療のため，治療方針が歯科医により異なることがあるため，必ず必要な検査と診断，治療開始時期や方法，治療期間，治療費の説明などを受け，十分に納得してから治療を始めるよう促す．

文献

1) Yonezu T, et al. Effect of prolonged non-nutritive sucking on occlusal characteristics in the primary dentition. Dentistry in Japan 2005；41：107-12.

2) 山口秀晴ほか．指しゃぶり．東京：わかば出版；2004，p.122-33.

（犬塚勝昭）

鼠径ヘルニア，停留精巣，精索・精巣水瘤

保護者の身近な訴えに応える

本項では鼠径部疾患の代表である外鼠径ヘルニア（external inguinal hernia）（間接型ヘルニア〈indirect hernia〉），停留精巣（undescended testis），精索水瘤（hydrocele funiculi），精巣水瘤（hydrocele testis）について日常診療上の注意点や pit fall に重点をおいて言及し，術式についても簡単に紹介する．

発生の機序，病態

精巣は胎生第12週以降に腎近傍より鼠径部に移動し，そこから腹膜鞘状突起を伴って陰囊に下降し，第28週過ぎに陰囊内に収まる．下降終了後に腹膜鞘状突起は精巣周囲の精巣鞘膜となる部分を残し閉鎖するが，開存したまま（腹膜鞘状突起開存〈patent processus vaginalis：PPV〉）あるいは一部開存が残った場合に外鼠径ヘルニアや陰囊水瘤の発生原因となる（❶）．女児では腹膜鞘状突起（Nuck管）が子宮円索に沿って鼠径管を通過し大陰唇に達するが，同様の機序で鼠径ヘルニアや水瘤（女児ではNuck水瘤という）を生ずる．

臨床症状

▶外鼠径ヘルニア，精索・精巣水瘤

小児の鼠径ヘルニアの大半は外鼠径ヘルニア（間接型ヘルニア）（やや男児優位で，右側に多い）で，内鼠径ヘルニア（直接型ヘルニア）は0.2〜1％未満にすぎない．腹圧上昇や運動時に鼠径部膨隆として気づかれ，その内容は男女とも腸管が最も多く，男児では大網，女児では卵巣，大網がこれに次ぐ．

脱出臓器が腸管の場合には軟らかい腫瘤として触れ，用手圧迫により"グジュグジュ"という感触（時には音もする）とともに還納され消失する．卵巣は滑脱型ヘルニアとして通常卵管を伴って脱出し，よく動く楕円形の腫瘤として触れ，しばしば整復に抵抗性である．乳児期早期に好発し，卵巣を無理に徒手整復すると，時

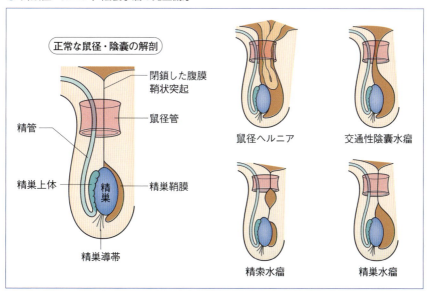

❶ 外鼠径ヘルニア，陰囊水瘤の発生機序

❷ 精巣水瘤と嵌頓鼠径ヘルニアの超音波像

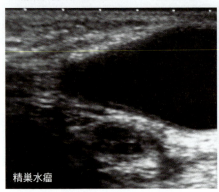
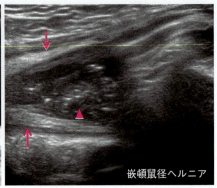

精巣水瘤では液体を容れた壁は薄く，内容液は完全に sonolucent である．一方，嵌頓ヘルニアでは肥厚した腸管壁（➡）と腸内容液（▶：混濁した液体を反映して斑状，点状の高輝度エコーを有す）を認める．

に重篤な合併症を生じるので注意を要する．

水瘤は鼠径部から陰嚢（女児では陰唇）に弾力性のある腫瘤として触れ，鼠径管内や陰嚢上部のものは腫瘤との鑑別が困難な場合もある．透光性は水瘤に特異的でなく，透光性があるからといって水瘤と即断すべきでなく，必ずエコーでの腫瘤の性状確認が必要である（❷）．水瘤穿刺は患児の精神的負担，根治的でないこと，および局所感染から腹膜炎に移行する危険性などから行うべきでない．

▶ 停留精巣

胎児精巣が尿生殖隆起から陰嚢底部に至る下降ルート上で停止した状態であり，存在部位は腹腔内から鼠径管内，陰嚢上部と多彩である．広義には下降経路外に位置する場合（異所性精巣）や移動性精巣（retractile testis），上昇（挙

上）精巣（ascending testis）も含む．

精巣を触れず（非触知精巣），エコーで鼠径部に精巣が証明されない場合は，そのほとんどは腹腔内精巣か消失精巣（vanishing testis）である．

診断

▶ 外鼠径ヘルニア，精索・精巣水瘤

鼠径部や陰嚢に膨隆があり，ヘルニア内容が還納されると同時に膨隆が消失すれば診断は確定する．pumping test 陽性（立位で下腹部を圧迫し腹圧を上げると鼠径部の膨隆が誘発される）の場合も鼠径ヘルニアと診断される．シルクサイン，精索肥厚なども診断の際の重要な所見である．

外来診察における診断上の注意点を❸に示す．

▶ 停留精巣

精巣が陰嚢外で，陰嚢に降ろせないもの，および陰嚢底部に降ろしえても手を離すとすぐに挙上してしまうものは手術適応である（停留精巣）．手を離して陰嚢にとどまるものは移動性精巣と判断するが，その一部は陰嚢上部や鼠径部にとどまる傾向を示し，ほかの一部は停留精巣へ移行する（上昇精巣）．

移動性精巣では陰嚢底部に引き下ろした精巣

> ✓ 移動性精巣
>
> 移動性精巣とは，精巣導帯の陰嚢底部への固定不良と精巣挙筋の過剰反射により精巣が鼠径部にまで容易に挙上するものをいう．上昇（挙上）精巣は乳児期には陰嚢内にあったものが，幼児期に再び上昇し停留精巣となったもので，移動性精巣の一部が移行するといわれている．

❸ 外鼠径ヘルニア，精索・精巣水瘤の外来診察における診断上の注意点

①主訴は鼠径部膨隆だが受診時に膨隆を認めない場合

ヘルニア診断にあたっては，原則として鼠径部膨隆の確認を重視すべきで，シルクサインや精索肥厚はあくまでも診断補助所見とみなすべきである．膨隆が確認できない場合は再来院とし自宅で膨隆を生じたときに写真撮影してもらい診断情報とする必要がある

②鼠径部膨隆を主訴に緊急来院した例，とりわけ初回認識が非還納性の鼠径部膨隆で来院する場合

必ずしも鼠径ヘルニアである保証はなく，あらゆる可能性を考慮すべきである．主な鑑別診断を❹に示す

③膨隆（腫脹）部に透光性を認めても水瘤と即断してはならない

透光性は水瘤特異的ではなく，幼小児では鼠径ヘルニアなどでもしばしば陽性となることを認識する必要がある

エコーは②③の状況においてとりわけ有用で確定診断に寄与すると思われ，必ず施行すべき検査の一つである．

❹ 鼠径部・陰嚢部腫瘤の原因疾患

1. 鼠径ヘルニア関連疾患
   ①外鼠径ヘルニア，内鼠径ヘルニア，大腿ヘルニア，②陰嚢水瘤（精索・精巣水瘤），③停留精巣，④精巣捻転，精巣上体炎
2. 炎症性疾患
   ①リンパ節炎，リンパ節腫大，②手術既往がある場合の遺残糸膿瘍，③シュロッファー腫瘤，④その他の炎症性腫瘤・膿瘍
3. 良性腫瘍・腫瘤
   ①リンパ管腫，血管腫，②脂肪腫，③皮様嚢胞，類皮嚢胞
4. 悪性腫瘍
   ①悪性リンパ腫，②軟部腫瘍，③転移性腫瘍，④ほか
5. その他
   ①精索静脈瘤，②滑膜嚢胞，③ほか

❺ 嵌頓鼠径ヘルニアの術中所見

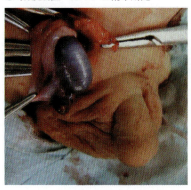

精巣と精巣上体は出血と虚血にて暗紫色に変色している．後に精巣萎縮をきたした．

が手を離した後もしばらくはそこに留まっている．陰嚢内にとどまる精巣でも陰嚢高位にある"high scrotal testis"の扱いについては統一した見解はないが，手術が行われることが多い．移動性精巣では最大でその約30％が停留精巣に移行するともいわれており，保護者に自宅での観察を指示し，ふだんの精巣位置の情報を得る

とともに，年に1〜2回程度の定期的経過観察で精巣位置，底部に引き下ろす際の牽引抵抗や精巣サイズなどを参考にして個々の症例で手術適応を判断する必要がある．

典型的な停留精巣以外の手術適応に関しては議論があり結論は出ていないが，移動性精巣でも長時間陰嚢外や陰嚢上部にとどまる例は手術適応とされることが多い．

移動性精巣を疑う場合には外科へのコンサルトが必要である．

非触知精巣では鼠径部にエコーで精索様構造物がなければ，腹腔内の検索が必要である．CTやMRIは被曝や診断能の問題などからルーチン検査とはなりえない．

治療

▶ 外鼠径ヘルニア，精巣・精索水瘤

乳児では自然軽快が期待できること，乳児早期は組織，臓器が脆弱で合併症リスクが高いことなどから，生後3〜5か月まで待機されることが多い．ヘルニアで複数回の嵌頓既往を認める例では早期の治療を考慮するべきで，嵌頓が疑われる場合には迅速に治療可能施設に転送すべきである．腸管は壊死を免れても，しばしば精巣虚血（❺）から精巣萎縮をきたすからである．また，鼠径部〜陰嚢の膨隆を透光性のみで水瘤

❻ 水瘤と診断され陰嚢穿刺を受けた外鼠径ヘルニア

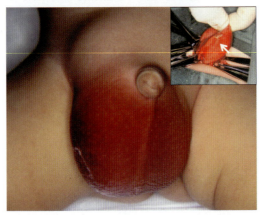

透光性を理由に穿刺された．右陰嚢を中心に皮下浮腫と発赤を認める．圧痛が著明であった．挿入図：術所見では腸管壁に1か所穴があき，腸内容（←）が流出している．

と判断してはならない．精索・陰嚢水瘤と誤診され穿刺を受け，緊急手術となった例を筆者は経験している（❻）．卵巣ヘルニアでは，過度な徒手整復は卵巣損傷や卵巣・卵管捻転を誘発することから禁忌とされており，3〜5か月を目安に早期手術が行われる．

根治手術は従来の鼠径切開法（Potts法）と腹腔鏡下根治術に二大別される．鼠径切開法では日帰り手術として行われることも多く，一部の施設ではより優れた整容性，低侵襲性を求めて1cm未満の極小切開で行っている．

▶停留精巣

停留精巣においても乳児期には精巣の自然下降が期待できること，精巣実質細胞への影響が1歳前後から生ずるとの事実をふまえ（近年，生後6か月ごろからとの見解あり），生後約1年

✓ 包茎，陰唇癒着症

包茎：新生児はほぼ全例が生理的真性包茎であるが，幼児期は約60％に低下し，思春期に包皮翻転がまったく不可能な割合は1〜5％以下となる．乳幼児の真性包茎は合併症がない限り，治療の必要はない．包皮口狭小が亀頭包皮炎，バルーニングの原因であれば，包皮口の狭小に対してステロイド軟膏＋包皮伸展治療（拡張操作）が選択されるが，拡張は慎重であるべきとの意見もある．治療への反応不良例，嵌頓包茎，閉塞性乾燥性亀頭炎（balanitis xertica obliterans：BXO）などは外科治療の適応で，包皮口拡大術ないし環状切開が行われる．背面切開は醜形をきたすため，嵌頓包茎の一時的手術以外には行われない．

陰唇癒着症：生理的低エストロゲン状態と局所不衛生による炎症や機械的刺激などが原因とされ，乳幼児期に好発する．小陰唇が線維素性に癒着するが，その程度はまちまちである．治療はホルモン軟膏塗布か癒着部の鈍的剥離であるが，ホルモン軟膏塗布が非侵襲的なことから好まれる．ステロイドかエストロゲン軟膏が使用されるが，ステロイドのほうが治療期間が短く再発率も少ないとの報告がある．

は様子観察がなされることが多い．

鼠径切開法により，精巣を脱転し授動後に陰嚢皮膚と肉様膜の間につくったポケットに収容する．非触知精巣では腹腔内精巣の可能性を念頭に，診断と治療を兼ね備えた腹腔鏡手術の準備がなされる．

鼠径部から陰嚢の膨隆・腫脹の診断には超音波検査（エコー）を積極的に行う

小児鼠径ヘルニアは鼠径部から陰嚢の膨隆や腫脹で発症するが，時に嵌頓から腸管壊死や精巣虚血などの重篤な病態を招き，まれには精索・精巣水瘤と誤認される．

鼠径ヘルニア診断に確信がもてなければ，積極的に超音波検査（エコー）を行うべきである．停留精巣の児では触診に加え，エコーでもその存在を確認できない場合は，腹腔内精巣あるいは消失精巣などを考慮しなければならない．包茎，陰唇癒着に対しては有害事象を伴わなければ軟膏療法など保存治療がfirst choiceとなる．

参考文献

- 日本小児泌尿器科学会学術委員会編．停留精巣診療ガイドライン．日小児泌会誌 2005；14：3-38.
- 岡田忠雄ほか．小児鼠径ヘルニア治療におけるピットフォール．日小児泌会誌 2011；20：24-32.
- 土岐彰ほか．知っておきたい疾患と治療のポイント―小児鼠径ヘルニア．臨外 2013；68：540-3.
- 森川信行，上野　滋．Ⅰ．乳幼児検診において外から見てわかる疾患―鼠径ヘルニア，精巣水瘤．小児科診療 2012；75：47-229.
- 黒岩実．陰唇癒着（癒合）症．里見昭専門編集．小児科臨床ピクシス21 小児外来で役立つ外科的処置．東京：中山書店；2010．p.60-1.
- Takehara H, et al. Laparoscopic percutaneous extraperitoneal closure for inguinal hernia in children：clinical outcome of 972 repairs done in 3 pediatric sugical institution. J Pediatr Surg 2006；41：1999-2003.
- Ikeda H, et al. A selective sac extraction method：another minimally invasive procedure for inguinal hernia repair in children：a technical innovation with satisfactory surgical and cosmetic results. J Pediatr Surg 2009；44：1666-71.

〈黒岩　実〉

栄養・哺乳障害

保護者の身近な訴えに応える

健診や予防接種の際に，乳児の栄養や哺乳について相談されることがある．世間にあふれる食に関する情報は，科学的根拠を欠いていたり，不適切なものであったりすることも多い．養育者（主として母親なので，以下「母親」とするが，生物学的母親とは限らない）に適切な情報を提供すること，不安な気持ちに応えて自信をつけること，食に関する技術を教えること，そして何より，乳児の器質的疾患と不適切な養育を見逃さないことが大切である．

乳児期前半

母乳栄養でも混合栄養でも人工栄養でも，まずは乳児が成長曲線に沿って発育していることを確認する．在胎週数と出生体重を確認するのは必須であり，両親やきょうだいの体格も考慮してアセスメントする．順調に成長していたら，それを告げ，現在の栄養法でよいと保証する．さらに，乳児期前半は母乳や人工乳だけでよく，ほかのもの（水，イオン飲料，果汁，茶など）は与える必要がないことを伝える．

▶ **母乳育児支援**

乳児の体重増加は順調なのに「母乳不足感」を訴える場合は，その気持ちを受け止めたうえで，母乳が足りていることを保証する．「夜頻繁に起きる」「指しゃぶりをする」「夕方になるとぐずる」など，乳児の当たり前の行動が「母乳が足りないせい」だと思われていることがある．育児に関する不安感・困難感が母乳育児のせいにされていることも多く，人工乳を足すのではなく，母親の育児不安を和らげるような支援が必要である．

体重増加が少なめであったら，すぐに人工乳を補足するのではなく，乳児が乳房から母乳を有効に飲み取ることができているかどうかをアセスメントする．母乳分泌量が十分あるのに乳児が有効吸啜できない場合は，抱き方・吸わせ方を修正する．それでも飲み取れない場合は，搾母乳を補足する．

また，生後2か月過ぎごろから夜間よく眠るようになり授乳回数が少なくなったために母乳摂取量が減り，体重増加がなだらかになること

✓ **母乳についての「都市伝説」**

インターネットで母乳育児について検索してみるとさまざまな情報が得られるが，その多くには科学的根拠がなく，母親を混乱させたり，不適切な養育へつながったりするおそれがある．

不適切な情報の例としては，「母親が脂っこいものや甘いものを食べると乳管閉塞が起こる」「母親が肉や乳製品を食べると，"母乳の質"が悪くなる」「乳腺炎を予防するためには野菜や玄米などを中心にした和食にしなければならない」「離乳食は1歳半か2歳を過ぎてから始める」などがある．

その母親がどのような情報に基づいて母乳育児を行っているかを尋ね，無意味であったりむしろ有害であったりする情報を修正することは，母親の食事制限によるストレスからの解放や母子の栄養障害の予防につながる．

⊕ **POINT　器質的疾患を見逃さない！**

健診だけでなく，ワクチン接種や感染症，湿疹などで受診した場合も，乳児の栄養状態には常に注意を怠らないようにする．体重減少は疾患や虐待のサインである．出生体重や在胎週数，両親やきょうだいの体格などを考慮しつつ，成長曲線に発育をプロットしてみることで，成長障害を早期発見することができる．

がある．体重増加が思わしくない場合は，夜間起こして授乳したり，泣かなくても飲みそうなら授乳したりして，授乳回数を増やすとよい．

明らかに母乳分泌不全があり母乳摂取量が不足なら，適切に人工乳を補足する必要がある．現在の母乳摂取量を減らさないためには，母乳の授乳回数を1日6回以上に保ち，欲しがるときはいつでも授乳するようにする．人工乳の補足量は具体的に母親に指示して，過不足のないようにする．発育をフォローしつつ，人工乳の量を調整する．

▶ 混合栄養の場合

人工乳の補足は必要かつ最小限にして，母乳の授乳時間や回数を制限しないで飲ませると，現在の母乳摂取量を減らさないで継続できる．授乳ごとに人工乳を足したり，母乳と人工乳を交互に飲ませたりすると，母乳分泌量が低下することが多い．混合栄養の場合は，なるべく母乳を飲んでいる期間を長くすることで，子どもの生涯総母乳摂取量を増やすことができる．母乳による母子への健康上の効果は量依存性であり，混合栄養でも長く飲ませることに意義がある．

▶ 人工栄養の場合

乳児の成長には個人差があり，人工乳を飲む量にも非常に幅がある．粉ミルクの容器に書いてあるような量や回数どおりにならないと不安を覚える母親もしばしばみられる．まずは乳児の成長をアセスメントし，人工乳の量も乳児の食欲に任せればよいことを伝える．

また，体重増加の非常によい乳児に対して，人工乳を標準濃度よりも薄めて飲ませるように指導されていることを散見する．水負荷になることがあるので，人工乳は薄めずに標準濃度で与えているか，母親に確認することも必要である．

乳児期後半

生後6か月まで母乳や人工乳だけで必要な栄養をとることができるが，それ以降は母乳や人工乳だけではカロリー，タンパク質，鉄などが

✓ 鉄欠乏性貧血

健康な正期産新生児は生後6か月間母乳だけで育てても鉄欠乏性貧血にはなりにくい．母親の妊娠中の鉄欠乏状態，早産児，低出生体重児は鉄欠乏のリスクが高くなる．在胎34～37週未満の後期早産児，出生体重2,000～2,500 g未満の正期産低出生体重児（子宮内発育不全児）は，NICUに入院することが少なく，周産期センターなどの基幹病院で定期的にフォローされていないことも多いが，鉄欠乏性貧血のハイリスク群である．

乳児健診や予防接種でやってきた乳児が低出生体重児であったら，常に鉄欠乏性貧血を念頭におき，必要に応じて検査や鉄剤処方をするようにする．とくに母乳だけで育つ体重増加の順調な低出生体重児は，補完食開始前に出生体重の3倍（2,000 gで生まれて，生後5か月で6 kgというように）になることがあり，かなりの高頻度で鉄欠乏性貧血が起こる．貧血までいかず鉄欠乏状態でも，神経発達などに影響があるといわれており，Hb<11.0 g/dL，Hct<32%，MCV<70 fLをカットオフ値として，治療が推奨されている．

フォローアップミルクには鉄が多く含まれているが，人工乳の鉄は母乳に比べて吸収が劣る．日本のフォローアップミルクは生後9か月からとされているが，その月齢なら補完食で鉄が多く含まれるレバーや赤身の肉を食べさせたほうが効率的である．通常の育児用ミルクにも鉄が多く含まれている．よって，母乳栄養児にも人工栄養児にも，フォローアップミルクを与える必要はない．

低出生体重児・早産児の鉄欠乏は胎内での鉄の貯蔵不足によるものなので，補完食開始前の月齢であったり，貧血があったりする場合は，鉄剤投与が必要である．米と野菜ばかりで鉄分の多い食品を補完食として与えていない場合は，補完食の内容や与え方を指導する．

❶ 補完食を食べさせる目安の量

月齢	固さ	回数	1食あたりの量*
6〜8か月	濃厚な粥，よくつぶした食物，その後，家族の食事をつぶして	1日2〜3回．母乳は頻回に飲ませる．子どもの食欲に応じて，間食を1〜2回	1食に大さじ2〜3杯から開始 250 mLのカップ1/2まで徐々に増量
9〜11か月	家族の食事をこまかく刻むか，つぶしたもの 赤ちゃんが自分で手づかみで食べられるもの	1日3〜4回．母乳も飲ませる．子どもの食欲に応じて，間食を1〜2回	250 mLのカップ1/2
12〜23か月	家族の食事．必要に応じて刻んだりつぶしたもの	1日3〜4回．母乳も飲ませる．子どもの食欲に応じて，間食を1〜2回	250 mLのカップ3/4もしくは1杯

*母乳を飲んでいない場合は，1日あたり，250 mLのカップでミルクを1〜2杯加え，かつ，1〜2回食事を余分に与える．

(http://www.who.int/features/qa/21/en/)

不足する．そこで必要となるのが「離乳食」である．「離乳食」は，母乳や人工乳をやめるための食事ではなく，母乳や人工乳だけでは不足する栄養を補うための食事なので，WHO（世界保健機関）では「補完食（complementary feeding）」とよんでいる．

母乳や人工乳の100 mLあたり約65 kcalよりもエネルギー濃度の高い食べ物で十分な栄養をとるのが基本であり，重湯や野菜スープでは栄養もカロリーも足りない．また，水分で流し込むのではなく，半固形食を飲み込むことや口にとり込むことを発達に合ったやわらかさで覚える過程であり，適度な食塊を形成する食事を与える必要がある．

▶ 補完食

● 何をいつから？：生後6か月ごろ，家族が食事をしているのを見て食べたそうな様子を見せたら開始する．生後5〜6か月には液体以外の固形食やスプーンなどを舌で押し出す反射的動作が消え，何でも口に入れてなめるようになり，よだれが増えてきて，半固形状の食物なら食べることができるようになる．食べる機能の発達には個人差があるので，それぞれの「食べたがっているサイン」に合わせて始める．

主食は100 gあたり36 kcalしかない10倍粥ではなく，全粥（米1対水5で71 kcal/100 g）から始める．徐々に食品を増やしていくが，鉄やタンパク質を補うためには，野菜や米粥だけではなく，赤身の肉や魚を与える必要がある．

● 食べさせる量と食品：母子健康手帳に「授乳・離乳の支援ガイド」をもとにした「目安の量」が載っているが，子ども用の茶碗1杯が約100 gとして説明するとイメージがつかみやすい．7か月の乳児なら1回に全粥を茶碗半分から1膳，おかずを茶碗に半分か1膳分くらいを，1日2回与えることが目安である．食べる量には個人差が大きいので，「欲しがるサイン」に応えて食べさせる．生後7か月ごろからは，ひき肉や魚，レバー，卵などを加え，鉄分，タンパク質，ビタミンA・Dなどが十分にとれるようにする．

補完食の量：2015年にWHOが出したQ&Aには，食べさせる目安の量として，❶の表が載っているので参考にされたい．

> **POINT**
> 補完食の目的の第一は母乳や人工乳だけでは不足する栄養を補うことであり，米や野菜だけでなく動物性の食品も組み合わせて食べさせることが必要である．

▶ 食行動についての困りごと—食べない，食べすぎる，特定のものしか食べない

「食べない」理由には，食欲がない，味・におい・食感が苦手などの理由があり，食欲には，遊び・間食や飲料・睡眠などの生活習慣が影響する．早起きや外出など，空腹が生まれる工夫をしてみるように提案する．家族がおいしそう

> ### ✓ ビタミンD欠乏症
>
> 　近年，ビタミンD欠乏によるくる病の報告が増加している．とくに母乳栄養児に多いといわれているが，くる病発症の報告は乳児期後半以降であり，母乳栄養の問題というよりは，補完食の過誤や過度の日光忌避が原因であると考えられる．
>
> 　母乳中のビタミンD濃度には個人差が大きく，母親が卵や魚などビタミンDを多く含む食品を控えていたり，日光に当たるのを避けていたりすると，妊娠中の胎盤移行も少なく母乳中のビタミンD濃度も低くなる．母親と子どもだけでなく，家族全体の適切な栄養摂取や日光に当たることの必要性を伝える．
>
> 　医学的に食事制限が必要な場合や，日照時間の短い地域に住む乳児には，ビタミンDのサプリメントを投与することも考慮する．米国小児科学会は母乳栄養児および母乳の割合の多い混合栄養児にビタミンDのサプリメントを与えることを推奨している．また，米国やヨーロッパではビタミンDを添加した牛乳やマーガリンなどの食品も多く市販されている．

に食べているのを見せる，十分に手づかみ食べをさせる，気が散らないようにテレビを消す，飽きてきたら切り上げていつまでも食べさせようとしない，など，子どもの発達に合わせた対応を母親に伝える．

　イオン飲料や果汁は甘いので，食欲が落ちる原因になる．また，育児本などに「薄味で」と書いてあるからと，調味料をまったく使わずに調理されていることがある．「食べない」のは「まずい」からだということもあるので，調理した本人が食べてみて「おいしい」と思う味付けにするべきである．ちゃんと味を付けたらよく食べたということは，しばしば経験する．

　「食べない」という訴えは以前からよくみられたが，最近「もっと食べたがるが食べさせてよいか」という質問をしばしば受けるようになった．話を聞いてみると，実際に乳児が食べている量は「授乳・離乳の支援ガイド」の表に照らし合わせて多いわけではなく，母親の認識の歪みが感じられる．「子どもの欲しがるサイン」を読み取り，気持ちに応えることを教える．

　「特定のものしか食べない」という訴えも多い．乳児は生野菜や繊維の多いものは食べないことが多く，それは乳児の発達としては当たり前の行動である．貧血などの栄養障害が出るほどの偏食はまれであり，成長が順調なら心配しなくてよいことを伝える．ただし幼児期になっても「白いものしか食べない」「赤いものしか食べない」「母乳しか飲まない」などのこだわりが続く場合は，発達に偏りのあるサインであることが多い．食行動の偏りはしばしば母親の責任だとされるが，子ども本人のこだわりが原因であることが多い．母親を責めずに，子どもの発達のフォローをする．

母親の養育能力に合わせた補完食支援

　科学的根拠に基づく情報を提供しても，母親に理解できなかったり，実践する技術がなかったりすれば，行動変容にはつながらない．家庭での養育の現状を聞き出してみると，さまざまな問題が明らかになる．

　母親自身に家庭の食事を調理する技術がなく，市販の総菜を買ってきて食べているような場合は，技術的な援助がないと適切な補完食をつくることができない．うつ状態で家事もままならず，母親自身も食事や睡眠が十分とれていなければ，子どもの気持ちに応えて食べさせることは困難であろう．母親自身に発達の偏りがみられ，子どもの欲求に臨機応変に応えることができないこともある．また，経済的・社会的ハイリスクの場合はすみやかに行政の支援を依頼するべきである．

　補完食の第一の目的は「母乳や人工乳だけでは不足する栄養を補う」ことである．調理が困難であれば市販のベビーフードなどを活用し，子どもが十分な栄養摂取ができるようにしなければならない．その家庭の状況に応じた具体的

な計画を提案し，子どもの発育をフォローしていく．家庭訪問して技術的な指導をしてくれるように保健師や助産師に依頼することも有用である．

参考文献

- 授乳・離乳の支援ガイド．「健やか親子21」公式ページより全文がダウンロードできる．http://rhino.med.yamanashi.ac.jp/sukoyaka/zyunyuu_rinyuu2.html（2015年12月3日確認）
- 補完食：母乳で育っているこどもの家庭の食事（WHOのComplementary feeding：Family foods for breastfed childrenの日本語訳）．WHOの以下のサイトからダウンロードできる．http://apps.who.int/iris/bitstream/10665/66389/2/WHO_NHD_00.1_jpn.pdf（2015年12月3日確認）
- NPO法人日本ラクテーション・コンサルタント協会編．母乳育児支援スタンダード第2版．東京：医学書院；2015．

（瀬尾智子）

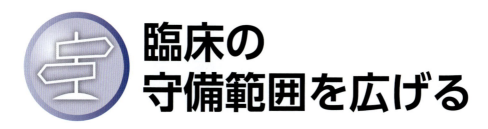

子どもにやさしい外来診療技術

ワクチン接種時の痛みを軽減する
—ワクチン疼痛に関わる因子と疼痛防御メカニズムを知る

ワクチンギャップ解消のために急速に導入された各種ワクチンは，小児科外来業務におけるワクチン比重を高めたのみならず，外来の疾患構成にも影響を与えた．定期接種ワクチンも多種となり同時接種も一般化したが，接種時の疼痛軽減方法については意外に知られていない．

本項では，疼痛に関わる因子としてのワクチン液や接種器材，接種部位，接種手技と被接種者の問題，また疼痛防御メカニズムを利用した疼痛軽減策について述べる．

ワクチン接種時の疼痛に関わる因子では，①怖がる，暴れるといった児の接種前の状況，②ワクチンの種類，③女児，④低年齢の順に疼痛との関連が強い．接種部位は関連が少ないが，接種手技は疼痛に関与する．

ワクチン液や接種器材，接種部位，接種手技の問題[1,2]

▶ ワクチン液

ワクチン種は疼痛に強く関連するため，同種のワクチンであれば疼痛の少ないものを選択する．

ワクチンには免疫賦活物質としてのアルミニウムや保存料としてチメロサールが添加されているものがある．アルミニウムを含有するジフテリア・破傷風混合ワクチンや子宮頸がんワクチン，チメロサールを含有するインフルエンザワクチンでは疼痛を訴える児が有意に多い．

また，ワクチン液のpHがより酸性に傾いたものや浸透圧比が高いものは疼痛が強い．

▶ 接種器材

穿刺針のサイズ，長さ，冷蔵注射針の効果が論じられてきた．31G，33Gといった細径の注射針では疼痛が少ないが，コストは急増し，接種できる量も少なくなる．一般に用いられる25〜26Gの注射針であれば大きな差はなく，冷蔵注射針の必要もない．

また，ワクチン液を温めることで疼痛軽減効果が得られたとの報告もあるが，そもそも生物学的製剤は温めるべきではない．

▶ 接種部位

上腕部に接種するか，大腿部への接種とするか，また上腕内の痛覚盲点とされる部位への接種とするかの議論がある．乳幼児においては，上腕部よりも大腿部への接種のほうが疼痛がより少なかったと報告されているが，接種部位の選択についてはむしろ児の年齢によって決められていることが多い．さらに，上腕内の痛覚盲点とされる部位への接種も，穿刺時，注入時ともに疼痛とは有意な関連が認められなかった．

また，筋肉内接種と皮下接種との比較で，筋肉内接種の疼痛が強かったとした報告もあるが結論はついていない．比較的疼痛の強いワクチンを接種する際や局所副反応の強い児の場合には，深く刺入することで疼痛や副反応が軽減することが多い．

▶ 接種手技

穿刺の際に穿刺抵抗を最小にする必要がある．穿刺部位に皮膚のたるみがあれば抵抗が増大するため，穿刺時には皮膚を十分に伸展する．試験吸引の際に穿刺針が動くことで疼痛を感じる場合があるが，一般的な接種部位には問題となる血管はなく，試験吸引の必要はない．

また，抜去の際に酒精綿で上から押さえれば，針と皮膚の再接触によりむだな痛みを与えられることになる．抜去した直後に酒精綿で圧迫止血すればよい．

被接種者の問題

▶ 疼痛閾値の低い児

成人の報告では，いわゆる注射針恐怖症

(needle phobia）が4〜10％に存在する．遺伝要因も推測されているが，幼少児期の繰り返す疼痛経験が関わるとの報告もあり，疼痛を訴えられない新生児〜乳児期からの「赤ちゃんに優しい」医療が求められる．

▶女児

男性に比して女性は概して疼痛閾値が低い．女性ホルモンにその原因を求めるものもあるが，当院の思春期以前の児を対象にした予防接種疼痛の検討でも同様であり，女性ホルモン単独では説明ができない．狩りや戦いといった環境におかれる男性との本質的な違いなのかもしれない．

疼痛防御メカニズムを利用した疼痛軽減策[3]

疼痛を感知する中枢を抑制することで疼痛は軽減される．このメカニズムは以下の内因性の疼痛抑制系を利用していると考えられる．

- **下行性抑制系**：脳から脊髄背側索を介して疼痛知覚が到達する脊髄後角細胞に抑制をかける．古来より「心頭滅却すれば火もまた涼し」と言い伝えられたように「痛くない」と念じたり，楽しいことや好きなことに熱中することで疼痛が軽減しうる．distractionを中心とした精神的手法はこのメカニズムを利用するが，同時に注意転換の効果もあると考えられる．
- **広範性侵害抑制調節**（diffuse noxious inhibitory control：DNIC）：一部の児においては，ワクチン接種腕と反対側の腕をつねって疼痛を軽減しようと試みることがある．ほかの部位に加えられた刺激によって，注射部位の知覚神経の反応が抑制されるものである．
- **味覚を介した鎮痛**：乳幼児で行われる糖水やミルクによる疼痛軽減は，機序はいまだ確定していないものの臨床的には多くのRCTによる報告があり，有意な効果が認められている．
- **ゲートコントロール理論**（gate control the-

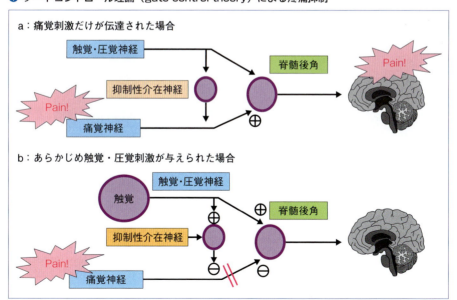

❶ ゲートコントロール理論（gate control theory）による疼痛抑制

脊髄後角には痛み信号の流入をコントロールするゲート機能が存在しており，このモデルでは触覚・圧覚を伝える神経と，痛覚を伝える神経，またこれらの間に介在する抑制性介在神経があり，脊髄後角から脳に伝達される．痛覚刺激だけが伝達された際（a）には，その刺激はそのまま脊髄後角から脳に「疼痛」として伝達される．一方，あらかじめ触覚・圧覚刺激が与えられた場合（b）にはその刺激は脊髄後角に伝えられるのみならず，抑制性介在神経を興奮させ，痛覚神経にシナプス前抑制をかける．このため，引き続いて起こる疼痛刺激の伝導はブロックされ脳へ伝わりにくくなる．

ory）：捻挫，打撲などの疼痛時に皮膚をさすると痛みが低減することは古くから知られている．❶aのように痛覚刺激だけが伝達された場合には脊髄後角から脳に直接疼痛刺激が伝わるが，❶bのようにさする，圧迫するといった刺激が先に加えられていると疼痛刺激は脊髄後角でブロックされる．この効果を利用して注射前に穿刺部位周辺に触覚，圧覚刺激を加えることで疼痛が軽減される．

Chungら[4]は母指を用いて10秒間，190 mmHg圧での圧迫をすることでVerbal Rating Scale（VRS）で38％疼痛が軽減したと報告している．また，当院で子宮頸がんワクチンを用いて疼痛軽減効果を検討した報告[5]では，❷の母指圧迫と皮膚伸展とを組み合わせた指圧・伸展法で，穿刺時疼痛は通常法で29.6±21.2 mmに対して指圧・伸展法は21.5±23.1 mm（$p=0.0003$），ワクチン液注入時では通常法で53.4±26.0 mmに対して指圧・伸展法は45.8±24.7 mm（$p=0.0037$）と有意に低値であった（疼痛スケールはVisual Analogue Scale〈VAS〉による0～100 mm）．

疼痛を軽減した接種手技（❷）

①接種部位近傍を母指で約10秒間圧迫する．
②皮膚を十分に伸展させてから穿刺する．なお，局所副反応の起こりやすい児，あるいは比較的疼痛が強いワクチン種では深い部位に刺入する．
③試験吸引は行わず，そのままワクチン液を注入する．
④酒精綿で圧迫せずに抜去し，直後に酒精綿で圧迫する．

❷ 疼痛を軽減した接種手技（子宮頸がんワクチン接種時の筋肉注射）

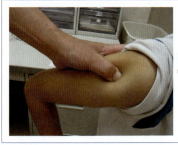
母指による10秒間の圧迫

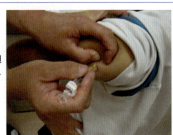
皮膚伸展
穿刺後注入

文献

1) Taddio A, et al. Physical interventions and injection techniques for reducing injection pain during routine childhood immunizations：systematic review of randomized controlled trials and quasi-randomized controlled trials. Clin Ther 2009；31 Suppl 2：S48-76.
2) 冨本和彦．予防接種時の疼痛軽減のために―第1報：予防接種時の疼痛要因の検討．外来小児科 2012；15：141-8.
3) Chambers CT, et al. Psychological interventions for reducing pain and distress during routine childhood immunizations：a systematic review. Clin Ther 2009；31 Suppl 2：S77-103.
4) Chung JW, et al. An experimental study on the use of manual pressure to reduce pain in intramuscular injections. J Clin Nurs 2002；11：457-61.
5) 冨本和彦．予防接種中の疼痛軽減のために―第2報：接種手技の検討．外来小児科 2013；16：2-11.

（冨本和彦）

処置前のプレパレーション

子どもにやさしい外来診療技術

子どものためのプレパレーションを考える

子どもにとって，処置や検査などはその重軽や大小に関係なく，「前もって計画された外傷である」という視点をもつ必要がある．しかも，この外傷は，愛する母親や家族から準備されたという心理的混乱を子どもに与えうるものであり，医療者は彼らの共犯者にも映るだろう．このような感性をもって臨めば，子どもへのプレパレーションは彼らの権利を考慮し敏感にならざるをえないものと理解される．

▶プレパレーションとは

そもそもプレパレーションとは，何のために，何を目的として行う介入であろうか．病気になった子どもは「治療のため」という名目で，苦痛を伴う処置や検査を余儀なくされる．度重なる苦痛によって，子どものなかには心理的混乱をきたす子どももいる．

プレパレーションは，「この心理的混乱を最小限にし，処置や検査への子どもの対処能力を高めるための心理的準備」と定義することができる．具体的には，子どもの年齢や理解度に応じて「病気」や「治療」についての知識をわかりやすく伝え，それによって不安や緊張をやわらげ，子どもたちが潜在的にもつ「病気に立ち向かう力」を引き出すこと（＝心理的準備）を意味する．

たとえば，子どもは一般的に治療や検査のための採血や点滴ルートの確保を怖がるが，人形と実際の処置に用いる道具（注射器・針・点滴ルート）を用いて「この子の病気を治す（検査する）ためには注射をしなくてはならないよね」「注射はどうやってやるのかな」「針を刺すときチクッとするね」「この子はがんばれるかな」「がんばれたら偉いね」などと話しかけ，人形を自分に見立てて子どもが実際の処置をシミュレーションし，その子なりの心理的準備ができるように援助する．それによって注射に対する子どもの不安感を和らげる（❶）．

▶プレパレーションによって得られる効果

子どもがプレパレーションによって得られる効果として主に，①緊張・不安の軽減，②「病気に立ち向かう力」の鼓舞，の2つがあげられる．しかし，医療者が留意しなければならないのは，子どもにとってのプレパレーションは，あくまでも子どもの視点に立ったものでなくてはならないということである．「子どものためのプレパレーションを」との意図で取り組むべきはずなのに，医療者側の処置の円滑化や効率化のためではないかと疑われる報告事例も散見される．

プレパレーションの有効性を判定する

プレパレーションの効果は，逆にいえば，子どもの①緊張・不安，②病気に立ち向かう力を，プレパレーション介入前後で評価すれば，プレパレーションの有効性（介入効果の有無）が判定可能ということである．

これまで国内で行われてきたプレパレーショ

✓ **プレパレーションにおける子どもの権利**

「これから何が起こるのかを話してもらう権利」「（何を，どのように，なぜ，するのかを）尋ねる権利」「理解できるまで答えてもらう権利」「（不安なとき）一人にされない権利」「可能な場合はいつでも，大切な人（母親や家族など）が傍にいてくれる権利」「処置後は，頑張ったことへの労いを得る権利」である．

❶ 子どもへのプレパレーションの例

採血ってどんな検査？
　この検査は体の中を流れている赤い血をとって、みんなの体が元気かどうか、元気じゃないときにはどこがよくないかを知るための検査です。

「血」の中にいる仲間たち

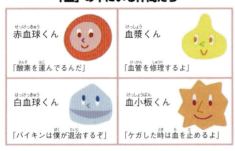

赤血球くん　「酸素を運んでるんだ」
血漿くん　「血管を修理するよ」
白血球くん　「バイキンは僕が退治するぞ」
血小板くん　「ケガした時は血を止めるよ」

みんなにがんばってもらいたいこと
　この検査は、針をさすときにチクッとして、ちょっとだけ痛い検査です。なるべくはやく終わるように、先生や看護師もがんばるので、みんなは動かないようにお手伝いして下さい。

採血ってどうすればいいの？
① ごろんとベッドに横になったり、
　すわったりして、
　動かないようにしましょう。

② 腕をまっすぐ伸ばし、太いゴムをまきます。

③ 先生（看護師）が血が流れている血管を探します。
　手をぐーにして、ぎゅーっとにぎって下さい。

④ いい血管が見つかったら、チックンをします。
　ちょっと痛いけれど、
　動かないでがんばりましょう。

⑤ 注射器に血がとれたらおしまいです。
　腕にまいたゴムをとり、針をぬきます。
　血が早くとまるように、
　針をぬいたところをぎゅーっとおさえます。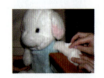

⑥ 血が洋服につかないように絆創膏を貼ります。
　これでおしまいです。

ンにはさまざまなものがあり、使用されたツールも人形や紙芝居、絵本、冊子、ビデオなど、多岐にわたる。しかしその有効性を判定したものは実に少なく、判定していたとしても医療者からみた対象の様子（表情や行動）がほとんどである。

▶ **どのように判定するのか**

　よくある例として、施行したプレパレーションの有効性を、たとえば「子どもの表情」「子どもの行動」で評価すると決めた場合、その効果をどのように判定すればよいだろうか。「表情」「行動」で評価すると決めた場合、いずれも容易にあげられるのは「啼泣（泣き）」であろう。しかしプレパレーションの効果の有無を一律に「泣かない/泣く」で評価してもよいだろうか。

　答えは「No」である。泣いていなくても、声かけにまったく応じず、表情が固まり、怯えているケースもあれば、泣いていても徐々に声か

けに反応（うなずくなど）して落ち着くケースもある。前者のケースが後者のケースよりもプレパレーションの効果が大きいとは判定しづらい。このように、「泣かない/泣く」で評価してしまうと、プレパレーションの真の介入効果を判定することができなくなってしまうことに留意する必要がある。

　また対象の発達段階（幼児か、学童か）や評価を行う時点（直後か、会計時か、自宅に戻ってからか）によっても、厳密には選択されるべき評価法は異なる。

　参考例として、学童児本人へのアンケート例を❷にあげる。

介入効果をどのように次のプレパレーションに活かすか

　アンケートを施行するだけでは意味がなく、評価したことをどうやって次のプレパレーショ

❷ 患者本人へのアンケート例

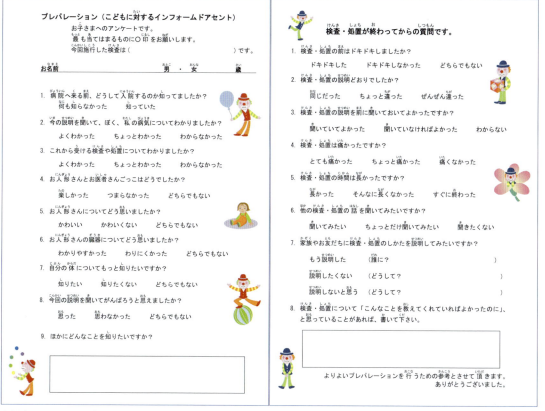

左側（1ページ目）はプレパレーションを受けた直後，右側（2ページ目）は会計待ちの待合室で記入してもらうアンケートである．

ンに活かすのか，そのことが重要となる．

試みたプレパレーションの介入効果を適切に評価し，評価によって得た知見を集積・統合し，また次に試みるプレパレーションに活かす，という地道な作業が医療者には求められている．

参考文献

- Wakimizu R, et al. A randomized controlled trial of an at-home preparation programme for Japanese preschool children : effects on children's and caregivers' anxiety associated with surgery. J Eval Clin Pract 2009；15：393-401. doi：10.1111/j.1365-2753.2008.01082.x.
- 涌水理恵，上別府圭子．日本の小児医療におけるプレパレーションの効果に関する文献的考察．日本小児看護学会誌 2006；15：82-9．
- 田中恭子編著．プレパレーションガイドブック．名古屋：日総研出版；2006．

（涌水理恵）

耳処置
—耳垢とりのコツ，耳漏の耳洗浄

耳垢について

外耳道は手前が軟骨，奥は骨で囲まれており，それぞれ軟骨部外耳道（毛，皮脂腺，耳垢腺がある），骨部外耳道（薄い角化扁平上皮のみ）といわれている（❶）．

耳垢は，外耳道や鼓膜の古くなってはげ落ちた表皮と皮脂腺と耳垢腺からの分泌物，そしてほこりなどが混ざり合ったものである．酸性でタンパク分解酵素が含まれ殺菌作用があり，黄色ブドウ球菌や緑膿菌，さらにカンジダなどの増殖抑制作用を示すことが *in vitro* でも証明されている[1]．また，耳垢は薄い外耳道皮膚や鼓膜を外の刺激から保護する働きもあり，家庭での耳掃除は月に数回で十分である．耳垢のために難聴をきたす場合，あるいは耳垢のために鼓膜の評価ができない際には耳垢除去が必要となる．

耳垢はべたべた型（湿性）とかさかさ型（乾性）に分かれる．日本人では7割以上が乾性の耳垢である．遺伝的には湿性が優性であり，16番常染色体にある *ABCC11*（ATP-binding cassette protein C11）が乾性か湿性かを決定する遺伝子であることが判明した．乾性耳垢に関係する対立遺伝子の保有率は人種間で異なり，中国人と韓国人で最も高い保有率を示し，日本においては岐阜県と京都府で最も高く，沖縄で最も低いといわれている[2]．

> ### ☑ 耳垢に関するガイドライン
>
> 2008年に米国において耳垢栓塞の診療ガイドラインが作成された[3]．このガイドラインの目的は，耳垢栓塞を的確に診断し，適切な介入・処置を行いその結果を評価すること，さらに耳垢栓塞を防ぐためのカウンセリングや教育をめざすことである．推奨する項目は以下のとおりである．
> 1）臨床医は耳垢がつまっていることでなんらかの症状がある場合，あるいはそのために外耳道や鼓膜の評価ができない場合，あるいはその両者の場合を耳垢栓塞と診断する．
> 2）臨床医は病歴と所見から，以下の因子がある場合は治療を変更する必要がある：鼓膜が正常ではない場合，外耳道狭窄がある場合，外骨腫がある場合，糖尿病患者，免疫不全状態，抗凝固薬使用中のもの．
> 3）臨床医は補聴器を装用している患者に対しては耳垢栓塞の状態について定期的に観察する必要がある（3か月おきよりも頻回に）．
> 4）臨床医は耳垢栓塞の患者に対して以下の方法で治療する：耳垢溶解薬の使用，耳洗浄，器具を使用しての耳垢除去．
> 5）臨床医は外来での耳垢除去の結果を評価し，記録しなくてはならない．もし耳垢が除去できない場合は次なる処置をとらなくてはならない．もし耳垢が完全にとれてもなんらかの症状が残った場合は他の診断を考慮する必要がある．

❶ 外耳道の形態（前から見た図）

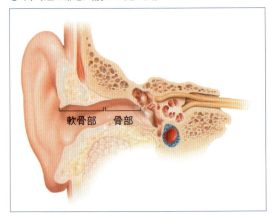

毛のない骨部外耳道はクッションがないため，そこに耳鏡や鉗子類が当たると患者に痛みを与えるので注意する．

❷ 耳垢とりの実際

①楽な姿勢で，介助者のもと処置をする

点滴ライン確保などほかのさまざまな処置をする際と同様に，耳垢とりの際も自分にとってベストな姿勢で処置をするように心がける．椅子に座って，背筋を伸ばして，腕は軽く曲げたくらいがやりやすい．その際には，患者がじっとできない場合にはもちろん，成人であっても耳処置による咳反射で急に動くことがあるので患者を適切に押さえる介助が必要である（❸）．

②なるべく大きな耳鏡を使用する

処置をする場合は，なるべく大きな耳鏡がよい．そのほうが，一度に視野を大きく確保できるし，外耳道内で綿棒や鉗子類を自由に動かすことができる（❹）．耳鏡は視野の確保のために便利であるが，手前の大きな耳垢であれば，耳鏡なしでも2本の指で外耳道入口部を広げる（耳介を後方に，耳珠を前方に，示指と中指でそれぞれ牽引する）ことで，十分処置は可能である（❺）．
小さな耳鏡は視野が狭く，道具も入りにくいが，外耳道が非常に狭い症例や，耳垢とりが難しい症例においては，耳垢を避けながらより深くまで入る小さめの耳鏡が有用なこともある．

③明るく拡大した視野で行う

処置用の顕微鏡（❸a）や，LEDのヘッドライト（ルーペ付きのものもある）などの診察器具を使うことで，明るく，拡大した視野で，両手操作で処置を行うことが可能となる．耳処置以外にも鼻や咽頭の観察・処置（異物除去など）にも利用可能である．

④手前の耳垢から除去，綿棒は奥から手前に

耳垢はいちばん手前のものから順次除去していくほうが，視野の妨げにならない．綿棒は一般家庭のみならず，外来でも役に立つ．先端を生理食塩水で湿らせると耳垢をとりやすい．拭いとる操作となるため，少し奥から手前へと，綿棒の先端を軽く回しながら動かすとよい．危険なもの（鼓膜や耳小骨）が奥にあるため，常に手前に動かすように心がけておけば，不意に患者に動かれてもたいていは安全である．ほかにも耳用鑷子（膝状），耳垢鉗子，麦粒鉗子などがある（❻）．
耳垢は必ずとらないといけないというものではないので，あまりがんばりすぎず，耳垢を少し倒して鼓膜が観察できればそれでよい．

⑤まわりの環境にも注意する

処置の前にはほかのきょうだいや患児がそばに近づきすぎないように，事前に注意をする．処置中は，耳の中に最も集中することになるので，まわりの子が急に走ったり，倒れたり，あるいは覗き込んだりした結果，処置をする手にぶつかったりすると危険である．

耳垢とりの実際

鼓膜をより詳細に観察することを目的として，小児科外来において耳垢とりを行う場合に留意すべき点を❷に述べる．

処置により大きな耳垢がとれると，「子どもの耳掃除はどのようにして行えばいいのでしょうか？」と親から聞かれることがある．その際は，「耳垢は徐々に外耳道の手前のほうに移動し，とりやすくなるしくみがある（自浄作用）．2～3週間に1度くらいの耳掃除で十分である．乾性の場合は耳かき棒か綿棒で，湿性なら綿棒が適している．シャンプーの後，外耳道がぬれているときに外耳道の入り口付近を綿棒でぬぐうのでもよく，かなりたまった場合は耳鼻咽喉科で除去してもらうとよい」などと説明をしている[4]．

▶耳垢水の使用方法

乾いた耳垢が外耳道に充満している場合，無理に取ろうとすると痛みを生じる．そのような場合は無理をせず，耳垢水（重曹，グリセリン，滅菌精製水からなる）を処方し3日間ほど1日2～3回数滴点耳してから受診してもらう．再診時には耳垢が湿性となり，吸引管や鉗子類で除去しやすくなる．

▶耳垢除去の処置前に行う表面麻酔の方法

耳垢除去の際は患者が動かなければさほど痛みはないこと，外耳道や鼓膜に強くはりついた耳垢を無理に除去する必要はないため，処置前

❸ 処置の際の姿勢および介助

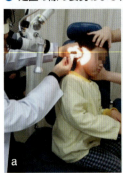
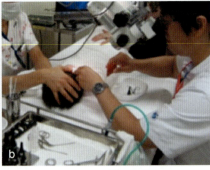

a：診察椅子．b：診察台．横になってもらうと，腕を少し下げた姿勢で処置できるので，より楽な姿勢で十分に処置を行うことができる．顕微鏡を使用．

❹ 耳鏡

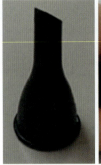
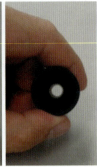

先端が斜めになっており，回転させながら視野のじゃまになる毛や耳垢をよけることができる．中指で耳介を後方に引っ張り，後ろから前方の視野を確保し，母指と示指で耳鏡をくるくる回転させながら，視野の妨げとなる毛や耳垢をよけるとよい．

❺ CT軸位断（右耳）

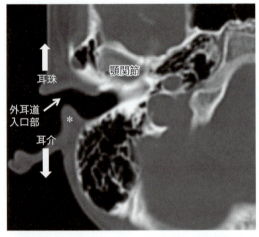

外耳道前方の耳珠軟骨と，外耳道入口部付近の耳介軟骨（＊）が外耳道入口部の視野の妨げになるので，それぞれ前方，後方に牽引するとよい．

❻ 麦粒鉗子と耳垢鉗子

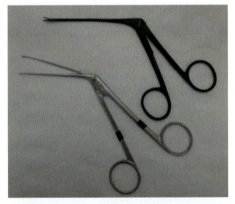

麦粒鉗子（上）は狭い部位の清掃に便利であり，耳垢鉗子（下）は大きな塊をつかむのに便利である．

❼ 耳垢除去前の表面麻酔液

薬物	量
4％キシロカイン®	20 mL
液状フェノール	10 mL
ハッカ水	10 mL
局法エタノール	50 mL

自治医科大学附属さいたま医療センター耳鼻咽喉科における鼓膜麻酔液の組成．

に麻酔を行うことはまれである．外耳道異物除去や鼓膜切開など痛みをなるべく抑えて処置をしたい場合に，4％キシロカイン®液や鼓膜麻酔液（❼）を適当に小さくした綿球に浸して局所に5〜10分ほど留置するとよい．鼓膜穿孔がある場合には薬液が鼓室内に入るとめまいが生じる可能性があるため注意をする．

耳漏の耳洗浄

耳漏を伴う急性中耳炎においては，耳内を清潔に保つうえで耳洗浄が効果的である．洗浄に用いる液体を冷蔵庫から出してすぐに使用するとめまいを誘発するため，使用前に体温程度に温めてから使用する．

以前は耳洗浄に生理食塩水で希釈したポビドンヨード（イソジン®）が広く用いられていたが，希釈されたものは殺菌効果が弱く，粘膜障害性や内耳障害の危険性を考慮し，イソジン®による洗浄は行われない傾向にある．生理食塩水 20 mL をシリンジに詰めて洗浄すれば十分である（筆者らの施設では，シリンジの先に 18 G のサーフローの外筒を接続し使用している）．洗浄後に鼓膜を観察する場合には，貯留液を鼓膜に注意して吸引するか，綿棒を用いて可及的に清拭するとよい．

耳洗浄後に点耳薬が有効なのは，慢性中耳炎で鼓膜穿孔がある場合，あるいは鼓膜換気チューブが留置されている場合である．急性中耳炎の経過中に鼓膜が破れて耳漏が出ることがあるが，そのような場合の穿孔は小さいので，点耳薬が中耳の中に入っていかない．鼓膜切開を行って，比較的大きな穿孔のある症例において点耳薬の適応がある．

必要に応じて耳処置を適切に行うことができれば，鼓膜をより詳細に観察することが可能となり，小児科医としての診療の幅が広がるものと思われる．今後ますますのスキルアップおよび耳鼻咽喉科とのより良い連携に役立つもので

✓ 点耳薬の適応についての報告

「小児急性中耳炎診療ガイドライン 2013 年版」[5]では，「鼓膜換気チューブ留置などで中耳内に点耳薬が十分投与・到達可能な症例に感受性を考慮して使用する（推奨度 A；強いエビデンスがあり，利益は害よりはるかに大きい）」と記載されている．

点耳薬と経口抗菌薬の有用性を比較した論文[6]では，点耳薬はチューブ留置中の耳漏の早期停止に有効と報告されている（レベルⅠb）．

あれば幸いである．

文献

1) Lum CL, et al. Antibacterial and antifungal properties of human cerumen. J Laryngol Otol 2009；123：375-8.
2) Sasaki S, et al. Japanese map of the earwax gene frequency：a nationwide collaborative study by Super Science High School Consortium. J Hum Genet 2009；54：499-503.
3) Roland PS, et al. Clinical practice guideline；cerumen impaction. Otolaryngol Head Neck Surg 2008；139（3 Suppl 2）：S1-S21.
4) 飯野ゆき子．伝音難聴の耳よりな話．耳垢の雑学．JOHNS 2010；26：963-6.
5) 日本耳科学会，日本小児耳鼻咽喉科学会，日本耳鼻咽喉科感染症・エアロゾル学会編．CQ21-6．点耳薬はどのような症例に適応となるか．小児急性中耳炎診療ガイドライン2013年版．東京：金原出版；2013．p.70-1.
6) Dohar J, et al. Topical ciprofloxacin/dexamethasone superior to oral amoxicillin/clavulanic acid in acute otitis media with otorrhea through tympanostomy tubes. Pediatrics 2006；118：e561-9.

〈新鍋晶浩，飯野ゆき子〉

外来で出会うかもしれない疾患の頻度

小児の外来診療において，重要な疾患に出会う頻度は，診療する施設，地域や状況（一般診療時間内か，救急か），時間帯や季節により異なる．急性腹症や急性脳症は救急外来では頻度が高いが，日常の小児科外来で出会う可能性は高くない．また地域の中心的な病院と診療所では，疾患に出会う頻度も当然のことながら異なる．

小児科診療所における重要疾患受診の頻度

重要な疾患に関して病院での経験数をまとめた報告は珍しくないが，小児科診療所において重要な疾患に遭遇した頻度に関しては，ほとんど報告がない．筆者ら近畿外来小児科学研究グループが，2002〜2003年と2013〜2014年の各2年間，2回にわたって調査した結果を❶に紹介する．絶対的な頻度とは考えていないが，参考にしていただければ幸いである．

小児科診療所（開業医）を受診した19歳までの小児の患者数と，そのなかで経験した重要な疾患を調査した．2002〜2003年は19施設690,853人，2013〜2014年は30施設713,639人の受診患者数であった．

69〜71万人の小児科の来院者（予防接種や検診は除く）は，崎山[1]によれば1日平均約60人を40年間診察したときに相当するため，この報告数は小児科医が一生かかって外来で遭遇する子どもの数に近いと考えられる．したがって，心筋炎の初診患者に遭遇することが1人あるかないかという頻度であり，細菌性髄膜炎もHib，肺炎球菌ワクチンの定期接種により頻度が減少し，遭遇する可能性はきわめて低くなっている．

悪性腫瘍，腸重積症，急性虫垂炎はおおよそ一定の頻度で遭遇すると考えられるので，小児科医が1日に診療する患者数あたりの遭遇可能性を❷に示す．川崎病の頻度はこの間増加しており，その原因は不明であるが，全国調査の結果と一致している．

尿路感染症やケトン性低血糖症，ムンプス難聴などは疑って調べることによって診断されるため，積極的に検査を行うか否かで頻度は大きく異なる．筆者らの調査でも，尿路感染症の報告数は施設によるバラツキが大きかった．ムンプス難聴の発症頻度は，筆者らの以前の調査で，ムンプス患者約1,000例に1例とのデータ

❶ 小児科診療所（開業医）受診小児患者における重要な疾患と患者数

疾患名	2002〜2003年調査時報告数（小児患者69万人あたり）	2013〜2014年調査時報告数（小児患者71万人あたり）
心筋炎	0	1
ムンプス難聴	2	0
細菌性髄膜炎	9	0
悪性腫瘍	12	16
腸重積症	22	17
急性虫垂炎	23	28
ケトン性低血糖症	47	57
川崎病	82	142
尿路感染症	202	96

重要な疾患に出会う頻度は医師側の要因に左右される

　まれな疾患であっても，なぜか続けて診ることは，しばしば経験する．また診療の終わりがけの飛び込みや，多忙なときに限って紹介など緊急対応の必要な患者が来院することも，多くの医師が経験することである．待合室で長く待たせていた患者が，実は急性腹症など急を要する患者という場合もあるため，スタッフを教育して，待合室の患者の様子に気を配り，先に診察すべき状態かどうかのチェックを行うことも大切である．

　重要な疾患に出会う頻度は，診察する医師側の要因に大きく左右される．おかしいと気づくセンサーの感度が鈍くなっていたり，あるいは大丈夫だろうとの思い込み，次の予定があって焦っていたり，疲れていることでも見落とす可能性が増える．休日前や疲れているときには，見落としをしやすいと意識することが重要である．少し気になる患者には，再診を指示して経過をみることも，緊急性はなくても重要な疾患を見落とすことを減らす一助となる．

❷ 小児科医が悪性腫瘍，急性虫垂炎，腸重積症，川崎病に遭遇する可能性

1日平均患者数	100人	80人	60人
年間延患者数概数	2.6万人	2万人	1.5万人
悪性腫瘍の遭遇予想	2年に1人	2〜3年に1人	3年に1人
急性虫垂炎の遭遇予想	1年に1人	1〜2年に1人	2年に1人
腸重積症の遭遇予想	1年に1人	1〜2年に1人	2年に1人
川崎病の遭遇予想	1年に4〜5人	1年に3〜4人	1年に2〜3人

を得ている．

　さらにまれではあるが，最近の調査71万人のうち，精巣捻転，精巣上体炎による急性腹症が2例，乳児の腸捻転，遅発性横隔膜ヘルニアが2例，糖尿病，菌血症，ネフローゼがいずれも少なくとも4例報告されていた．

　おおよその頻度を頭に入れて，見逃しを防ぐ参考にしていただきたい．

文献

1) 崎山弘，本田雅敬編．帰してはいけない小児外来患者．東京：医学書院；2015．p.16．

（橋本裕美）

救急外来で先天代謝異常症を見逃さないための診療手順

一般検査で診断がつかないとき必ず疑う

> ### ⊕ POINT 「血糖，血液ガス，アンモニア」がkey point!
>
> 哺乳不良，嘔吐，けいれん，不穏，意識障害などの患児に遭遇した場合，ケトン性低血糖，熱性けいれん，敗血症，髄膜炎，脳炎・脳症など頻度の高い疾患を想定して診断を進めるのはもちろんである．しかし，頻度の高い疾患が否定された後に先天代謝異常症を考えるのではなく，常に先天代謝異常症も念頭におき，血液・生化学一般検査に加えて，1st line 検査（血糖，血液ガス分析，アンモニア，乳酸，ケトン体）を同時に行うことが重要である．急性脳症様症状で発症する先天代謝異常症を❶にまとめる．血糖，血液ガス，アンモニアのいずれかに異常がみられた場合は先天代謝異常症を疑い，さらに 2nd line 検査を進める．

本項では，なんらかの神経症状で発症し，低血糖，代謝性アシドーシス，高アンモニア血症を呈する患児に遭遇した場合の診断手順について述べる．

低血糖

▶ 血糖維持機構の理解

低血糖症（小児では 45 mg/dL 以下）の鑑別には，血糖維持機構を理解しておく必要がある．血糖は食後 4 時間までは食事の消化，4～16 時間前後まではグリコーゲンの分解，16 時間以降は糖新生系によるグルコースの産生とインスリンやインスリン拮抗ホルモンのバランスに依存する．

グリコーゲン分解の異常である糖原病では食後 4～16 時間で，糖新生系の酵素異常や脂肪酸代謝異常症，ケトン性低血糖症などは食後 16 時間以降に低血糖を生じることが多い．乳幼児では，より短い絶食時間で低血糖を生じるので注意が必要である．高インスリン血症や拮抗ホルモンの異常による低血糖はどの時間帯でも発症する．

▶ 診断の進め方

低血糖の診断の進め方を❷に示す．低血糖を認めた場合はインスリン，遊離脂肪酸をただちに

❶ 急性脳症様症状で発症する先天代謝異常症と生化学的検査の特徴

疾患名 \ 検査値	低血糖	代謝性アシドーシス	高アンモニア血症	その他の特徴
尿素回路異常症	−	不定*1	++	アミノ酸異常*2
有機酸代謝異常症	不定*3	++	−～++	ケトーシス
脂肪酸代謝異常症	++	−～+	−～+	低ケトン性低血糖
高インスリン血症	++	−	+*4	低ケトン性低血糖
ミトコンドリア病	不定	+～++	−～+	高乳酸血症
糖新生系の異常	++	++	−	高乳酸血症

*1：アシドーシス，アルカローシスのいずれも起こしうる．
*2：疾患ごとに特異的な血中・尿中アミノ酸の上昇，低下がある．
*3：低血糖，高血糖いずれも起こしうる．
*4：グルタミン酸脱水素酵素異常症による高インスリン血症の場合．

❷ 低血糖症の診断の進め方

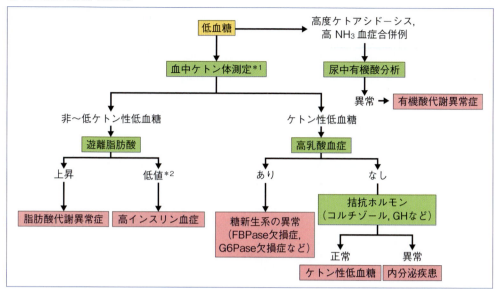

*1：基準値は 0.2 mM（200 μmol/L）以下．健常児では低血糖時の血中ケトン体は通常 3 mM（3,000 μmol/L）以上に上昇する．脂肪酸代謝異常症でも低血糖時にケトン体が 1 mM 程度まで上昇することがある．高インスリン血症では遊離脂肪酸も低いのが鑑別点．
　　ベッドサイドで簡便に β-ヒドロキシ酪酸が測定できるプレシジョンエクシード®（アボット社）が販売されている．
*2：遊離脂肪酸が 1.5 mM より低値の場合，高インスリン血症を疑う．
NH₃：アンモニア，FBPase：フルクトース 1,6-ビスホスファターゼ，G6Pase：グルコース 6-ホスファターゼ（糖原病Ⅰ型の欠損酵素）

に追加測定する．飢餓時には低血糖に対する生理的反応として，脂肪酸が分解し，血中ケトン体が上昇する．血液中に総ケトン体（アセト酢酸と 3-ヒドロキシ酪酸を足したもの）が 0.2 mM（200 μmol/L）以上に増加した場合をケトーシスという．幼児期では 24 時間の絶食で 6 mM 近くまで増加することがある．低血糖にもかかわらず血中ケトン体が低値で遊離脂肪酸も上昇していない場合は高インスリン血症を，遊離脂肪酸が上昇している場合は脂肪酸代謝異常症を疑う．

● **脂肪酸代謝異常症の診断**：タンデムマス法によるアシルカルニチン分析が有用である．非ケトン性低血糖症のなかにヒドロキシメチルグルタル酸血症などのケトン体産生障害も報告されているが，まれである．

　最近，ピボキシル基をもつ抗菌薬の連用により低カルニチン血症をきたし，脂肪酸代謝異常症類似の低ケトン性低血糖を発症した症例の報告が相次いでいる．低ケトン性低血糖に遭遇した場合，服薬歴を確認することも重要である．

● **高インスリン血症の診断**：高インスリン血症の診断は難しい．血中インスリン（μU/mL）と血糖（mg/dL）は同時に測定する．低血糖時のインスリン値は通常感度以下であることが多いが，3 μU/mL 以上の場合は高インスリン血症を疑う．また，インスリン/血糖比が 0.2〜0.4 以上であれば明らかに高インスリン血症であるが，正常範囲のこともあるので，否定できないときは繰り返し測定する．また高インスリン血症では血糖を維持するのに大量のグルコース投与が必要であることが多く，糖投与速度（glucose infusion rate：GIR）が 6〜8 mg/kg/分以上必要な場合は高インスリン血症を疑う．

● **その他**：高乳酸血症に肝腫大を認めれば糖新生系の異常（糖原病Ⅰ型，フルクトース 1,6-ビスホスファターゼ欠損症など）を疑う．インスリン拮抗ホルモンの異常が疑われた場合は，コ

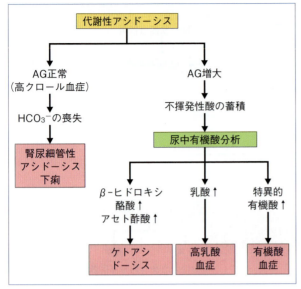

❸ 代謝性アシドーシスの診断の進め方

AG：アニオンギャップ

❹ 高乳酸血症の主な原因

後天性	先天代謝異常症
低酸素血症 ・末梢循環不全，ショック ・心不全など 重症全身性疾患 ・糖尿病性ケトアシドーシス ・肝不全など 中毒 ・エタノール，メタノール ・エチレングリコール ・ビグアナイド系血糖降下薬 ・アセチルサリチル酸など その他 ・けいれん重積 ・チアミン欠乏症 ・採血困難，駆血帯使用	ピルビン酸代謝異常症 ・ピルビン酸脱水素酵素欠損症 ・ピルビン酸カルボキシラーゼ欠損症 NADH 酸化障害 ・ミトコンドリア異常症（L/P 比＞20） 糖新生系異常 ・糖原病Ｉ型 ・FBPase 欠損症 ・PEPCK 欠損症など ビオチン代謝異常症 ・マルチプルカルボキシラーゼ欠損症 有機酸代謝異常症 ・プロピオン酸血症 ・メチルマロン酸血症 など

L/P：乳酸/ピルビン酸，NADH：還元型ニコチンアミドアデニンジヌクレオチド，FBPase：フルクトース 1,6-ビスホスファターゼ，PEPCK：ホスホエノールピルビン酸カルボキシキナーゼ

ルチゾール，ACTH，成長ホルモンなどを測定する．

代謝性アシドーシス

代謝性アシドーシス（pH 7.3 以下）が先天代謝異常症を疑うきっかけになることが多い．代謝性アシドーシスの診断手順を❸に示すが，鑑別で最初に行うべきことはアニオンギャップ（AG）の測定である．AG の計算は $Na^+ - (Cl^- + HCO_3^-)$ で行う．正常値は 12±4 である．

● **AG 正常**：急性胃腸炎罹患時など，下痢による腸管からの重炭酸塩の喪失で生ずる．代謝異常では腎尿細管性アシドーシスが鑑別の対象となる．

● **AG 増大**：不揮発性酸の蓄積を考える．代表的な疾患は有機酸代謝異常症であるが，尿中有機酸分析で疾患特異的な有機酸が検出できれば診断できる．脂肪酸代謝異常症でも軽度のアシドーシスを呈する場合があるが，尿中有機酸分析では低ケトン性ジカルボン酸尿が特徴で，診断にはアシルカルニチン分析が必要である．ケトアシドーシス，乳酸アシドーシスは多くの先天代謝異常症で合併するが，さまざまな病態で非特異的に伴うことも多い．

● **ケトアシドーシス**：ケトン性低血糖症や周期性嘔吐症などによるものが多いが，血液ガス分析で pH 7.3 以下の高度のアシドーシス，著しいケトーシスがあり，繰り返す場合はケトン体利用障害（β-ケトチオラーゼ欠損症，サクシニル CoA：3-ケト酸 CoA トランスフェラーゼ欠損症など）も考慮する．ケトン体利用障害では，ケトン体値は遊離脂肪酸値に比して高く，空腹時や発作時早期から遊離脂肪酸/総ケトン体比は 0.3 以下となる．

● **高乳酸血症**：代謝性アシドーシスの原因で多いのは乳酸アシドーシスである．❹に高乳酸血症の主な原因を示す．乳酸は先天代謝異常症以外でも上昇することが多いので診断には注意が必要である．

持続的高乳酸血症に遭遇したら，ピルビン酸も同時に測定する．乳酸とピルビン酸のモル比

❺ 高アンモニア血症の診断の進め方

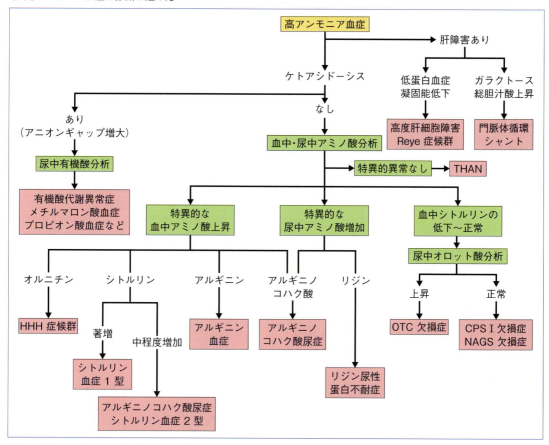

HHH：高オルニチン血症・高アンモニア血症・ホモシトルリン尿症，OTC：オルニチントランスカルバミラーゼ，CPS：カルバモイルリン酸合成酵素，NAGS：N-アセチルグルタミン酸合成酵素，THAN：新生児一過性高アンモニア血症

（L/P 比）が鑑別に有用である．健常者の L/P 比は 7～20 であり，ピルビン酸脱水素酵素複合体異常症では正常，ミトコンドリア異常症では 20 以上と高値を示す．

糖新生系異常症では低血糖時に高乳酸血症をきたすのが特徴である．先天代謝異常症による高乳酸血症の場合，乳酸値は髄液中でより上昇していることが多い．

高アンモニア血症

持続的に 100 μmol/L（169 μg/dL）以上の高アンモニア血症を呈する患児に遭遇した場合の診断手順を❺に示す．高アンモニア血症は高度肝障害や門脈体循環シャントでも生じる．門脈体循環シャントの場合は食後高アンモニア血症，哺乳後高ガラクトース血症，総胆汁酸上昇，頭部 MRI で淡蒼球にマンガンの蓄積を認めるのが特徴である．新生児一過性高アンモニア血症（transient hyperammonemia of newborn：THAN）は原因不明であるが，低出生体重児で生後 24 時間以内に発症することが多い．

先天代謝異常症の鑑別では尿素回路異常症と有機酸代謝異常症が重要である．最重症型は新生児期早期に発症し，アンモニア値だけでは両疾患を鑑別できない．それゆえ，高アンモニア血症患者に遭遇したら 1st line 検査に加え，全例に血中・尿中アミノ酸分析と尿中有機酸分析を行うべきである．有機酸代謝異常症の場合は通常代謝性アシドーシスおよび AG の増大を認めるが，アシドーシスが目立たない場合もあるので注意が必要である．

❺に示すように，尿素回路異常症は，特異的アミノ酸の上昇を認めれば診断は容易である．また，血中アミノ酸の特異的上昇がなく，シトルリン，アルギニンが低値〜正常の場合は，オルニチントランスカルバミラーゼ（ornithine transcarbamylase：OTC）欠損症やカルバモイルリン酸合成酵素Ⅰ（carbamoyl phosphate synthaseⅠ：CPSⅠ）欠損症を疑う．両者の鑑別は尿中オロット酸を測定することで可能である．

アルギニノコハク酸は尿中に大量に排泄されるが，通常の分析では不明ピークとして検出されることがあるので注意が必要である．

リジン尿性蛋白不耐症や高オルニチン血症・高アンモニア血症・ホモシトルリン尿症（hyperornithinemia-hyperammonemia-homo-citrullinuria：HHH）症候群は乳児期以降に発症することが多く，シトルリン血症2型は主に成人期に発症する．

アルギニン血症では高アンモニア血症は軽度で，発達の遅れや痙性麻痺で発見される場合が多い．

参考文献

- チョッケ&ホフマン著．松原洋一監訳．小児代謝疾患マニュアル．改訂第2版．東京：診断と治療社；2013．
- 遠藤文夫ほか編．先天代謝異常ハンドブック．東京：中山書店；2013．
- 山口清次編著．有機酸代謝異常ガイドブック—GC/MSデータの読みかた・活かしかた．東京：診断と治療社；2011．
- 五十嵐隆総編集．高柳正樹専門編集．小児科臨床ピクシス23 見逃せない先天代謝異常．東京：中山書店；2010．

---

take-home message

- 低体温，哺乳不良，not doing well の乳児，嘔吐，けいれん，不穏，意識障害など急性脳症様症状を呈する小児例に遭遇した場合は血液・生化学一般・培養検査に加えて以下の検査を行う．

1st line 検査 ｛ 血糖，血液ガス分析，アンモニア
　　　　　　　　乳酸，ケトン体

- 1st line 検査に異常があれば先天代謝異常症も鑑別にあげ，2nd line 検査を進める．

2nd line 検査 ｛ 血中・尿中アミノ酸分析
　　　　　　　　尿中有機酸分析（GC/MS：ガスクロマトグラフィー/質量分析計）
　　　　　　　　ろ紙血・血清タンデムマス分析
　　　　　　　　インスリン/血糖比，遊離脂肪酸，乳酸/ピルビン酸比

- 追加検査用に検体を凍結保存する（血清，尿，ろ紙血）

（大浦敏博）

索引

配列は，頭語が，日本語・数字・ギリシア文字・アルファベットの順に並べた．

あ

秋のかぜ	61
あざ	250
アストロウイルス	146, 150
アセトアミノフェン	95, 134
アセトン血性嘔吐症	72, 74, 148
あせも⇨汗疹	219
アデノイド肥大	244
アデノウイルス	40, 61, 63
──感染症	107, 141
アテローム	161
アトピー性皮膚炎	115, 160, 221
アドレナリン	214
アナフィラキシー	209, 214
アナフィラキシーショック	208
アニオンギャップ（AG）	26, 286
アメジニウム	189
アモキシシリン	93, 94
アラーム療法	206
アレルギー性紫斑病	131
アレルギー性鼻炎	92, 93
アンデルセン症候群	182

い

易感染性	57
意識障害	122
問診	7
胃食道逆流（GERD）	53, 131, 146
イチゴ状血管腫	251
一次性頭痛	133
胃腸炎ウイルス	73
一過性便秘	156
一発診断	10
移動性精巣	262
伊藤白斑	253, 254
異物	191
イブプロフェン	134
遺糞	155, 158
イミプラミン	206
医療機材	16
医療コスト	16
医療訴訟	15
違和感	47
咽後膿瘍	46, 114, 142
陰唇癒着症	264
インスリン/血糖比	285, 288
陰性尤度比	64
咽頭結膜熱	80
咽頭痛	138
咽頭膿瘍	142
インフルエンザウイルス	82
A型・B型	62, 64, 104

う

ウイルス感染症	102
ウイルス性胃腸炎	73, 146, 150
二次感染予防	76
うつ病	184, 185, 188
ウンナ母斑	251

え

エコー	22
apple tree	24
鑑別診断	35
不全型川崎病	23
エコーガイド下膿瘍穿刺	143
エコラリア	225
エピペン®	215, 216
エンテロウイルス	61, 65
──71型	81, 142

お

嘔気	144
黄色ブドウ球菌	142
嘔吐	70, 71, 144
原因	145
問診	6
太田母斑	253
お薬手帳	5
おしゃぶり	259
オッズ	64
おなかのかぜ	70
おむつ皮膚炎（おむつかぶれ）	
	115, 219, 220

か

回外屈曲法	237
開咬	259, 260
咳嗽	84, 85, 87, 88
外鼠径ヘルニア	261
過回内法	237
額帯鏡	17, 18
カクテル療法	206
過剰歯	257, 258
かぜ症候群	60
季節	60, 62
自然治癒	67
家族性地中海熱（FMF）	110
学校心臓検診	176
カテコラミン誘発多形心室頻拍	181
化膿性関節炎	238
過敏性腸症候群（IBS）	152
カフェオレ斑	252
下部尿路感染症	174
カポジ水痘様発疹症	164
カルボシステイン	245
川崎病	107, 175, 218
感覚過敏	225
カンジダ皮膚炎	220, 221
間質性腎炎	175
汗疹	219
乾性咳嗽	53, 86, 87
感染症	52, 62, 63
届出が必要な──	78
流行情報	39
感染性胃腸炎	80
乾燥肌	220, 221
感度	29
嵌頓鼠径ヘルニア	263
カンピロバクター腸炎	130, 151
顔面神経麻痺	94

き

偽陰性	29
既往歴	5
気管支喘息	89, 191
偽斜視	255
気道異物	116
機能的便貯留型便秘（FFR）	155, 156
機能不全家庭	44
偽膜性腸炎	58
気密式拡大耳鏡	18, 19
気密性耳鏡	96
虐待	114, 125, 238
丘疹性発疹症	79
急性胃腸炎	130
病原体	139

急性陰嚢症	115, 132	血尿	167	骨折	238
急性咳嗽	87	血便	149	コバスライド	173
急性喉頭蓋炎	114, 190, 193	ケトアシドーシス	286	コミュニケーション	8, 9
急性細気管支炎	115, 191	ケトーシス	285	コモンディジーズ	2
急性散在性脳脊髄膜炎	114	ケトン血性嘔吐症	72	五類感染症	78, 79
急性腎盂腎炎	173	下痢	72, 149	コルヒチン	110
急性中耳炎	94, 95	限局性学習症	48	コロナウイルス	64
――の病期分類	18	検査	27	混合栄養	267
急性虫垂炎	130, 149	治療効果の指標	35	コンベックスプローブ	24
急性脳炎・脳症	112	検査閾値	29, 30, 33		
急性脳症様症状	284, 288	検査後確率	29, 33, 64	**さ**	
急性腹症	128	検査前確率	29, 30, 31, 33, 64	サーモンパッチ	251
超音波診断	129	――推定	32	細気管支炎	89
急性副鼻腔炎	91	犬吠様咳嗽	190	細菌感染症	38, 102
急性発疹症	162, 163	原発疹	160	細菌性髄膜炎	112, 144, 147
急速進行性腎炎	171			細菌性腸炎	150
偽陽性	28, 29	**こ**		サイクルエルゴメーター負荷心電図	
巨大結腸	159	誤飲	68		25
去痰薬	67	高 IgD 症候群（HIDS）	111	採血のプレパレーション	276
起立性タンパク尿	169	抗 IL-1β 受容体拮抗薬	111	臍ヘルニア	247
起立性調節障害（OD）	136, 184, 185	高アンモニア血症	287	サポウイルス	150
新しいサブタイプ	188	高インスリン血症	285	酸塩基平衡	26
サブタイプ	187	抗菌薬	67	酸化マグネシウム	158, 159
診断アルゴリズム（改訂版）	186	長期間投与によるトラブル	58	酸素飽和度	14
起立直後性低血圧（INOH）	186, 187	口腔アレルギー症候群（OAS）		サンディファー症候群	146
緊張型頭痛	134, 135		208, 209	三類感染症	81
		抗原定性検査（迅速検査）	31		
く		膠原病	101	**し**	
クリック音	237	交叉咬合	260	指圧・伸展法	274
クリニカルパス	38	甲状腺機能亢進症	101	糸球体腎炎	169, 175
クループ症候群	190	甲状腺機能低下症	194	糸球体性血尿	167, 168
クループスコア	193	硬性鼓膜内視鏡	17, 18	糸球体性タンパク尿	168
くる病	269	光線過敏症	162	耳鏡	18, 19, 280
クレーン現象	225	好中球数	33	刺激性下剤	158
		交通性陰嚢水瘤	261	耳垢	278
け		喉頭軟化症	191	耳垢水	279
経過観察	66	高乳酸血症	286	自己炎症性疾患	109
経口補水療法（ORT）	75, 152	紅斑	79, 161	思春期早発症	195
経口免疫療法	216	抗ヒスタミン薬	67, 215	視診	66
軽症胃腸炎に伴う（良性乳児）けいれん		後鼻漏	244	耳洗浄	281
	73, 122, 126	硬膜下血腫	114	脂腺母斑	253
経静脈輸液	76	絞扼性イレウス	114, 144, 146	市中細菌感染症	103
経静脈輸液療法（IVT）	152	抗利尿ホルモン薬	203, 205	疾患の頻度	282
けいれん	122	誤嚥	192	湿潤療法	231, 232
けいれん重積	123	呼吸器感染症	63	失神	126
ゲートコントロール理論	273	原因微生物	63	湿性咳嗽	86, 87
血圧	13	呼吸困難	190	紫斑	161
血液ガス分析装置	25	呼吸数（正常）	13	自閉スペクトラム症（ASD）	44
血管迷走神経性失神（VVS）	186, 187	呼吸性不整脈	176	脂肪腫	161
血管迷走神経反射	126	コクサッキーウイルス	81	斜視	255
血中アミノ酸分析	287, 288	黒色表皮症	198	周期性嘔吐症	72, 74, 148
結腸黒色症	158	誤診	47	周期性発熱症候群	110
血糖	284, 288	骨髄炎	238	重症 OD	188

重症細菌感染症		81
フォーカス不明		34
重症薬疹		218
重要疾患		2
受診動機		46
出血傾向		58
出血性膀胱炎		171
受動免疫		102, 104
ジョイントアテンション		225
症候性肥満		198
猩紅熱		80
消失精巣		262
小児肥満症の診断基準		199
上部尿路感染症		173
初期印象診断		11
触診		66
食品表示		216
食物アレルギー		208
食事指導		213
診断のフローチャート		210
乳児湿疹		222
病型分類		209
食物依存性運動誘発アナフィラキシー（FDEIA）		208, 209
食物経口負荷試験		211
負荷量		212
保険診療の要件		211
耳漏		94, 281
心因性非てんかん性発作		127
心筋炎		144, 147
神経皮膚黒色症		254
心血管危険因子		200
人工栄養		267
診察室		3, 10
心疾患		68
真珠腫性中耳炎		94
滲出性中耳炎		20, 96, 98
新生児一過性高アンモニア血症		287
新生児エリテマトーデス		218
新生児痤瘡		219
新生児-乳児消化管アレルギー		147, 152
腎性尿崩症		101
迅速検査		27, 28, 30, 33
迅速診断		37
キットの診療報酬点数と適用条件		108
身体症状障害		48
身体診察		10
心電図		25, 176
浸透圧下剤		158
腎尿路異常		172
腎尿路結石		171
腎膿瘍		173
心拍数		13
腎瘢痕		172
真皮熱傷		231
心房頻拍		176
じんま疹		161, 162
信頼関係		3

す

水痘		81
睡眠障害		184, 185
睡眠表		242, 243
スキンケア		222, 223
スキンステープラー		235, 236
スターチャート法		205
頭痛		133
頭痛ダイアリー		136
ステロイド外用剤		164
部位による吸収率		165
ランク切り替え		166
ステロイド薬		215
スマトリプタン点鼻薬		134

せ

精索水瘤		261
精巣炎		132
精巣上体炎		132
精巣垂捻転		132
精巣水瘤（陰嚢水腫）		261, 262
精巣捻転		114, 115, 132
成長曲線		195
成長障害		196
成長ホルモン分泌不全性低身長症（GHD）		195
整腸薬		152
咳		84, 85, 87, 88
問診		6
咳き込み嘔吐		52
セクタプローブ		23
接触皮膚炎		220
ガーゼ擦過		220
遷延性咳嗽		87, 88
遷延性起立性低血圧（delayed OH）		186, 187
潜在性菌血症		66
全数把握感染症		78
喘息		89
喘息性気管支炎		89
先天性菌		259
先天性喘鳴		191
先天代謝異常（症）		122, 125, 284
先天白内障		256
喘鳴		90, 190

そ

早期再分極症候群		182
創傷		235
巣状糸球体硬化症		171
続発疹		160
鼠径切開法		264
鼠径ヘルニア		261
エコー		264
嵌頓		115

た

ターナー症候群		195
ターニケット症候群		116
体位性頻脈症候群（POTS）		186, 187
体質性低身長		195
代謝性アシドーシス		26, 286
体重記録		201
体重増加不良		118
第二印象		52
タキフィラキシー		165
たそがれ泣き		242
脱水（症）		75, 152
多嚢胞性卵巣症候群		134
単純性ウイルス感染		164
タンパク尿		168
評価法		170

ち

腟前庭炎		169, 175
昼間遺尿		203
中耳炎		115
虫垂炎		70, 175
中腸軸捻転		146
肘内障		237
超音波検査⇒エコー		
腸回転異常（症）		70, 146
腸管アデノウイルス		150
腸管運動調節薬		152
腸管出血性大腸菌（EHEC）		151
腸管通過遅延型便秘（STC）		156
腸重積		70, 114, 130, 146, 149
聴診		66, 129
聴性脳幹反応（ABR）		22
腸閉塞		144
直感		2
治療閾値		29
鎮咳薬		67

つ

通過遅延型便秘（STC）		155

て

手足口病	81, 141
皮膚症状	163
低カルニチン血症	285
抗菌薬の連用	285
低血糖（症）	58, 284, 285
低コスト	37
低身長	194
定点把握感染症	78
停留精巣	262
ティンパノグラム	20
ティンパノメトリ	19, 96
鉄欠乏性貧血	126, 267
デュオアクティブ ET®	234
デルタ波	181
伝音難聴	94
てんかん	122, 126, 224
点耳薬	281
伝染性紅斑	80, 81
伝染性膿痂疹（とびひ）	164, 218

と

トイレットトレーニング	159
登校しぶり	48
疼痛閾値	272
疼痛を軽減した接種手技	274
洞不全症候群	180
特異度	29
ドクターショッピング	56
特発性腎出血	171
特発性尿細管性タンパク尿症	171
特発性肺ヘモジデローシス	117
突発性発疹	41, 80, 81, 163
届出基準	78
トピラマート	134
トリアージ	12
トリプタン	134
トレッドミル負荷心電図	25

な

ナウゼリン®	153
夏のかぜ	61

に

ニコルスキー現象	218
二次障害	228
二次性頭痛	133
二次的細菌感染	38
二重抗原曝露仮説	222
乳児湿疹	218
乳児脂漏性湿疹	219
乳児排便困難症	155

乳糖不耐症	151
尿ケトン	72
尿細管性タンパク尿	168
尿試験紙法	173
尿タンパク/クレアチニン比	204
尿中アミノ酸分析	287, 288
尿中有機酸分析	287, 288
尿沈渣法	173
尿路感染症	169
尿路結石	175

ね

寝つきが悪い	227
熱傷度分類	231
熱性けいれん	121, 122, 125, 126
ジアゼパム予防投与の適応	127
ネフローゼ症候群	167

の

脳腫瘍	194
膿性鼻漏	91
膿苔	140
ノロウイルス	146, 150

は

敗血症	218
バイタルサイン	13
排尿筋括約筋協調不全	175
排便障害	154
排便日誌	157
歯ぎしり	259
白血球数	33
白血球尿	172
発達障害	45, 224
呼称	225
サイン	226
発達性協調運動症（DCD）	228
発達特性	48
発達緑内障	256
発熱	99
問診	5
――を繰り返す	109
発熱物質	100
鼻すすり	97
鼻ポリープ	91
鼻水吸引器	246
歯並び	257
歯の先天的欠如	257, 285
パラインフルエンザウイルス	41, 61, 63, 64
バリアンス	38
春のかぜ	61
反対咬合	259, 260

反応性愛着障害（RAD）	228
反復性耳下腺炎	24
反復性腹痛	131

ひ

皮下熱傷	231
非言語（的）会話	3, 4
枇糠性紅斑	160
肥厚性幽門狭窄	147
非糸球体性血尿	167, 168
鼻汁吸引	246
皮疹	161
歪成分耳音響放射（DPOAE）	21, 22
ビタミンD欠乏症	269
ヒトパレコウイルス	104
ヒトメタニューモウイルス（hMPV）	61, 63, 64, 107
被覆材	231
鼻副鼻腔炎による咳嗽	85
皮膚プリックテスト	210
鼻閉	244
肥満	198
百日咳	52, 60, 67, 81
病原性大腸菌	151
病原体の流行時期	62
表皮熱傷	231
鼻漏	91

ふ

不安定膀胱	175
フィンガーチップユニット（FTU）	222
風疹	80, 82, 162
フォーカス不明	66
不機嫌	112
鑑別診断アルゴリズム	113
複雑型熱性けいれん	126
腹痛	128, 131
問診	6
腹痛関連機能性消化管障害	132
副鼻腔炎	93
腹部触診	129
腹部聴診	129
不正咬合	257
不整脈	176
不全型川崎病	23
普通感冒	61
自然歴	103
ブドウ球菌性熱傷様皮膚症候群（SSSS）	218
不登校	184, 185, 188
頭痛	135
冬のかぜ	62

プラスモイスト®	232
ブルガダ症候群	182
プレショック	208
プレドニン	110
プレパレーション	275
プロカルシトニン	38
プロバイオティクス	77
プロバビリティカーブ	211
プロプラノロール	252
憤怒けいれん	126

へ

臍圧迫療法	248
ベッカー母斑	252
ヘルパンギーナ	82
偏食	225, 269
片頭痛	133, 135, 148
便塞栓	155, 158
扁桃周囲膿瘍	142
便秘	130
扁平母斑	252

ほ

蜂窩織炎	115
包茎	264
膀胱炎	174
膀胱尿管逆流	205
房室ブロック	177, 178, 180
膨疹	161
ポートワイン母斑	251, 252
補完食（離乳食）	268
発作性上室頻拍	176
発疹	160
発疹性発熱疾患	78
母乳	119, 266
母乳育児支援	266
哺乳障害	266
母斑	250
ホルター心電図	25

ま

マイコプラズマ	63, 64, 67
麻黄湯	245
膜性腎症	171
膜性増殖性腎炎	171
マクロライド療法	97
麻疹	78, 79, 82, 162, 218
待ち時間活用	42
慢性咳嗽	87, 88
慢性機能性便秘	155
慢性糸球体腎炎	170
慢性腹痛	131
慢性連日性頭痛（CDH）	135

み

水中毒	206
ミドドリン	189
耳垢とり	278, 279

む

無菌性髄膜炎	116
無症候性血尿	169
無貯留性遺糞	157

め

メタボリックシンドローム診断基準	199
メッケル憩室炎	117
メディカルスタッフ	9
めまい	94
免疫不全	57

も

蒙古斑	253
網膜芽細胞腫	256
問診	2, 59, 65
問診票	3

や

夜間授乳	243
夜驚症	242
夜尿症	203

ゆ

尤度比	28
──ノモグラム	29
指しゃぶり	257, 260

よ

溶血性尿毒症症候群	149, 153
陽性尤度比	64
溶連菌	63, 142
──感染症	139
溶連菌感染後急性糸球体腎炎	170
夜泣き	240, 242
予防接種歴	5

ら

ライノウイルス	38, 61, 63, 64, 89
卵巣嚢腫茎捻転	114, 132

り

リガ・フェーデ病	258, 259
リニアプローブ	24
離乳食	268
流行性耳下腺炎	24, 82

両眼視機能	255

れ

レーザー治療	251

ろ

ロタウイルス	73, 80, 126, 146, 150
ロペラミド	77, 152

わ

ワクチン疼痛	272
ワセリン	223, 231

数字　ギリシャ文字

2型糖尿病	198
3か月未満児の発熱	105, 106
10 days' rule	66
β_2刺激薬吸入	215

A

A群溶血性連鎖球菌咽頭炎	80, 131, 147
ABR（auditory brainstem response）	22
abusive head trauma（AHT）	114, 125
ADHD（注意欠如・多動症）	227
診断基準	229
類似臨床像	54
AIOS（Acute Illness Observation Scales）	14
allergic salute	92
anterior humeral line	238
apple tree	24
ASD（自閉スペクトラム症）	44
診断基準	228
AVPUスケール	124

B

Bistol scale	157
breakthrough 水痘	81

C

CAKUT（congenital anomalies of kidney and urinary tract）	203, 204
CAPS（cryopyrin-associated periodic syndrome）	111
chronic daily headache（CDH）	135
clinical prediction rule	32
溶連菌性咽頭炎	33
colic	242
common disease	44, 99
CRP（C-reactive protein）	33
CRT（capillary refill time）	13, 150

D

DPOAE (otoacoustic emission distortion product) 21, 22
dual allergen exposure hypothesis 222

F

FBP (fibronectin binding protein) 141
Fridericia の補正式 181

G

GERD (gastroesophageal reflux disease) 53, 131, 146
Glasgow Coma Scale (GCS) 124

H

hair apposition technique (HAT) 235, 236
HEENT (head, eyes, ears, nose, throat) 129, 144
HHV-6・7 62, 163
high scrotal testis 263
hMPV 61, 63, 64, 107
Holzknecht 徴候 192
HOMA-R 200

I

IgE 検査 209
ISSVA (The International Society for Study of Vascular Anomalies) 分類 251

J

Japan Coma Scale (JCS) 124

K

K-ABC (Kaufman Assessment Battery for Children) 45
Klippel-Trenaunay-Weber 症候群 252

L

lazy bladder syndrome 175
long RP' 頻拍 178
L/P 比 287, 288

M

M-CHAT (Modified Checklist for Autism in Toddlers) 227
McIsaac Score
　溶連菌性咽頭炎 33
monosymptomatic nocturnal enuresis (MNE) 204
MRSA 142

N

needle phobia 273
non REM-REM リズム 240, 243
non REM 睡眠 240
not doing well 112
Nuck 水瘤 261
NURS 4

O

occult bacteremia 43
oral rehydration therapy (ORT) 75
orthostatic dysregulation (OD) 184
Otitis Media Normalization/Improvement cycle (OMNI cycle) 17

P

PANDAS (pediatric autoimmnune disorders associated with streptococcal infection) 139, 140
PARS-TR (Parent-interview ASD Rating Scale-Text Revision) 227
PAT (pediatric assessment triangle) 12
PFAPA (periodic fever, aphtous stomatitis, pharyngitis and adenitis) 101, 109
point of care testing (POCT) 16, 108
pollen-food allergy syndrome (PFAS) 208
posterior fat pad 238
Proetz 置換法 245
pseudokidney sign 131
pumping test 262

Q

QT 延長症候群 181
　診断基準 181
QT 短縮症候群 182

R

radiocapitellar line 238
REM 睡眠 240
Rochester Criteria 106
Rome Ⅲ criteria 154
RS ウイルス 38, 63, 64, 104
　――感染症 60, 61, 80

S

sail sign 238
snapshot diagnosis 10
stridor 190
Sturge-Weber 症候群 252

T

target height 11
target sign 131
TICLS 12
toddler の下痢 73
TORCH 症候群 55
toxic-appearing infants 14
TRAPS (TNF receptor-associated periodic syndrome) 111

V

von Recklinghausen 病 252

W

well being 120
wheeze 190, 191
wide QRS 頻拍 179, 180
WPW 症候群 181

中山書店の出版物に関する情報は，小社サポートページを御覧ください．
http://www.nakayamashoten.co.jp/bookss/define/support/support.html

小児科外来の鑑別診断術
― 迷ったときの道しるべ

2016年5月31日　初版第1刷発行 ©
〔検印省略〕

編集　宮田章子，冨本和彦

発行者　平田　直

発行所　株式会社 中山書店
　　　　〒112-0006 東京都文京区小日向4-2-6
　　　　TEL 03-3813-1100（代表）
　　　　振替 00130-5-196565
　　　　http://www.nakayamashoten.co.jp/

装丁　臼井弘志（公和図書デザイン室）

印刷・製本　三報社印刷株式会社

Published by Nakayama Shoten Co.,Ltd. Printed in Japan
ISBN 978-4-521-74372-1

落丁・乱丁の場合はお取り替え致します

本書の複製権・上映権・譲渡権・公衆送信権（送信可能化権を含む）は株式会社中山書店が保有します．

JCOPY 〈（社）出版者著作権管理機構　委託出版物〉
本書の無断複写は著作権法上での例外を除き禁じられています．複写される場合は，そのつど事前に，（社）出版者著作権管理機構（電話 03-3513-6969，FAX 03-3513-6979，e-mail：info@jcopy.or.jp）の承諾を得てください．

本書をスキャン・デジタルデータ化するなどの複製を無許諾で行う行為は，著作権法上での限られた例外（「私的使用のための複製」など）を除き著作権法違反となります．なお，大学・病院・企業などにおいて，内部的に業務上使用する目的で上記の行為を行うことは，私的使用には該当せず違法です．また私的使用のためであっても，代行業者等の第三者に依頼して使用する本人以外の者が上記の行為を行うことは違法です．

総合小児医療 全10冊+別巻

●B5判／各巻200〜260頁

- ●総編集 田原卓浩（たはらクリニック）
- ●編集委員(50音順) 藤岡雅司（ふじおか小児科） 宮田章子（さいわいこどもクリニック） 吉永陽一郎（吉永小児科医院）

目指すのは"これからの小児医療"
子どもと家族を守る．そのための環境を整備するために必要なテーマを厳選．知識や技能に裏付けられたアート，良医に必要なヒューマニティを両輪にさまざまな角度から小児医療をとらえ直す．

編集・執筆陣は最前線で活躍する実地医家を中心とする
疾病を診るだけでなく，複合的な問題（予防接種，子育て支援，心の問題など）にも常に対峙している，第一線で活躍する実地医家で編集・執筆陣を構成．

全10冊+別巻の構成と専門編集

- ● 初期診療を磨く—センスとサイエンス　宮田章子(さいわいこどもクリニック)　定価(本体7,800円+税)
- ● 予防接種マネジメント　藤岡雅司(ふじおか小児科)　定価(本体7,800円+税)
- ● 小児科医の役割と実践—ジェネラリストのプロになる　田原卓浩(たはらクリニック)　定価(本体7,800円+税)
- ● プライマリ・ケアの感染症—身近な疑問に答えるQ&A　黒崎知道(くろさきこどもクリニック)　定価(本体7,800円+税)
- ● 小児科コミュニケーションスキル—子どもと家族の心をつかむ対話術　秋山千枝子(あきやま子どもクリニック)　定価(本体7,800円+税)
- ● 連携する小児医療—ネットワークケアを展開する　川上一恵(小児科 かずえキッズクリニック)　定価(本体7,800円+税)
- ● 乳幼児を診る—根拠に基づく育児支援　吉永陽一郎(吉永小児科医院)　定価(本体7,800円+税)
- ● 移行期医療—子どもから成人への架け橋を支える　石谷暢男(石谷小児科医院)　定価(本体7,800円+税)
- ● 小児科クリニックの経営—外来診療の工夫と院内ルールのつくり方　関場慶博(せきばクリニック)　定価(本体7,800円+税)
- ○ アレルギー疾患へのチャレンジQ&A
  - 田原卓浩(たはらクリニック)
  - 宮田章子(さいわいこどもクリニック)
  - 亀田 誠(大阪府立呼吸器・アレルギー医療センター)
  - 赤澤 晃(東京都立小児総合医療センター)
  - 伊藤浩明(あいち小児保健医療組合センター)
  - 遠藤朝彦(遠藤耳鼻咽喉科・アレルギークリニック)
  - 本体予価7,800円
- ○ 別巻 小児の薬物療法
  - 田原卓浩(たはらクリニック)
  - 宮田章子(さいわいこどもクリニック)
  - 本体予価7,800円

※タイトル，配本順は諸事情により変更する場合がございます．※●は既刊．

お得なセット価格のご案内
全10冊+別巻予価合計 85,800円+税 → セット価格 80,000円+税　**5,800円おトク!!**

※お支払は前金制です．※送料サービスです．

予防接種コンシェルジュ
現場で役立つワクチン接種の実践法

編著●中野貴司（川崎医科大学小児科学）

生後2か月から始まるワクチンラッシュ．一人ひとり健康状態が違う子どもに確実に免疫をつけるためにはどのように実践すればいいのか．ひと目でわかる接種スケジュール，併用薬剤の注意，アレルギー児・けいれん既往児など要注意者への対応，副反応の報告，起こりやすい誤接種．わかりにくい予防接種法を噛みくだき，まるでコンシェルジュのように接種医の困り事を解決．

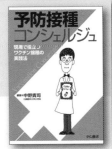

ISBN978-4-521-74260-1

A5判
176頁／2色刷
定価(本体2,600円+税)

中山書店　〒112-0006 東京都文京区小日向4-2-6　TEL 03-3813-1100　FAX 03-3816-1015
http://www.nakayamashoten.co.jp/